Dr. med. Knut Sroka

Herzinfarkt

Alternativen zu Bypass, Stent und Herzkatheter

Dr. med. Knut Sroka

Herzinfarkt
Alternativen zu Bypass, Stent und Herzkatheter

Was tun bei Herz-Kreislauf-Erkrankungen?

VAK Verlags GmbH
Kirchzarten bei Freiburg

Bibliografische Information der Deutschen Nationalbibliothek

Die Deutsche Nationalbibliothek verzeichnet diese Publikation in der Deutschen Nationalbibliografie; detaillierte bibliografische Daten sind im Internet über http://dnb.d-nb.de abrufbar.

VAK Verlags GmbH
Eschbachstr. 5
79199 Kirchzarten
Deutschland
info@vakverlag.de
www.vakverlag.de

4. Auflage 2026

(Die 1. Auflage erschien unter dem Titel "Herzinfarkt – Ein Medizinskandal" mit der ISBN 978-3-86731-223-3)
Abbildungen: siehe Bildquellenverzeichnis
Lektorat: Norbert Gehlen
Coverdesign: Agentur Guter Punkt, München
Satz: Goar Engeländer, Paderborn
Druck: mediaprint solutions GmbH, Paderborn
Printed in Germany
ISBN: 978-3-86731-229-5

Inhalt

4. Neue Horizonte

5. „GHK“: Ein ganzheitliches Konzept

„Heinrich, der Wagen bricht!“

„Nein, Herr, der Wagen nicht,
es ist ein Band von meinem Herzen,
das da lag in großen Schmerzen.“

BRÜDER GRIMM
Der Froschkönig
oder der eiserne Heinrich (1812)

Wo aber Gefahr ist, wächst
das Rettende auch.

FRIEDRICH HÖLDERLIN
Patmos (1803)

Einführung

Ein Herzinfarkt bedroht das Leben. Die Schulmedizin tritt dieser Bedrohung mit hochtechnologischen Maßnahmen entgegen. Doch Herzkatheter, Stent und Bypass-OP sind risikoreiche, belastende Eingriffe. Und auch die vielen verordneten Medikamente machen den meisten Herzkranken zu schaffen.

Das Interesse an Alternativen ist groß. Sanfte Medizin ist gefragt. Viele Herzpatienten würden sich viel lieber mit Yoga, Tai-Chi und ähnlichen schonenden Maßnahmen vor einem erneuten Infarkt schützen, als einen Katheter oder eine Herz-OP über sich ergehen zu lassen.

Doch was ist, wenn jemand einen Herzanfall erleidet? Im Ernstfall, wenn es eng wird in der Brust und Schmerzen auftreten, zählen diese sanften Behandlungsmethoden nicht mehr. Dann regiert wieder die Schulmedizin. Der Katheter wird geschoben, es werden Stents gesetzt und alle Alternativen sind nur noch schmückendes Beiwerk.

Die schulmedizinischen Maßnahmen sind belastend für Körper, Geist und Seele und hinterlassen viele Schäden. Doch wirklich skandalös ist der Umstand, dass sie so gut wie gar nicht helfen. Denn das schulmedizinische Konzept fußt auf einem gravierenden Fehler, sodass sich Erfolge gar nicht erst einstellen können.

In der gängigen Praxis ist alles auf die Herzkranzgefäße ausgerichtet. Die Kranzgefäßverschlüsse stehen im Mittelpunkt und es wird nicht beachtet, dass der Herzmuskel über ein wirkungsvolles Sicherungssystem zum Schutz vor Durchblutungsstörungen verfügt. Wie verschiedene Forscher, allen voran der Mailänder Pathologe Professor Baroldi, anschaulich gezeigt haben, stehen immer dann, wenn sich ein Kranzgefäß verschließt, zahllose Umgehungsgefäße bereit, um das Blut um den Engpass herumzuleiten. Ein verschließendes Kranzgefäß kann der Durchblutung des Herzmuskels nichts anhaben – aber diese entscheidende, gesicherte Erkenntnis wird von der Schulmedizin ignoriert.

Deshalb ist es sinnlos, die Kranzgefäße mit dem Ballonkatheter zu weiten und Stents zu setzen oder die Verschlüsse mit operativ eingepflanzten Bypässen zu umgehen. Es handelt sich um Scheingefechte: Die Bypass-OP verhindert keinen einzigen Herzinfarkt, der Katheter mitsamt Stents rettet kein Leben. Die Hightech-Medizin blendet, und sie lässt Herzpatienten vergebens auf Heilung hoffen.

Ich bin selbst Schulmediziner und berufe mich in meiner Kritik am schulmedizinischen Vorgehen ausschließlich auf das, was die medizinische Wissenschaft inzwischen bewiesen hat. Das vermittle ich Ihnen in eingängiger, verständlicher und mit Beispielen belegter Form.

Mir geht es darum, den verengten Blick auf die Kranzgefäße zu überwinden und zu einer Sicht zu gelangen, die den Patienten als lebendigen und fühlenden Menschen und als soziales Wesen begreift. Dem dient dieses Buch. Ich entwickle ein ganzheitliches, ausschließlich auf wissenschaftliche Erkenntnis gestütztes Konzept, das dem Herzkranken in seinen umfassenden Lebensbezügen gerecht wird.

Dieses Konzept eröffnet völlig neue Perspektiven, die hier ausführlich diskutiert werden: Was können Sie als Herzkranke oder Herzkranker oder als jemand, der es so weit gar nicht erst kommen lassen möchte, sinnvollerweise tun? Ich werde auf die Bedeutung Ihrer Ernährung, Ihrer körperlichen und inneren Verfassung eingehen und die Zusammenhänge zwischen Umweltverschmutzung und Herzkrankheiten deutlich machen. Zudem nenne ich Ihnen hilfreiche Medizin und beschreibe, was im akuten Fall bei Herzschmerzen und bei einem Infarkt am besten zu tun ist.

Der entscheidende Anlass, dieses Buch zu schreiben, waren für mich die lebendigen Lebensgeschichten meiner Patienten. Seit Jahren behandele ich in meiner Praxis in Hamburg ausschließlich Herzkranke. In 17 eindringlichen Patientengeschichten vermittle ich Ihnen einen Eindruck von der alltäglichen Realität. Diese 17 Falldarstellungen durchziehen das gesamte Buch und illustrieren meine Erkenntnisse. Die Geschichten handeln vom Scheitern der gängigen medizinischen Praxis und von den Schäden, die tagtäglich in unseren Kliniken verursacht werden. Vor allem aber zeige ich Ihnen an vielen sehr unterschiedlichen, exemplarischen Lebensgeschichten meiner Patienten, wie es besser gehen kann, wie tatsächlich ein Weg zur Heilung gefunden werden kann.

1. Heutige Realität

Patientengeschichte: „Nächtlicher Überfall"

Nach einem stressreichen Tag in einer äußerst belastenden Lebensphase legt sich Herr Andersen abends gegen elf Uhr ins Bett und schläft sofort ein. Im Augenblick ist ihm einfach alles zu viel. Die Probleme türmen sich bedrohlich über ihm auf und scheinen ihn unter sich zu begraben. Er ist für zu vieles verantwortlich. Herr Andersen ist Betriebsratsvorsitzender in einer großen IT-Firma, beim jüngeren Sohn gibt es gravierende Schulprobleme, seine eigene ältere Schwester ist von Kindheitstagen an hilfsbedürftig und kann sich immer auf ihn verlassen. Und dann ist seine alte Mutter vor Kurzem auch noch schwer gestürzt. Sie konnte nicht länger allein in ihrer Wohnung leben und er hat ihr klarmachen müssen, dass es an der Zeit sei, in ein Heim zu ziehen. Als das nach vielen Mühen gelungen war, musste er ihre Wohnung, in der er aufgewachsen war und die voller Kindheitserinnerungen steckte, auflösen. Nun quält ihn das schlechte Gewissen.

Gegen Mitternacht, nach nur einer Stunde Schlaf, schreckt er auf. Er ist sofort hellwach, kann sich aber kaum rühren. Mühsam setzt er sich auf die Bettkante und sagt sich, einer inneren Eingebung folgend: „Das große Unbekannte hat dich angefallen." Es ist wie ein K.-o.-Schlag. Doch er bekommt gut Luft, ein Gefühl von Enge oder Beklemmung im Brustkorb besteht nicht, auch hat er keine Herzschmerzen. Panik steigt nicht in ihm auf, aber er ist fix und fertig mit der Welt und denkt sofort an einen Herzinfarkt.

Seine Frau ruft den Krankenwagen, der im nächtlichen Berlin nach kürzester Zeit eintrifft. Das EKG im Notarztwagen zeigt auffällige Veränderungen, die auf einen schweren Herzinfarkt hinweisen. Sofort rast der Notarztwagen los und das nächste Großkrankenhaus wird über seine Ankunft informiert. In der Krankenhausaufnahme sind die vom Notarzt beschriebenen EKG-Veränderungen zwar noch zu sehen, aber bereits wesentlich schwächer ausgeprägt. Ein Not-Herzkatheter wird vorbereitet. Auf einer EKG-Aufzeichnung direkt vor diesem Eingriff sind die auffälligen Veränderungen nicht mehr zu erkennen.

Was war in dieser Nacht geschehen? Bei einem schweren Herzinfarkt bleiben die typischen EKG-Zeichen, sogenannte ST-Hebungen, tagelang bestehen. Flüchtige ST-Hebungen haben nichts mit einem Infarkt zu tun. Nach schulmedizinischer Auffassung lag bei Herrn Andersen ein „Gefäßkrampf" nahe, weil ein derartiges Ereignis mit flüchtigen ST-Hebungen einhergeht. Ein krampfartig verschlossenes Kranzgefäß verursacht jedoch keinen Infarkt. Ein solcher Gefäßkrampf löst sich über kurz oder lang wieder und man hätte bei Herrn Andersen davon ausgehen können, dass mit dem Verschwinden der ST-Hebungen auch der Krampf vorbei war. In jedem Fall war die ursprüngliche Annahme, es handele sich bei ihm um einen schweren Herzinfarkt, nach diesem Verlauf ausgeschlossen und hinfällig.

In dieser Situation bestand keine Notwendigkeit für den notfallmäßigen Einsatz eines Herzkatheters. Doch alles war bereit. Offenbar wollte niemand mehr diesen Eingriff abblasen und so schob man Herrn Andersen ins Katheterlabor. Einmal wurde der Katheter in die linke Kranzarterie vorgeschoben und einmal in die rechte. Beide Male wurde Kontrastmittel druckvoll ins Kranzgefäß gespritzt, damit mögliche Verengungen und Verschlüsse sichtbar wurden. Als Folge der zweiten Einspritzung versagte das Herz von Herrn Andersen und es kam zum Herzstillstand. Er wurde fachgerecht reanimiert und ins Leben zurückgeholt. Im Protokoll dieser nächtlichen Katheteruntersuchung wird vom Herzstillstand indes kein Wort erwähnt. Das spricht nicht für die Ärzte, denn die in der Akte aufzufindenden EKG-Aufzeichnungen lassen an diesem Ereignis keinen Zweifel.

Was konnte den Herzstillstand ausgelöst haben? Möglicherweise ein erneuter Gefäßkrampf. Dass sich die Kranzarterien als Reaktion auf das druckvolle Einspritzen von Kontrastmittel über einen Herzkatheter krampfartig verengen, passiert recht häufig. Glücklicherweise bleibt dies in den meisten Fällen folgenlos. Bei Herrn Andersen reagierten jedoch seine in dieser Nacht sehr reizbaren Kranzgefäße offenbar empfindlicher und brachten ihn in diese lebensbedrohliche Situation.

Die Filmaufnahmen, die bei jeder Katheteruntersuchung üblich sind, zeigten Verschlüsse in allen drei Kranzarterien. Die gestellte Diagnose „koronare Dreigefäß-Erkrankung" muss jedoch mit einem Fragezeichen versehen werden. Denn bei den dargestellten Engpässen in den Kranzgefäßen konnte es sich genau um die erwähnten Gefäßkrämpfe handeln, also nicht um dauerhafte Verschlüsse, sondern möglicherweise um flüchtige Kunstprodukte als Folge der Katheteruntersuchung.

Ein Patient mit der Diagnose „koronare Dreigefäß-Erkrankung" ist hierzulande ein Fall für den Herzchirurgen. Ehe Herr Andersen überhaupt zur Besinnung kommen konnte, wurde er morgens um acht Uhr für eine notfallmäßige Bypass-OP in den Operationssaal geschoben. Erst im Anschluss daran dämmerte ihm so langsam, was sich in dieser Nacht eigentlich genau abgespielt hatte.

Sechs Monate später taucht er in meiner Sprechstunde auf. Ein knapp fünfzigjähriger freundlicher Mann, sportlich, fit, sehr wach und emotional schwingungsfähig. Bei meinen Herzpatienten führe ich stets eine Analyse des vegetativen Nervensystems durch, auf die ich in späteren Kapiteln ausführlich eingehen werde. Bei Herrn Andersen finden sich dabei Anzeichen für einen soliden und guten Schutz vor einem Herzinfarkt. Er war zwischenzeitlich beim Kardiologen gewesen, der ihm in einer Ultraschalluntersuchung einen gesunden und intakten Herzmuskel bescheinigt hatte. Von irgendwelchen Spuren eines erlittenen Herzinfarkts war nichts zu erkennen gewesen.

Der logische Faden: Am Anfang stand so etwas wie ein K.-o.-Schlag. Alles war zu viel geworden. Er konnte nicht mehr. „Das große Unbekannte" hatte ihn zu Boden gestreckt. Doch in diesem Schlag lag für Herrn Andersen auch eine Chance. Er bot ihm die Möglichkeit, sich aus seinen bedrängenden Stressbelastungen ohne Gesichtsverlust herauszuschleichen. Seine Reaktion auf die Diagnose Herzinfarkt durch den Notarzt war dementsprechend Erleichterung: „Endlich kann keiner mehr was von mir wollen. Endlich lassen sie mich in Ruhe."

Dieser nächtliche Hilferuf einer gequälten Menschenseele wurde in unserem Medizinsystem allerdings nicht zur Kenntnis genommen. Im Gegenteil, anstelle freundlicher Zuwendung wurde Herr Andersen zum Objekt in einer gut geölten Maschinerie: Notarztwagen, Herzkatheter, Wiederbelebung wegen Herzstillstand und als krönender Abschluss wurde ihm am frühen Morgen für eine Bypass-OP auch noch der Brustkorb aufgesägt.

Ein Jahr später sieht Herr Andersen dieses Erlebnis eher distanziert und erkennt sogar Vorteile. Diese Nacht und ihre Folgen haben ihn dazu gebracht, seine Lebenssituation grundlegend zu überdenken. Er ist wesentlich ruhiger und gelassener geworden. Alltagsprobleme gibt es weiterhin reichlich, doch er lässt sich nicht mehr überrollen oder gar k. o. schlagen. Er hat es geschafft, seinem Leben eine bessere, lebenswertere Wendung zu geben. Etwa jedes halbe Jahr erscheint er in meiner Sprechstunde und ich unterstütze ihn gern auf seinem Weg, sich nicht mehr selbst aus den Augen zu verlieren.

Nach 90 Minuten muss der Katheter sitzen

Aller Welt wird eingebläut, bei den leisesten Brustschmerzen oder bei Schmerzen im linken Arm oder auch bei allgemeinem Unwohlsein immer daran zu denken: Es könnte sich um einen Herzinfarkt handeln. Selbst wenn die Schmerzen in der Brust nach kurzer Zeit wieder verschwunden sind, soll man zu seiner eigenen Sicherheit sofort das nächste Krankenhaus aufsuchen. Kein Wunder also, dass der Angstpegel in der Bevölkerung riesig und der Andrang in den Krankenhäusern speziell zu nächtlicher Stunde immens ist.

Im Krankenhaus werden Sie mit diesen Beschwerden umgehend als „drohender Herzinfarkt“ eingestuft. Und bei einem drohenden Herzinfarkt darf keine Zeit verloren werden. Man nimmt an, dass ein Engpass in einem Herzkranzgefäß aufgebrochen ist und dass sich dieses Gefäß ganz zu verschließen droht. Ein vollständiger Gefäßverschluss soll unter allen Umständen verhindert werden und deshalb ist Eile geboten. Es gilt, eine *Door-to-Balloon Time* von weniger als 90 Minuten einzuhalten. Was heißt das? Die *Door-to-Balloon Time* benennt in knappstem Englisch die Zeit, die vom Eintreffen in der Klinik bis zum Einführen des Katheters verstreicht. Nach spätestens 90 Minuten soll der Katheter sitzen.

Mit dem Herzkatheter versucht man, Kranzgefäßverschlüsse aufzuspüren und zu beseitigen. Je schneller das gelingt, mit desto besseren Ergebnissen rechnet man. Mit der international gesetzten Marge von 90 Minuten werden alle Intensivstationen auf Trab gehalten.

Als Patient mit einem drohenden Herzinfarkt werden Sie im Krankenhaus von einem Arzt untersucht, es wird Blut abgenommen und ein EKG geschrieben. Danach werden Sie einer der drei folgenden Kategorien zugeteilt:

1. Weiterhin „drohender Infarkt“, wenn EKG und Labor nichts Auffälliges ergeben.
2. Sie erhalten die Diagnose eines NSTEMI-Herzinfarkts, wenn ein bestimmter Laborwert erhöht ist und das EKG unauffällig bleibt. Bei der unaussprechlichen Buchstabenkombination NSTEMI handelt es sich nach den ärztlichen Leitlinien um einen Herzinfarkt, der in einer

Frühphase seiner Entwicklung erkannt wird. (Die Abkürzung NSTEMI geht auf die englische Bezeichnung *Non-ST-Elevation Myocardial Infarction* zurück. Im Deutschen spricht man von einem Nicht-ST-Hebungsinfarkt.)

3. Wenn sich im EKG infarkttypische ST-Hebungen finden, führt dies zur Diagnose eines STEMI-Herzinfarkts. Bei einem STEMI handelt es sich nach offizieller Lesart um einen gesicherten, größeren Herzinfarkt (*STEMI= ST-Elevation Myocardial Infarction*, auf Deutsch: ST-Hebungsinfarkt).

Nicht alle Schmerzen im Brustkorb rühren vom Herz her. Wenn es das Herz ist, tritt zu den Schmerzen häufig ein Gefühl der Beklemmung im Brustkorb.

Es gibt jedoch noch vielfältige andere Ursachen für auftretende Schmerzen. Es können die Bronchien sein, das Rippenfell oder ein geblähter Magen, der aufs Zwerchfell drückt. Auch kann Schmerz vom Rücken her, von der Wirbelsäule, in die Herzgegend ausstrahlen. Der typische Herzschmerz ist ein brennender Schmerz hinter dem Brustbein. Genau ein solches Brennen an gleicher Stelle kann jedoch auch durch den Magen ausgelöst werden, wenn Magensäure in die Speiseröhre hinaufsteigt. Gelegentlich verkrampfen sich die kleinen Muskeln zwischen zwei Rippen und man kann vor Schmerz kurzfristig nicht mehr tief durchatmen. Bei Kummer kann es einem weh ums Herz werden. Panikattacken können mit sehr starken Herzschmerzen einhergehen, die sich in nichts von akuten Infarktschmerzen unterscheiden und mit dem Gefühl vitaler Bedrohung verbunden sind. All diese Beschwerden haben überhaupt nichts mit einem Herzinfarkt zu tun.

Unter dem Damoklesschwert „drohender Herzinfarkt“, das mit dem Eintritt ins Krankenhaus über Ihnen schwebt, und durch den damit einhergehenden Zeitdruck besteht absolut keine Möglichkeit, eine saubere Diagnostik durchzuführen, die Ihnen und Ihren Beschwerden gerecht wird. Vieles Wichtige findet keine Beachtung. Die angestrebte *Door-to-Balloon Time* von weniger als 90 Minuten drängt die Mehrzahl aller Patienten mit Brustschmerzen umgehend ins Katheterlabor.

Wer als Patient zögert, sich einen Katheter setzen zu lassen, dem wird heftig Angst gemacht: Ohne den sofortigen Kathetereingriff könne man nicht für sein Leben garantieren. Es ist Fakt, dass jeden Tag in Deutschland bei unzähligen Menschen, deren Beschwerden nicht vom Herz herrühren und deren Herz völlig gesund ist, eine Herzkatheteruntersuchung vorgenommen wird. Die nachfolgenden Patientengeschichten (siehe unten) vermitteln davon einen anschaulichen Eindruck.

Der NSTEMI-Herzinfarkt gründet bei völlig normalem EKG neben der Patientenangabe, dass Brustschmerzen vorliegen oder vorlagen, auf einem einzigen Laborwert. Es handelt sich um Troponin. Das Troponin ist Bestandteil der Herzmuskelzellen. Wenn der Herzmuskel unter Stress gerät, können einige Moleküle Troponin durch die Zellwände hindurch in den Blutstrom geraten und dann im Blut nachgewiesen werden. Bei Nachweis von Troponin spricht man von einem positiven Troponintest.

Der Troponinwert ist bei jedem Herzinfarkt erhöht. Ein positiver Troponintest beweist jedoch keineswegs das Vorliegen eines Infarkts, denn Troponin kann bei den verschiedensten Störungen und auch bei alltäglichen Stressbelastungen erhöht sein. Und die heutigen Messmethoden erfassen jede noch so kleine Spur davon im Blut. Von 1000 Patienten, die in einem städtischen Krankenhaus in San Diego (Kalifornien) aufgrund ihrer Beschwerden der Notaufnahme zugeführt wurden, hatten 112 einen erhöhten Troponinspiegel. Bei 50, also knapp der Hälfte der Patienten, handelte es sich dabei nicht um einen Herzinfarkt.[1]

Troponin hat in der Diagnostik eines Herzinfarkts nur einen sehr begrenzten Stellenwert.[2] Wenn es „negativ" ist, also nicht nachgewiesen wird, kann ein Herzinfarkt ausgeschlossen werden. Wenn es positiv ist, muss keineswegs von einem Herzinfarkt ausgegangen werden. Doch in der Praxis führt ein positiver Troponintest bei unzähligen Patienten fälschlich zur Diagnose Herzinfarkt mit allen Behandlungskonsequenzen.

Herzjagen, das verbreitete Vorhofflimmern, Herzschwäche, ein sogenannter Tako-Tsubo-Herzanfall, auf den ich später eingehe, aber auch Nierenschwäche und verschiedene Infektionen können einen positiven Troponintest verursachen. Eine ungewohnte körperliche Anstrengung führt bei vielen herzgesunden Menschen zur Freisetzung von Troponin, die etwa vier Stunden später am deutlichsten nachweisbar ist.[3] Aufregungen, die jeder von uns jederzeit erleben kann, die den Blutdruck in die Höhe treiben und mit einer Ausschüttung von Adrenalin einhergehen, können

Troponin aus den Herzmuskelzellen ins Blut freisetzen. Allein die Angst, die einen beschleichen kann, wenn man im Krankenhausbett liegt und einem gesagt wird, es könnte ja ein Herzinfarkt sein, hat das Potenzial, zu einem positiven Troponintest zu führen.

Auch bei einem Anfall von Angina pectoris wird aus den Herzmuskelzellen etwas Troponin freigesetzt. Von Angina pectoris spricht man, wenn es sich um einen Herzanfall mit Schmerz und Brustbeklemmung handelt (Angina pectoris = Enge der Brust), der sich nach wenigen Minuten von allein wieder auflöst und keine bleibenden Schäden im Herz verursacht. Bei einem Herzinfarkt hingegen wollen die Schmerzen nicht weichen und es kommt im Endeffekt zum Absterben von Herzmuskelgewebe.

Wen ein Angina-pectoris-Anfall ins Krankenhaus führt, der muss mit einem positiven Troponintest rechnen. Der Herzanfall mag einige Stunden zurückliegen und hat am Herzen nichts geschädigt, aber das dabei freigesetzte Troponin beschert diesem Patienten die Diagnose eines NSTEMI, eines Herzinfarkts. Troponin ist etwa ein bis zwei Wochen im Blut nachweisbar. Ein Ereignis, das zur Troponinfreisetzung geführt hat, eine schwere körperliche Anstrengung, ein Herzrasen oder auch eine Angina pectoris kann also mehrere Tage zurückliegen. Falls man, aus welchem Grund auch immer, in den Tagen danach eine Arztpraxis oder ein Krankenhaus aufsucht, kann man wegen eines solchen zurückliegenden Ereignisses die Diagnose NSTEMI-Herzinfarkt erhalten.

NSTEMI-Herzinfarkte haben häufig überhaupt nichts mit einem tatsächlichen Herzinfarkt zu tun. Nach den heute geltenden kardiologischen Leitlinien verlangt der NSTEMI einen sofortigen Kathetereingriff. Dieses virtuelle Gebilde von einem Herzinfarkt entpuppt sich im klinischen Alltag als Türöffner zum Katheterlabor.

Bei einem STEMI-Herzinfarkt hingegen müssen im EKG bestimmte Anzeichen vorliegen (ST-Hebungen). Diese EKG-Veränderungen mögen in *einem* Fall ausgeprägt sein, sodass an einem Herzinfarkt kein Zweifel besteht, in einem *anderen* Fall sind sie vielleicht nur angedeutet. Bei nur angedeuteten ST-Hebungen haben die Ärzte Spielraum bei ihrer Entscheidung, ob es sich tatsächlich um einen Herzinfarkt handelt oder nicht. Und über diesen Spielraum können dann ganz andere Dinge in die Diagnose eines Herzinfarkts einfließen: die Verfügbarkeit des Katheterlabors; der Druck der Krankenhausleitung, möglichst viele dieser kostspieligen Untersuchungen abzurechnen; das Interesse des Arztes, einen Katheter zu schieben, und anderes mehr.

Alltägliche Überfälle

Patientengeschichte: „Muskelkrampf im Rippenbereich – Hubschrauber, Herzkatheter"

Herr Täubner, 65 Jahre alt, wird beim Erscheinen in meiner Sprechstunde stets von seiner Ehefrau begleitet. Er ist relativ hager, sie rundlich, doch beide ähneln einander: zwei geerdete Menschen mit praktischen Fähigkeiten, beide wirken gemütvoll. Er war viele Jahre als Hausmeister tätig und ist schon länger in Frührente. Sie war unter anderem auch mal Tischlerin, ist aber ebenfalls schon länger zu Hause. Zusammen kommen sie gut hin, Haus und Garten nehmen viel Zeit in Anspruch und einfach „die Rente genießen" ist auch drin.

Im letzten Winter verspürte Herr Täubner beim Joggen plötzlich einen stechenden Schmerz links neben dem Brustbein. Es stach ein paar Mal richtig durch. Er wechselte vom Laufen zurück auf Gehen und der Krampf verschwand nach wenigen Minuten.

Einen Monat später passiert ihm im Baumarkt ihrer norddeutschen Kleinstadt Ähnliches. Seine Frau ist noch im Geschäft und sieht sich um, während er etwas Umfangreiches, aber gar nicht mal Schweres zum Auto trägt. Dort ereilt ihn der gleiche krampfartige Schmerz wie zuvor beim Joggen. Dieser Schmerz ist auf einen Punkt beschränkt, direkt links neben dem Brustbein, zwischen der dritten und vierten Rippe. Kein Dauerschmerz, sondern mehrere nacheinander auftretende Stiche. Der Schmerz verstärkt sich, wenn er tief einatmet, deshalb atmet er automatisch ganz flach. Der Spuk löste sich nach wenigen Minuten wieder auf.

Wie reagieren nun die beiden auf dieses Ereignis? Zwar geht es ihm wieder gut, aber „zur Sicherheit" suchen sie ihren Hausarzt auf, der zugleich kardiologisch tätig ist. Nach EKG und Troponinschnelltest – beides normal und ohne Auffälligkeiten – fühlt sich der Arzt zum Handeln gedrängt. Aufgrund der zurückliegenden Brustschmerzen erkennt er aus seiner Sicht bei Herrn Täubner einen „drohenden Herzinfarkt" und das verlangt schnelles Handeln. Also ordert er einen Hubschrauber und avisiert dessen Eintreffen im Klinikum der nahegelegenen größeren Stadt.

Dort hält man sich offensichtlich nicht lange mit der Beschwerdeschilderung auf. Das Troponin ist jetzt minimal positiv, sodass die Diagnose eines NSTEMI-Herzinfarkts gestellt wird. Darauf wird Herr Täubner sofort ins Katheterlabor geschoben.

Bei der Katheteruntersuchung zeigen sich die Kranzarterien unseres Patienten in einem überraschend guten Zustand. Es findet sich lediglich eine einzige, zudem nicht sehr ausgeprägte Einengung. Diese Verengung in einer der Kranzarterien wird zum Auslöser des Herzinfarkts erklärt. Ein Ballonkatheter und die Einlage eines Stents, eines feinen Metallgitterröhrchens, sind daraufhin unausweichlich. Nach drei Tagen wird er mit einem umfangreichen Medikamentenmix und der Empfehlung, zu regelmäßigen kardiologischen Kontrollen zu erscheinen, aus dem Krankenhaus entlassen.

Warum unterstelle ich, dass der Hausarzt und die Kollegen im Krankenhaus nicht gut zugehört haben, als Herr Täubner seine Schmerzen schilderte? Weil ein stechender punktueller Schmerz in der Muskulatur zwischen zwei Rippen, der sich durch tiefes Atmen verstärkt und den Patienten veranlasst, nur ganz flach zu atmen und der zudem nach wenigen Minuten ohne jegliche Spuren wieder verschwindet, ein nicht unbekanntes Symptom darstellt. Ein solcher Schmerz heißt in der Schulmedizin Interkostalneuralgie (Neuralgie = Nervenschmerzen, interkostal = zwischen den Rippen). Ein Muskelkrampf, zudem an einem dafür typischen Punkt. Derartige Brustschmerzen haben nichts, aber auch gar nichts mit einem Herzanfall zu tun. Durch die Angabe des Patienten, dass es zu einer „Verstärkung der Schmerzen durch tiefes Atmen" komme, scheidet ein Herzanfall, eine Angina pectoris sofort als Diagnose aus. Neuralgische krampfartige Schmerzen der Zwischenrippenmuskulatur sind vorzugsweise nervös bedingt.

Was war nun mit dem positiven Troponintest, der Herrn Täubner die Diagnose eines Herzinfarkts beschert hat? Schlimm waren an diesem Morgen nicht die krampfartigen Brustschmerzen, diese lagen ja bereits eine Zeit zurück und im Prinzip fühlte er sich körperlich völlig okay. Das Schlimme an diesem Morgen war der Hubschraubertransport. Wenn schon ein Hubschrauber erforderlich war, um ihn in das bekannte Klinikum zu transportieren, dann musste es ja wohl wirklich schlecht um ihm bestellt sein. Er bekam Panik. Es ist eine naheliegende Annahme, dass diese schwere Aufregung durchaus einiges an Adrenalin mobilisiert hat, wodurch etwas Troponin in die Blutbahn gelangte.

Wie es seine Art ist, nahm Herr Täubner sein Schicksal gelassen und wurde von seiner Frau darin unterstützt. Doch die Medikamente bereiteten keine Freude und so landeten sie eines Tages bei mir. Aufgrund meiner Zweifel am Infarktereignis motivierte ich ihn zu einer kardiologischen Kontrolluntersuchung. Diese bestätigte die Herzgesundheit von Herrn Täubner: Alle Tests waren in Ordnung. Im Ultraschall zeigte sich ein gesunder, kräftiger Herzmuskel und es fanden sich keine Anzeichen für eine Narbe als Folge eines erlittenen Herzinfarkts.

In meinen Gesprächen mit dem Ehepaar Täubner habe ich ihnen meine Zweifel an seinem „Herzinfarkt“ vermittelt. Den Kathetereingriff und vor allem den Stent konnte nun niemand mehr rückgängig machen. Die Analyse seines vegetativen Nervensystems brachte bei der Erstuntersuchung recht viel innere Anspannung zum Vorschein. Doch eine Kontrolle nur wenige Wochen später zeigte ein ausgeglichenes Nervenkostüm, wie es dem Wesen von Herrn Täubner entspricht. Sein stabiles inneres Gleichgewicht spricht für einen guten Herzschutz. Diese Aussage in Verbindung mit der vorausgegangenen kardiologischen Untersuchung ließ ihn und auch seine Frau viel freier durchatmen.

Patientengeschichte: „Nur die Befürchtung, es könne das Herz sein – Katheter“

Herrn Albers habe ich zweimal in meiner Sprechstunde gesehen. Das erste Mal lag sein Infarkt anderthalb Jahre zurück und das zweite Mal waren weitere anderthalb Jahre vergangen. Er kommt aus einer mecklenburgischen Kleinstadt. Beim Erstkontakt war er 69 Jahre alt. Er hatte als Lehrer gearbeitet und war froh, mit Anfang 60 diesen Dienst quittiert zu haben. Die mangelnde Disziplin der Schüler hatte ihm sehr zu schaffen gemacht. Bei unserer Erstbegegnung wirkte er etwas unsicher, vorsichtig, entschiedenes Durchsetzen schien ihm nicht in die Wiege gelegt zu sein.

Was ist bei seinem „Herzinfarkt" geschehen? Seine Tochter lebt mit ihrer Familie in der oberrheinischen Tiefebene. In jenem Sommer besucht er sie dort zusammen mit seiner Frau. Es ist eine lange Autofahrt mit mehreren Staus, die Reise ist wahrhaftig keine Spazierfahrt. Am nächsten Vormittag setzt er sich in den Garten der Tochter, um sich auszuruhen. Doch er findet keine Entspannung, denn es ist ein sehr heißer Tag und hohe Temperaturen konnte er noch nie gut vertragen. Er leidet spürbar unter der Hitze, ist erschöpft, und als er ein leises Kribbeln im linken Arm verspürt, will seine Aufmerksamkeit von diesem Kribbeln nicht lassen. Linker Arm = das Herz – diese ihm bekannte Formel macht ihn unruhig. Er hat keine Luftnot und auch keine Schmerzen in der Brust. Trotzdem steigen die Bedenken weiter in ihm auf. Die Befürchtung, es könnte das Herz sein, lässt ihn schließlich nicht mehr los, sodass er das nächste Kreiskrankenhaus aufsucht.

Dort ist bei der Aufnahme kardiologisch alles in Ordnung. EKG und Troponin sind unauffällig. Zur Sicherheit behält man ihn im Krankenhaus und nach drei Stunden zeigt sich bei einer erneuten Blutkontrolle eine leichte Erhöhung des Troponins. Das EKG bleibt normal. Nun geht alles seinen formal vorgeschriebenen Gang: Die Diagnose lautet NSTEMI-Herzinfarkt. Die Konsequenz heißt Herzkatheter, der allerdings keinerlei Kranzgefäßverengungen zu Tage fördert, sondern nur prachtvoll durchflossene Gefäße mit glatten Wänden zeigt.

Herrn Albers machte einfach die große Hitze zu schaffen. Im Norden war es den Sommer über eher kühl gewesen und am Oberrhein war es drückend heiß. Das leise Kribbeln im linken Arm machte ihm Angst und diese Angst wollte nicht weichen. Ängstliche Unruhe kann den Troponinwert vorübergehend leicht anheben. Und so war es: Bei seiner Aufnahme ins Krankenhaus war Troponin zunächst normal, dann nach ein paar Stunden geringfügig positiv, am nächsten Morgen wieder normal.

Bei diesen leichten und untypischen Beschwerden erst einmal abzuwarten, verbieten die ärztlichen Leitlinien. Der erste Nachweis von Troponin verlangt umgehend nach dem Katheter. Nach diesen Leitlinien wurde auch in diesem Kreiskrankenhaus im Südwesten unseres Landes verfahren. Die Auslastung des Katheterlabors ist für kleinere Krankenhäuser inzwischen fast zu einer Überlebensfrage geworden.

Das Ergebnis der Katheteruntersuchung brachte die Ärzte allerdings in Erklärungsnot. Durchweg glatte Gefäße, keine Verengungen, keine Verschlüsse – bei bester Kranzgefäßqualität konnte man keine zwingende Erklärung für diesen „Herzinfarkt" auf dem Boden einer KHK, einer koronaren Herzkrankheit, finden. Darüber wurde mit Herrn Albers allerdings nicht gesprochen. Er wurde mit der Diagnose NSTEMI-Herzinfarkt entlassen und in dem mitgegebenen Arztbrief stand nichts anderes.

Herr Albers, dieser bis dahin vom Herzen her gesunde und unbelastete Ruheständler, war jetzt Infarktpatient. Er lebte von nun an in der Gewissheit, einen Herzinfarkt überlebt zu haben. Um dem Risiko eines weiteren Infarkts zu entgehen, bemühte er sich, alle kardiologischen Anweisungen und Kontrollen genau zu befolgen.

In meine Sprechstunde führte ihn der Wunsch, seine tägliche Medikation zu reduzieren. Nachdem er mir seine Geschichte geschildert und ich den Krankenhausbericht durchgesehen hatte, konnte ich ihn von einem Herzinfarkt „freisprechen". Die Analyse seines vegetativen Nervensystems zeigte zufriedenstellende Werte: Trotz stärkerer innerer Anspannung fanden sich deutliche Anzeichen, die auf einen guten und soliden Schutz für Herz und Kreislauf schließen ließen.

Meine Interpretation, dass er damals überhaupt keinen Infarkt erlitten habe, stieß bei ihm zunächst auf Unglauben und fand eigentlich erst beim zweiten Besuch eine gewisse Akzeptanz. Das ist nicht verwunderlich, denn das Gespenst der KHK geistert in unser aller Köpfe herum. Im Garten der Tochter war es eigentlich nur die *Angst* vor einem Infarkt, die ihm all die Probleme eines vermeintlichen Herzinfarkts eingebracht hatte.

Patientengeschichte: „Überatmet – sofortiger Notkatheter"

Ihre 53 Jahre sieht man Frau Kilian nicht an. Sie wirkt deutlich jünger, hat glatte Gesichtszüge und ein lebhaftes Wesen. Zusammen mit ihrem Sohn ist sie aus dem Fränkischen angereist und öffnet sich mir gegenüber voller Vertrauen. Ihr Infarkt liegt neun Monate zurück, zuvor war sie völlig gesund. Seitdem leidet sie unter starken Ängsten, dass ein solches lebensbedrohliches Ereignis wieder eintreten könnte.

Aufgewachsen ist sie im dörflichen Milieu in der Fränkischen Schweiz, mit Anfang 20 kam sie nach Würzburg. Sie war im kaufmännischen

Bereich tätig, heiratete und bekam einen Jungen. Ihre Ehe bald wurde geschieden. Sie schlug sich als Alleinerziehende durch und schloss mit Anfang 40 eine zweite Ehe, die ebenfalls wieder auseinanderging. Heute ist sie in einem großen Pflegeheim tätig. Ihr Sohn, jetzt Anfang 20, lebt noch bei ihr.

Ihre Herzinfarktgeschichte lautete folgendermaßen: Eines Tages regt sie sich, wie sie sagt, „wahnsinnig" auf, weil sie eine Kakerlake oder ein ähnliches „Viech" in ihrer Wohnung entdeckt. Und das bei ihrer Reinlichkeit! Ihr Sohn versucht, sie zu beruhigen, das gelingt ihm jedoch nur schlecht. Sie recherchiert im Internet alle Küchenschaben dieser Welt, was sie nur noch mehr aufregt. Vor lauter Anspannung und Angst wird ihr Atem immer schneller. Schließlich spürt sie ein Kribbeln im linken Arm und die linke Hand verkrampft und versteift sich. Das macht ihr noch mehr Angst und beschleunigt ihren Atem umso mehr.

Sie „überatmet". Eine solche ängstlich gesteigerte Atemtätigkeit kann bei einiger Intensität Kribbeln im Arm auslösen oder auch ein Verkrampfen der Hand hervorrufen. In der Medizin spricht man von einer Hyperventilations-Tetanie (Hyperventilieren = Überatmen, Tetanie = Muskelkrampf), ein typisches Beschwerdebild, dass jedem Praktiker und vor allem auch den im Notdienst tätigen Ärzten geläufig ist. Man verabreicht etwas Diazepam (Valium) oder Ähnliches und versucht, den Patienten zu beruhigen. Als Notarzt kann man sich dann wieder verabschieden.

Der in diesem Fall gerufene Notarzt möchte es auch schon bei diesem Vorgehen belassen. Er wird jedoch von Mutter und Sohn bedrängt, sie ins Krankenhaus einzuweisen, damit man wirklich sichergeht und „weiß, was los ist".

In der Klinik wird ein EKG geschrieben, das ST-Hebungen zutage fördert. Es wird die Diagnose eines STEMI-Infarkts, eines schweren Herzinfarkts, gestellt. Sofortiger Notfallkatheter, zwei Stents in die rechte Kranzarterie, ein weiterer Engpass auf der linken Seite soll später behandelt werden.

Leider haben die Ärzte in der Klinik nicht gut zugehört: Das Kribbeln im linken Arm in Verbindung mit der verkrampften linken Hand weist deutlich auf eine Hyperventilation hin, die nichts mit dem Herzen zu tun hat. Sie hatte keine Brustschmerzen und konnte bei all ihrer Unruhe und Angst immer frei durchatmen. Leider war diesen Ärzten auch nicht geläufig, dass ausgeprägtes Überatmen durchaus zu Anhebungen der ST-Strecke im EKG führen und damit einen Infarkt vortäuschen kann.

Jedenfalls hatte der Verschluss der rechten Kranzarterie nichts mit ihren Beschwerden zu tun. Frau Kilian verließ die Klinik mit den üblichen zahlreichen eingreifenden Medikamenten und ihr wurden aufgrund ihres schweren Herzinfarkts dringlich regelmäßige kardiologische Kontrolluntersuchungen nahegelegt. Bei diesen Kontrollchecks konnten die niedergelassenen Kardiologen keine Spuren und keine Folgen ihres „Infarkts" entdecken.

Das Schlimmste an dieser Fehldiagnose war die Tatsache, dass ein so ängstlicher Mensch wie Frau Kilian in ihrem Leben verstört wurde. Für Monate war sie aus der Bahn geworfen. Irgendwie wollte ihr nicht in den Sinn, dass sie herzkrank war. Aber die Ärzte sagten es ja und verlangten Disziplin bei der Tabletteneinnahme und den notwendigen Kontrollbesuchen, andernfalls könnten sie für nichts garantieren.

Die Analyse ihres vegetativen Nervensystems bei mir fiel schlichtweg „super" aus. Ihrem lebhaften Naturell entsprechend verfügt sie über kräftige Schutzfaktoren für ihr Herz. In meiner Sprechstunde fühlt sie sich offensichtlich wohl, sodass sich hier keine nennenswerte innere Anspannung zeigt. Dass sie, was Anspannung anbelangt, auch anders kann, das weiß sie selbst.

Sie lebt gesund, ernährt sich konsequent vegetarisch und bewegt sich ausreichend. Ich habe sie für herzgesund erklärt und ihr zu regelmäßigem Training bis an ihre körperliche Belastungsgrenze geraten. So etwas kräftigt und es dämpft die vegetative Übererregbarkeit. Von den zahlreichen Naturmitteln, die sie täglich einnimmt, sollte sie sich weitgehend verabschieden. Sie braucht sich nicht daran zu klammern. Sie steht mit ihrem lebhaften Wesen in der Mitte ihres Lebens, ihr Herz ist gesund, ihr Sohn macht seinen guten Weg. Was will sie mehr?

Verzweifelter Ausruf eines Hausarztes: „Mein Gott, wo sind wir hingekommen?"

Leicht könnte ich Ihnen noch mehrere Dutzend derartiger Fälle schildern, in denen Patienten für herzkrank erklärt und einem Kathetereingriff unterzogen wurden, obwohl ihr Herz gesund war. Doch ich möchte diesem Thema nicht zu viel Raum geben und nur noch diese eine markante Geschichte schildern.

Herr Scholz, ein Physiotherapeut aus Hamburg, ist etwas mehr als 60 Jahre alt. Zusammen mit zwei Kollegen betreibt er eine eigene Praxis und denkt schon länger daran, einen Nachfolger zu suchen. Er fühlt sich müde. Die Anstellung eines Nachfolgekandidaten zur Einarbeitung und Bewährung führt jedoch zu unerwarteten Komplikationen. Der neue Mann hat das Talent, latente Widersprüche im Team aufzubrechen, was zu heftigen Turbulenzen führt. Schließlich wird der Neue entlassen, doch es bedarf erheblicher Anstrengungen, den alten Pfad wiederzufinden. Auch finanziell hinterlässt dieser Versuch seine Spuren.

Als alles wieder einigermaßen in Ordnung scheint, passiert es: Herr Scholz sackt bei einem Hausbesuch zusammen und kollabiert beinahe. Er ist minutenlang nicht fähig, seine Arbeit fortzusetzen. Anschließend sucht er sofort seinen Hausarzt auf. Das ist ein Freund, der ihn gründlich untersucht und auch ein EKG und einen Troponintest durchführt. Abschließend sagt der Arzt zu ihm: „Mein lieber Freund. Du bist nicht krank, du bist sehr erschöpft und das Einzige, was du brauchst, ist Ruhe und Erholung. Sieh zu, dass du mal rauskommst aus deinem Laden!"

Herr Scholz führt seinen Arbeitstag zu Ende, doch am Abend zu Hause fühlt er sich nicht gut, er ist schlapp, „matschig", ihm ist unwohl. Er vertraut seinem Freund und Hausarzt, aber trotzdem kommen ihm Zweifel: Man muss doch immer an einen Herzinfarkt denken und einen Herzinfarkt zu übersehen kann tödlich sein. Die Angst lässt ihn nicht mehr los und er fährt in ein großes Hamburger Zentralkrankenhaus.

Eigentlich fühlt er sich in der Klinik wieder völlig fit, alle sind sehr nett zu ihm. EKG und Troponin fallen negativ aus, es findet sich also kein Hinweis für ein akutes Geschehen am Herz. Auf sein Drängen hin einigt er sich mit den Ärzten, dass er die Nacht über zur Beobachtung bleiben kann. Mit liegender Kanüle schläft er schnell ein. Doch mitten in der Nacht wird er hektisch geweckt, der Troponintest sei jetzt positiv, also habe er doch einen Herzinfarkt. Sofortiger Notkatheter noch in der Nacht, zwei Stents werden gesetzt.

Der Tatsache, dass ein leicht angehobener Troponinwert keineswegs einen Infarkt beweist, sondern unterschiedlichste andere Ursachen haben kann, wurde auch in dieser Klinik nicht Rechnung getragen. Ein kurzer Adrenalinschub, ausgelöst durch die Panik, die Herrn Scholz an diesem Abend offenbar fest im Griff hatte, konnte ihm durchaus diesen nächtlichen Blutwert beschert haben.

Als sein Hausarzt erfährt, dass sein Freund und Patient in der Klinik gelandet ist, besucht er ihn am nächsten Tag mittags nach seiner Sprechstunde. Als er hört, dass Herr Scholz noch in der Nacht einen Herzkatheter bekommen hat, bricht es aus ihm heraus: „Mein Gott, wo sind wir hingekommen? Müssen sie sich denn auf jeden Patienten mit dem Katheter stürzen? Ich kenne dich seit Langem und gestern habe ich dich noch einmal genau untersucht. Du bist erschöpft, du bist nicht herzkrank. Die Klinik ist krank!" Und er zieht von dannen.

2. Die Selbsthilfe des Herzens

Das Herz: Ein Wunderwerk

Das menschliche Herz schlägt jeden Tag mehr als 100 000 Mal. Wie allen Eltern heutzutage geläufig, schlägt das Herz des Embryos im Bauch der Mutter bereits lange vor der Geburt. Das schlagende Herz des ungeborenen Kindes, das per Ultraschall sichtbar gemacht wird, ist das sicherste Zeichen von Leben. Während der gesamten Lebenszeit schlägt das Herz unaufhörlich, bei einem 70-jährigen Menschen hat es etwa zweieinhalb Milliarden Schläge hinter sich gebracht, ohne sich auch nur die geringste Pause zu gönnen. Die Lebensreise findet ihr Ende, wenn das Herz aufhört zu schlagen.

Das Herz ist ein Hohlmuskel, etwa faustgroß. Eine Ventilebene, die Herzklappen, trennt Vorhöfe von Kammern. Das Herz arbeitet wie eine Pumpe. Die rechte Herzseite nimmt das verbrauchte Venenblut aus dem gesamten Organismus auf und befördert es in die Lungen, wo es wieder mit Sauerstoff gesättigt wird. Im linken Vorhof sammelt sich das Blut aus dem Lungenkreislauf und wird von der linken Herzkammer in den Körperkreislauf, in die Arterien ausgeworfen.

Das Herz leistet Schwerstarbeit. Im Ruhezustand werden etwa fünf Liter Blut pro Minute ausgeworfen, bei hoher körperlicher Anstrengung können es 25 bis 30 Liter pro Minute werden. Pro Tag bewegt das Herz etwa zehn Tonnen oder 10 000 Liter Blut. Und dies Tag für Tag. Ein erfülltes Leben umfasst etwa 30 000 Tage. Diese ununterbrochene unvorstellbare Arbeit hat den Zweck, den gesamten Organismus, alle Organe, alle Zellen permanent mit Sauerstoff, Nährstoffen und auch mit den verschiedensten Signalstoffen zu versorgen.

Das Herz schlägt automatisch, von allein. Es ist nicht auf Steuerungsimpulse vom Gehirn angewiesen, um seine Arbeit zu verrichten. Der Impulsgeber des Herzschlags, der sogenannte Sinusknoten, liegt im rechten Vorhof. Das Herz schlägt, wenn man es isoliert hat, auch außerhalb des Körpers weiter.

Das Gehirn greift allerdings steuernd in die automatische Herztätigkeit ein. Dies entzieht sich jedoch unserer bewussten Kontrolle. Wir können dem Herz nicht befehlen, schneller oder langsamer zu schlagen, sich aufzuregen oder zu beruhigen. Mit Willenskraft, mit Absicht, geht dabei nichts. Die Steuerung unserer Herztätigkeit durch bestimmte Hirnzentren läuft über das vegetative Nervensystem. Man spricht auch vom autonomen Nervensystem, weil dessen beide Pole, der Sympathikus und der Parasympathikus, unabhängig vom Bewusstsein agieren.

Der Sympathikus bringt das Herz auf Trab, sodass Puls und Blutdruck steigen. Pro Schlag wird immer mehr Blut ausgeworfen, damit der Organismus steigenden Leistungsanforderungen gerecht werden kann. Der Parasympathikus hingegen gleicht aus und bremst die energetische Verausgabung. Nach Abschluss der Arbeitsleistung übernimmt der Parasympathikus die Führung und schaltet auf Ruhe und Regeneration. Puls und Blutdruck sinken ab und im Herzmuskel werden die Energiereserven aufgefüllt. Der Parasympathikus schützt das Herz.

Unser autonomes Nervensystem ist eng mit unseren emotionalen und affektiven Zentren im Gehirn, der bewusst erlebten Gefühlswelt und unseren verborgenen, unterbewussten Antrieben vernetzt. Schmerz und Freude, Angst und Wut, Liebe und Sehnsucht stimulieren die Aktivitäten von Sympathikus und Parasympathikus unmittelbar. Die Unterdrückung von Gefühlen, Frustration und Affektstau sind geeignet, die parasympathische Herzaktivität zu unterdrücken und zu schwächen. So gesehen ist das Herz eben viel mehr als eine Pumpe. Es ist das Zentrum der Lebenskraft, in dem Körper, Geist und Seele miteinander verwoben sind.

Wenn das Herz nicht ausreichend durchblutet wird, wenn es von der Zufuhr an Vitalstoffen und vor allem an Sauerstoff abgeschnitten wird, hat das fatale Folgen. Es ist also kein Wunder, dass die Durchblutung des Herzmuskels vielfach gesichert ist. Von unserer Geburt an ist unser Herzmuskel von einem Netz feinster Blutgefäße durchzogen, das sich mit der Lebensentwicklung weiter entwickelt. Jedes einzelne Herzkranzgefäß bildet innerhalb des Herzmuskels einen Gefäßbaum, dessen Äste und Zweige durch unzählige Querverbindungen miteinander verbunden sind. Auf die gleiche Weise kommunizieren die drei großen Kranzarterien untereinander. Dieses unglaublich dichte Netz feinster Blutgefäße im gesamten Herzmuskel sichert dessen lebenslang notwendige ungestörte Blutversorgung.

In den Fünfziger- und Sechzigerjahren des letzten Jahrhunderts haben sich verschiedene Pathologen intensiv mit der Frage der Durchblutung des Herzmuskels beschäftigt. Herausragend sind die Forschungsarbeiten von Professor Baroldi aus Mailand, von dem die im Folgenden abgedruckten sechs Abbildungen stammen.[4,5]

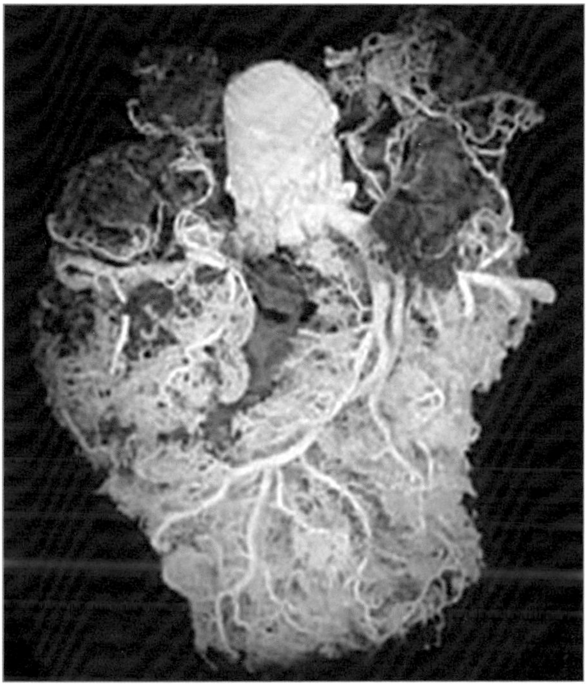

Abbildung 1: Das natürliche Gefäßnetz eines gesunden Herzmuskels – von vorn

Die ersten beiden Abbildungen zeigen etwas für unsere Augen völlig Ungewohntes. Das natürliche Gefäßnetz eines gesunden Herzmuskels – Abbildung 1 von vorn, Abbildung 2 von hinten – ist genau zu erkennen. Dieses umfangreiche System miteinander kommunizierender Blutgefäße innerhalb des gesamten Herzmuskels wird von der Schulmedizin ignoriert und ist kaum jemandem bekannt.

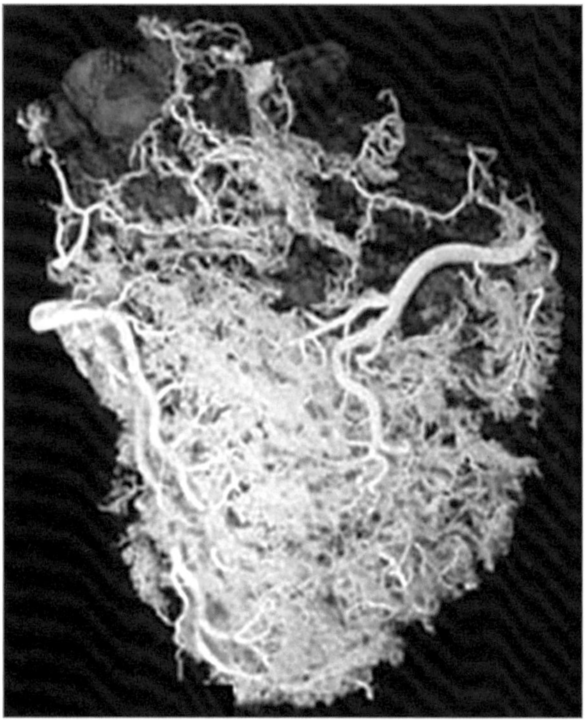

Abbildung 2: Das natürliche Gefäßnetz eines gesunden Herzmuskels – von hinten

Professor Baroldi und seine Mitarbeiter haben für ihre Studien eine besondere Technik angewandt. Sie haben die Kranzgefäße zahlloser Verstorbener mit einer bestimmten Kunstmasse aufgefüllt, die bei Zimmertemperatur flüssig war. Sie pumpten diese flüssige Substanz mit dem gleichen rhythmischen Druck in das Gefäßsystem des Herzens, mit dem das Blut auch zu Lebzeiten das Herz durchströmt. Dann lagerten sie die Herzen kurz in Formalin ein und erwärmten sie anschließend, sodass sich das Kunstblut zu stabilen Gefäßausgüssen verfestigte. Danach wurde die Muskulatur aufgelöst und als Ergebnis dieser genialen Prozedur offenbarte sich das dem Herzmuskel innewohnende Gefäßsystem, ein Wunderwerk der Natur.

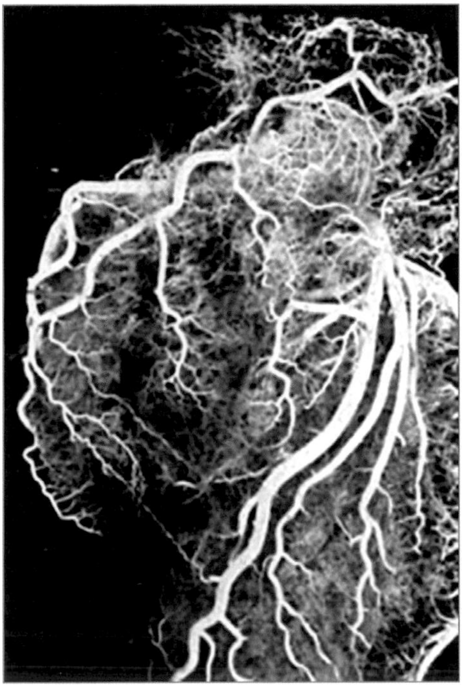

Abbildung 3: Das Gefäßsystem eines sechzehnjährigen jungen Mannes, der bei einem Unfall ums Leben kam

Die einzelnen Äste und Zweige der Kranzarterien sind über ein dichtes Netz an feinen und feinsten Gefäßen untereinander und miteinander verwoben. Über dieses fein gestrickte Netz kommunizieren die Blutgefäße aus den verschiedenen Bereichen des Herzens miteinander. Das Herz verfügt von Jugend an über ein robustes Sicherungssystem zur Aufrechterhaltung der lebensnotwendigen Blutversorgung.

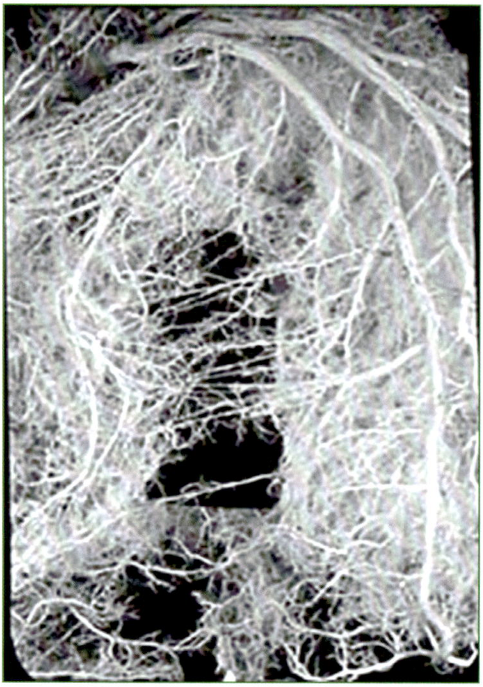

Abbildung 4: Das Gefäßsystem eines Erwachsenen mit einem gesunden Herzen

„Wo aber Gefahr ist, wächst das Rettende auch"

Wenn Sauerstoffmangel auftritt oder es zu einer Störung der Durchblutung kommt, reagiert unser Gefäßnetz, um Schaden vom Herzen abzuwenden. Das nächste Bild stammt von einem Patienten, der an chronischer Blutarmut litt. Es fehlte an roten Blutkörperchen, sodass die Herzmuskelzellen nicht genügend Sauerstoff erhielten. Daraufhin wurden die Gefäßbrücken und Querverbindungen erweitert und verlängert, um so dem Herzmuskel mehr Blut und damit ausreichend Sauerstoff anzubieten. Das von Geburt an existierende Gefäßnetz innerhalb des Herzmuskels wurde zum Schutz des Herzens massiv ausgebaut.

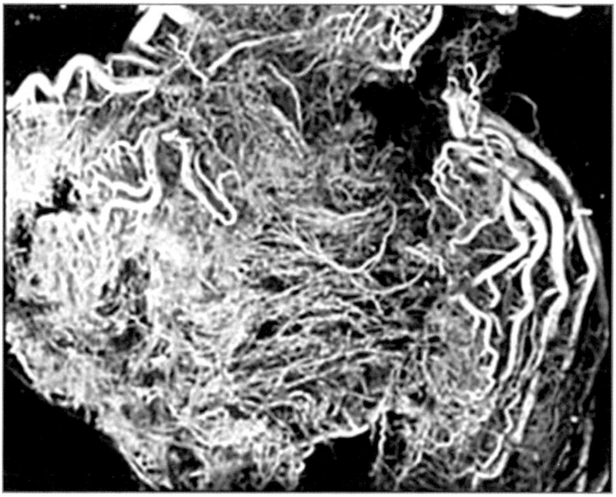

Abbildung 5: Erweitertes Gefäßnetz

Diese Selbstheilungskräfte des Herzens sind auch dann zur Stelle, wenn sich ein Kranzgefäß verschließt. Dann erweitern sich zahllose Querverbindungen, um das Blut um die Verengung, die Stenose, wie man auch sagt, herumzuleiten. Es bildet sich ein Umgehungskreislauf. Dabei spricht man von Kollateralgefäßen oder kurz von Kollateralen.

In der nachfolgenden Abbildung kommt der ganze Reichtum an Blutgefäßen zur Darstellung, der sich als Reaktion auf einen Kranzgefäßverschluss im Herzmuskel bildet. Der Pfeil markiert einen langstreckigen Gefäßverschluss. Die von Baroldi über die Hauptschlagader in die Kranzgefäße gepumpte Flüssigkeit konnte dieses Hindernis nicht überwinden, deshalb fehlt an dieser Stelle der Gefäßausguss. Trotz des kompletten Verschlusses sichert ein prall gefülltes engmaschiges Gefäßnetz die ungestörte Durchblutung des Herzens.

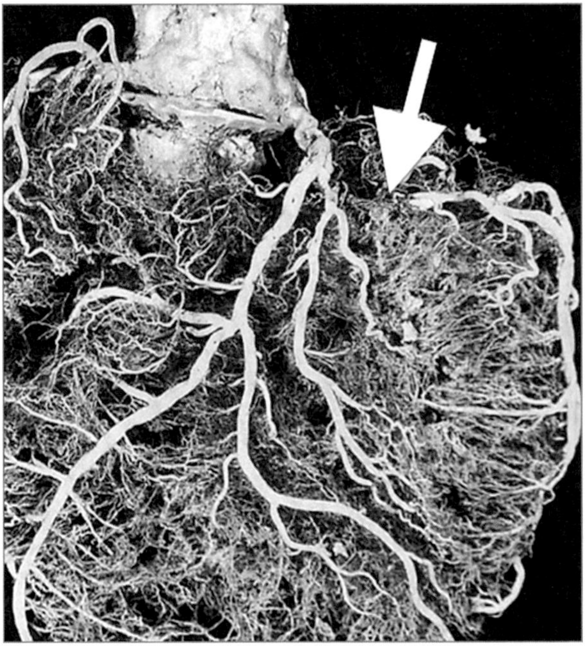

Abbildung 6: Das engmaschige Netz von Kollateralgefäßen, das sich nach einem Kranzgefäßverschluss bildete

Gegen Verschlüsse der Kranzgefäße ist das Herz bestens gewappnet. „Wo aber Gefahr ist, wächst das Rettende auch" – dieser berühmte Satz von Friedrich Hölderlin trifft exakt auf die Selbsthilfekräfte des Herzens zu.

Mit den Kollateralen entwickelt der Herzmuskel ein eigenes natürliches Bypass-System zur Umgehung der Gefäßengpässe. Außerdem erweitern sich die zahllosen Querverbindungen zwischen den drei großen Kranzgefäßen und sorgen für kräftigen Blutnachschub aus den anderen Herzregionen. Die Durchblutung des Herzmuskels bleibt stets gesichert. Der Verschluss eines Kranzgefäßes stürzt den Herzmuskel keineswegs automatisch in eine Sauerstoffnot.

Betrachten wir im Vergleich dazu die gängigen Skizzen, mit deren Hilfe Kardiologen ihren Patienten die Herzdurchblutung erläutern (siehe Abbildung 7).[6] Man sieht drei große, dem Herzen aufliegende Kranz- oder Koronararterien (Korona = Kranz auf Lateinisch) mitsamt ihrer größeren Verzweigungen, die in keiner Form miteinander verbunden sind. Eigentlich sind es nur zwei Arterien, eine linke und eine rechte. Doch die linke verzweigt sich nach kurzem Verlauf in zwei Stämme (LAD und CX), weshalb man von drei Koronararterien spricht. Das Bemerkenswerte an diesen Skizzen besteht darin, dass sie Gefäße zeigen, die voneinander isoliert sind, dass also gemäß diesen Skizzen zwischen den drei Koronararterien keinerlei Kommunikation besteht. Das stimmt aber so nicht!

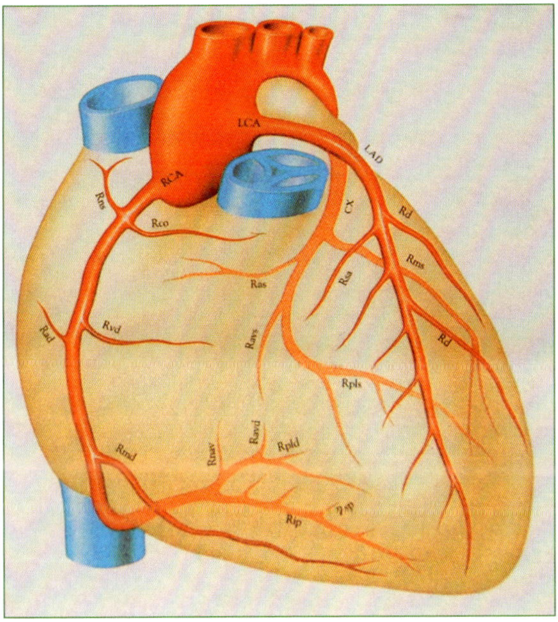

Abbildung 7: Skizze der Kranzgefäße, einem Herzkatheterprotokoll entnommen

> Die unzähligen Querverbindungen zwischen den Kranzgefäßen werden in der gängigen Praxis ignoriert. Die Fähigkeit des Herzmuskels, auf Einengungen der Kranzgefäße mit Umgehungen zu reagieren, wird nicht beachtet. Das ist ein grundlegender Fehler.

Wenn die Kranzgefäßverschlüsse die Durchblutung des Herzmuskels gar nicht beeinträchtigen, ist es sinnlos, sie mit dem Katheter aufzuweiten oder mit künstlichen Bypässen operativ zu umgehen.

Mit dem Herzkatheter werden die Kollateralgefäße nur sehr unvollständig sichtbar gemacht. Große Kollateralen werden erfasst, doch dem Herzkatheter entgeht das ausgedehnte feine Gefäßnetz innerhalb des Herzmuskels. All das, was Pathologen wie Baroldi mit ihren Gefäßausgüssen zutage gefördert haben, entzieht sich der Katheteruntersuchung. Damit verfehlt diese Untersuchungsmethode die eigentliche Wahrheit.

Doch auch wenn auf den Bildschirmfotos während einer Katheteruntersuchung von den Kollateralen kaum etwas zu sehen ist, so belegen diese Fotos dennoch die Existenz des natürlichen Bypass-Systems im Herzen.

Die nächste Abbildung zeigt ein fast vollständig verschlossenes Kranzgefäß.[7] Eine feine fadenförmige Öffnung erlaubt nur noch einen minimalen Blutfluss. Dieser fast komplette Gefäßverschluss sollte hinter der Verengung nur ein schwaches Rinnsal entstehen lassen. Doch direkt hinter der Einengung ist das Blutgefäß prall gefüllt.

Dieses Blut kann nur über Kollateralen herangeführt worden sein. Die pralle Füllung hinter dem Verschluss beweist die Wirksamkeit des vorhandenen Umgehungskreislaufs.

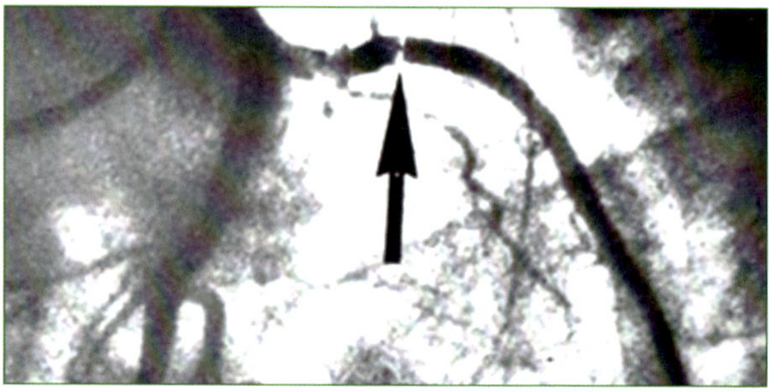

Abbildung 8: Bildschirmfoto, aufgenommen während einer Katheteruntersuchung

Auf dem nachfolgenden Bild sehen wir, dass die Durchblutung des Herzmuskels durch einen Gefäßverschluss keinen Schaden leidet.[8] Der Pfeil markiert eine 90-prozentige Stenose. Auch dieser Engpass lässt kaum einen Tropfen Blut hindurch. Dennoch ist die Kranzarterie hinter dem Verschluss und in ihrem gesamten weiteren Verlauf prall gefüllt und kann den Herzmuskel ohne Einschränkung mit Blut und Sauerstoff versorgen. Das dem Herzmuskel von Natur aus eigene Selbsthilfesystem zur Umgehung von Durchblutungshindernissen macht es möglich, dass der Herzmuskel durch Kranzgefäßverschlüsse keinen Schaden erleidet.

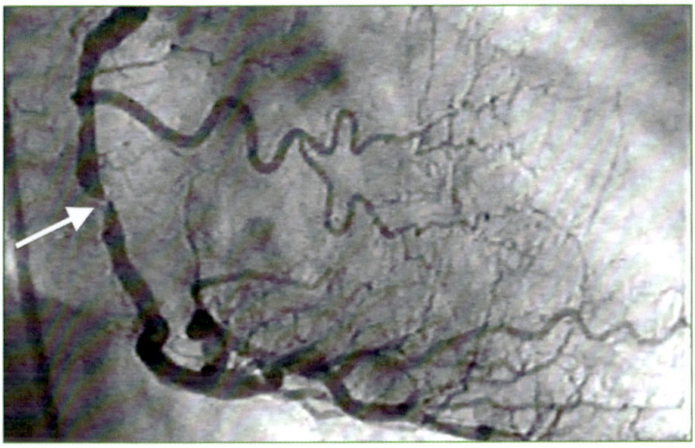

Abbildung 9: Bildschirmfoto, aufgenommen während einer Katheteruntersuchung

Von Sauerstoffmangel keine Spur

Noch eine weitere Gewissheit hat die Schulmedizin parat: Am „Sauerstoffmangel“ soll es liegen. Ebenso, wie allgemein angenommen wird, dass Kranzgefäßverschlüsse zur Durchblutungsnot des Herzmuskels führen, so geht man weiterhin davon aus, dass der Herzmuskel als Folge dessen unter Sauerstoffmangel zu leiden habe. Im Ruhezustand und ohne Beschwerden ist die Sauerstoffversorgung noch in Ordnung. Doch bei gesteigerter Herzleistung unter körperlicher Belastung würde sich die Einschränkung der Sauerstoffzufuhr aufgrund der Kranzgefäßverengungen bemerkbar machen. Der gesteigerte Sauerstoffbedarf könne dann nicht mehr abgedeckt werden; dadurch würde eine Angina pectoris, also Herzschmerzen samt Brustbeklemmung, ausgelöst.

Aber auch das ist nicht korrekt. Seit Langem ist das Gegenteil bewiesen. Als Beleg sei etwa eine Studie aus San Francisco angeführt, bei der man Patienten mit hochgradigen Kranzgefäßstenosen, die auf eine Bypass-OP warteten, einer speziellen Untersuchung unterzogen hat.[9] Alle Patienten hatten einen weitgehenden Verschluss in einer bestimmten Kranzarterie, der LAD. Man schob bei diesen Patienten einen Katheter über die Herzvenen in genau die Region des Herzmuskels, die von der LAD versorgt wird. Die Arterien führen das *sauerstoffhaltige* Blut zur Muskulatur, in den Venen sammelt sich das *verbrauchte* Blut. Mit Hilfe dieses Venenkatheters konnten die Auswirkungen eines Kranzgefäßverschlusses auf die Versorgung mit Sauerstoff exakt gemessen werden.

Man machte verschiedene Messungen, und zwar zuerst im Ruhezustand und dann unter Belastung. Mit Hilfe eines Herzschrittmachers wurde der Puls des jeweiligen Patienten in die Höhe getrieben, auf 130 oder 150 Schläge pro Minute oder noch höher, stets so weit, bis der Patient über eine Angina pectoris klagte.

Die wichtigsten Ergebnisse dieser Studie fasst die folgende Tabelle zusammen.

	Ruhe	Maximale Belastung (Angina pectoris)
Sauerstoffsättigung	30 %	33 %
Sauerstoffdruck	18 mmHg	19 mmHg
Milchsäureentnahme	+ 7 %	– 49 %

Auch wenn die Begriffe Sauerstoffsättigung und Sauerstoffdruck für den Laien ungewohnt sind, lässt sich doch deutlich erkennen, dass der Sauerstoffgehalt des Blutes im Herzmuskel während einer Angina pectoris nicht abfällt. Während eines Herzanfalls besteht keinerlei Sauerstoffdefizit. Eine hochgradige koronare Verengung verursacht auch unter hoher Belastung keinen Sauerstoffmangel. Herzschmerzen beruhen also nicht auf dem Fehlen von Sauerstoff.

Unter normalen Bedingungen nehmen Herzmuskelzellen Milchsäure aus dem Blut auf und verbrennen sie zur Energiegewinnung. Dem entspricht der Wert von +7 Prozent im Ruhezustand. Während eines Herzanfalls hingegen wird keine Milchsäure aus dem Blut aufgenommen. Im Gegenteil, es wird reichlich Milchsäure ins Blut ausgeschwemmt, weil in den Zellen massiv Milchsäure produziert wird. Dem entspricht der Wert von –49 Prozent. Die ungebremste Milchsäureproduktion ist Ausdruck einer starken Übersäuerung des Herzmuskels während eines Angina-pectoris-Anfalls.

Diese Studie ist kein Einzelfall. Sie stammt aus dem Jahr 1975, einer Zeit, als sich verschiedene Forschungsteams mit diesen Fragen beschäftigten. Es ist damals zweifelsfrei belegt worden, dass verschließende Kranzgefäße selbst unter maximaler Belastung keinen Sauerstoffmangel produzieren. Diese Ergebnisse wurden jedoch zur Seite geschoben und letztlich übergangen, weil sie der vorherrschenden Annahme grundlegend widersprachen. Es war die Zeit, als man die Verengungen und Verschlüsse der Herzkranzgefäße zur alles entscheidenden Ursache von Angina pectoris und Herzinfarkt erklärte.

Die Gefäßausgüsse der Pathologen machen deutlich, dass koronare Verschlüsse umfassend von Kollateralen umgangen werden. Das natürliche Bypass-System im Herzen sichert eine stets ausreichende Blutversorgung des Herzmuskels.

Insofern war der Nachweis, dass unter hoher Belastung und während eines Angina-pectoris-Anfalls kein Sauerstoffmangel besteht, das einzig zu erwartende Ergebnis. Ausreichend Blut, genügend Sauerstoff, das ist gesichert. Während eines Anfalls kommt es zu einer starken Übersäuerung des Herzmuskels. Auf deren Ursache werde ich weiter unten noch eingehen.

3. „KHK“, die Koronare Herzkrankheit: Ein überholtes Konzept

KHK: Logisch widerlegt

Das Modell der koronaren Herzkrankheit – der KHK – dominiert die ärztliche Praxis. Wenn es um den Herzinfarkt geht, stehen die Kranzgefäße und ihre Verschlüsse unangefochten im Mittelpunkt. Dieses Modell hat sich in den letzten Jahrzehnten in den Köpfen von Ärzten und Patienten festgesetzt. Die KHK bestimmt ausnahmslos den klinischen Alltag und die Behandlung der Infarktpatienten.

Ich spreche von einem *Modell* der koronaren Herzkrankheit, weil es sich dabei lediglich um einen Erklärungsversuch handelt, einen Versuch, das Geheimnis des Herzinfarkts zu lüften. Und dieser Versuch basiert zudem auf unzutreffenden Annahmen, weil er die Verschlüsse der Kranzarterien falsch bewertet und die körpereigenen Selbsthilfekräfte zur Sicherung der Herzdurchblutung unterschlägt. Konsequenterweise sind allen therapeutischen Bemühungen, die auf dem koronaren Modell basieren, keine Erfolge bei der Heilung der Patienten beschert. Daher könnte man auch von einer „koronaren Lüge“ sprechen.

Einer der energischsten Kritiker des koronaren Modells, der Stuttgarter Internist Berthold Kern, hat die KHK bereits vor mehr als 50 Jahren logisch widerlegt.[10] Er wies darauf hin, dass die Arteriosklerose mit ihren Verkalkungen und Verstopfungen der Blutgefäße alle drei großen Kranzarterien ohne Unterschied betrifft. Diese drei Gefäße versorgen nicht nur die linke Herzkammer, sondern auch die rechte Kammer und beide Vorhöfe. Sollten die koronaren Engpässe und Verschlüsse Infarkte verursachen, müssten Herzinfarkte gleich verteilt überall im Herz anzutreffen sein, in der linken wie in der rechten Herzkammer und auch in beiden Vorhöfen. Das ist aber nicht der Fall. Herzinfarkte betreffen praktisch ausschließlich die linke Herzkammer, in etwa 10 Prozent der Fälle dehnt sich ein Infarkt von dort auf die rechte Kammer aus.[11] Sie betreffen nie die Vorhöfe, nie die rechte Kammer allein, aber immer die linke Herzkammer.

Kern sprach von einem „Linksdrall" der Herzinfarkte. Die einseitige Lokalisation der Infarkte in der linken Herzkammer ist unvereinbar mit dem Kranzgefäßmodell. Logischerweise müssten beide Kammern und beide Vorhöfe gleichermaßen betroffen sein. Also muss ein Herzinfarkt andere Ursachen haben. Doch das „koronare Dogma", wie Kern es nannte, das dogmatische Festhalten der Schulmedizin am Konzept der KHK, ist noch immer gängige Praxis und vernebelt den Blick auf die eigentlichen Ursachen.

Kranzgefäßverschlüsse: Trügerischer Augenschein

Ein Kranzgefäß, das kaum noch Blut passieren lässt, liefert stets ein eindrucksvolles Bild. Doch der Augenschein trügt. Das Herz weiß sich zu helfen, indem es um die koronaren Engpässe herum Umgehungsgefäße bereithält, und dies in ausreichender Zahl. Um mich nicht nur auf Baroldi zu stützen, zeige ich Ihnen noch ein Bild von Gunther von Hagens aus dem Jahr 2003. Mit der von ihm entwickelten Methode der Plastination ist es von Hagens gelungen, das Gefäßsystem des Herzens in seiner ganzen Vielfalt sichtbar zu machen.[12] (Siehe Abbildung 10)

Die unzähligen Gefäßverbindungen, die den gesamten Herzmuskel durchziehen, sind klar zu erkennen. Dieses von Geburt an angelegte umfassende Gefäßnetz garantiert, dass Gefäßeinengungen bis zu 70 Prozent selbst bei stärksten Belastungen keine Beschwerden bereiten. Der damit einhergehende erhöhte Bedarf an Blut und Sauerstoff wird von den zahlreichen feinen Gefäßen bereitgestellt.

Bei Stenosen *über* 70 Prozent kommt es zu einer dramatischen Entwicklung der Kollateralen, wie Baroldi gezeigt hat.[4,5] Jede körperliche und mentale Belastung ist ein Reiz dafür, dass sich die feinen Gefäße in der Umgebung der Gefäßverengung erweitern. Darüber wird sichergestellt, dass die Sauerstoffversorgung des Herzmuskels trotz Stenose selbst bei erheblichen Kreislaufbelastungen ausreichend ist. So entwickelt sich um die hochgradigen Kranzgefäßverengungen herum mühelos ein dem Bedarf angepasstes Bypass-System zur Sicherung der Herzdurchblutung. Zahllose Kollaterale transportieren ein Vielfaches an Blut gegen-

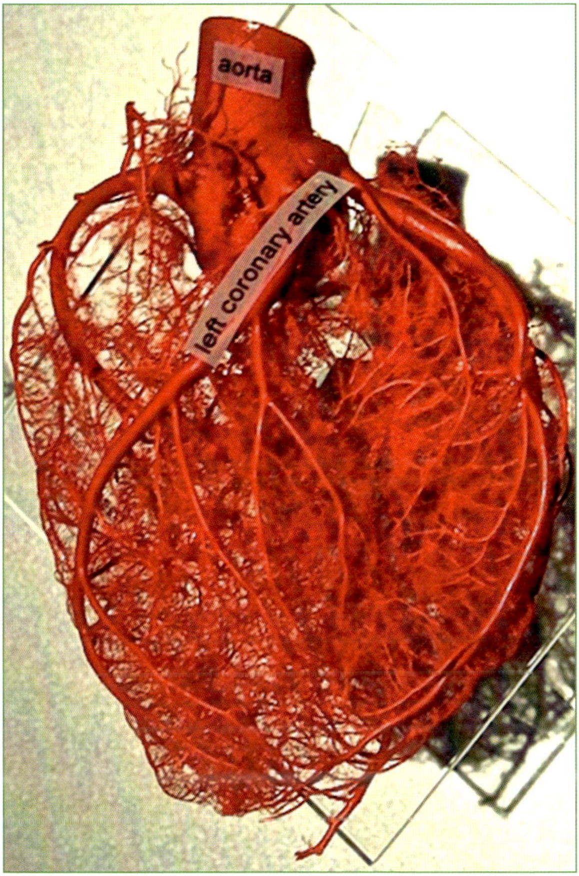

Abbildung 10 (Abdruck dieses Fotos mit freundlicher Erlaubnis von Deborah Abrams Kaplan.)

über dem, was durch die schmale Restöffnung innerhalb der Stenose passieren kann. Auch diese Erkenntnis geht auf den Mailänder Professor Baroldi zurück. Wenn sich eine hochgradige Verengung vollständig verschließt, verfügen die Kollateralen über ausreichend Kapazitäten, um deren Restfunktion problemlos übernehmen zu können.[4,5,13,14,15]

Zur Wirksamkeit des kollateralen Sicherungssystems führt Baroldi an: „Bei 66 Prozent oder zwei Drittel aller Menschen, die nicht (!) an einer

Herzkrankheit verstorben waren und zu Lebzeiten keine (!) Herzprobleme hatten, fanden sich bei der Autopsie schwere Kranzgefäßverengungen in einer oder mehreren Herzarterien. Diese Stenosen waren durch die Bank alt, das können Pathologen beurteilen. Sie existierten seit Monaten oder Jahren, ohne Beschwerden gemacht zu haben, ohne einen Herzinfarkt verursacht zu haben, während all diese Menschen ein normales und häufig stressreiches Leben führten."[13] (Deutsche Übersetzung von mir, Dr. K. S.)

Dieses Ergebnis beweist die hohe Wirksamkeit des körpereigenen Bypass-Systems. Denn es konnte nur zustande kommen, weil die schweren Gefäßverengungen und Verschlüsse die Durchblutung des Herzmuskels zu Lebzeiten nicht beeinträchtigt hatten.

Wenn Sie einen Kardiologen oder Herzchirurgen nach den Kollateralen befragen, bekommen Sie in der Regel, wie kürzlich einer meiner Patienten, folgende Antwort: „In vielen, wenn nicht den meisten Fällen fehlen Kollateralen gänzlich. Wenn sie vorhanden sind, reichen sie bestenfalls für eine Notversorgung und brauchen Ewigkeiten, um sich zu bilden."

Was soll der Laie, was soll der Patient nun glauben? Bieten die Kollateralen einen Schutz oder nicht? Deshalb noch einmal: „In den meisten Fällen fehlen Kollateralen gänzlich" – diese Aussage ignoriert komplett das in jedem menschlichen Herzen von klein auf angelegte umfassende feine Gefäßnetz, das in den Bildern von Baroldi und von Hagens sichtbar ist. „Kollateralen brauchen Ewigkeiten, um sich zu bilden"? Offenbar wird von schulmedizinischer Seite angenommen, dass Kollateralen sich neu zu bilden haben, was natürlich Zeit erfordern würde. In der Realität sind Kollateralen aber keine Neubildungen, sondern schon immer vorhandene feine Gefäße müssen sich lediglich ein wenig erweitern.

Die Bildung der Kollateralen läuft auch nicht einem Gefäßverschluss hinterher. Immer dann, wenn sich ein Koronargefäß vollständig zu verschließen droht, ist das kollaterale Sicherungssystem bereits vollständig ausgebaut. Das liegt daran, dass eine Stenose um die 70 Prozent, also ein etwa zu Dreiviertel verschlossenes Kranzgefäß, den Herzmuskel mit jeder körperlichen und mentalen Belastung zu einer deutlichen Erweiterung der feinen Gefäße um die Stenosen herum anregt. Dieses System an Umgehungsgefäßen transportiert wesentlich mehr Blut, als durch die

Restöffnung innerhalb der Kranzarterie passieren kann. Die Kollateralen reichen nicht nur „für eine Notversorgung“, sondern sie ermöglichen eine ungehinderte Arbeit des Herzmuskels in Ruhe und auch bei körperlichen Anstrengungen und seelischen Erregungen. Auch wenn sich die Restöffnung vollständig schließt, sichert dieses kollaterale Bypass-System die uneingeschränkte Durchblutung des Herzmuskels. Ein kompletter Verschluss eines verengten Kranzgefäßes verursacht keinen Herzinfarkt.

Diese Erkenntnisse beruhen nicht auf einer Geheimwissenschaft, sondern sind das Ergebnis wissenschaftlicher Forschung. Da deren Ergebnisse jedermann frei zugänglich sind, lässt sich kaum ein anderer Schluss ziehen, als dass es sich bei den irrigen Ansichten vonseiten der Schulmedizin zum Thema Kollateralen um vorsätzliche Fehlinformation handelt.

Wie bereits gezeigt, sind die Kranzgefäße hinter einer Verengung in der Regel prall gefüllt. Doch selbst wenn der Gefäßverlauf hinter einer Stenose einmal nur schwach zu erkennen ist und der Kardiologe eine Durchblutungsstörung des Herzens ableitet, muss dies nicht automatisch richtig sein. Sie brauchen deshalb noch lange keinen Stent.

Denn der Herzkatheter kann immer nur *eine* Kranzarterie, entweder die rechte oder die linke, mit Kontrastmittel füllen und darüber zur Darstellung bringen. Wenn sich nun das Gefäßbett hinter einer schweren Stenose, zum Beispiel im Verlauf der rechten Kranzarterie, nur schwach darstellt, dann ist zu bedenken, dass die kollateralen Zuflüsse von der linken Kranzarterie zu diesem Gebiet genau dies verursachen können. Das von der linken Seite die rechte Kranzarterie hinter der Stenose erreichende Blut verdünnt das Kontrastmittel, sodass es den Anschein hat, als wäre dort die Durchblutung gestört.

Die Arteriosklerose, also der Prozess der Gefäßverkalkung, kann in allen Arterien des Körpers auftreten. Sind Bein- oder Halsarterien betroffen, dann sind Störungen und Schäden wahrscheinlich. Das Herz allerdings bildet eine Ausnahme. Der Herzmuskel verfügt über ein wirksames Sicherungssystem zum Schutz vor mangelnder Durchblutung. Ohne dieses Sicherungssystem hätte die heutige Menschheit bei der unglaublichen Verbreitung der Arteriosklerose wohl nur sehr geringe Überlebenschancen.

Das Dilemma besteht darin, dass in den Filmaufnahmen, die jede Katheteruntersuchung dokumentieren, von den Kollateralen praktisch nichts zu sehen ist. In den Bildern, die dem Patienten während einer solchen Untersuchung auf dem Monitor gezeigt werden, sieht man eindrucksvolle Gefäßverschlüsse, von den rettenden Kollateralen ist jedoch nichts oder kaum etwas zu entdecken. Und weil diese Bilder für die vollständige Wahrheit gehalten werden, sind Katheter, Stent und Bypass-OP an der Tagesordnung.

Wer von dem natürlichen Bypass-System in unserem Herz nichts weiß, dem macht ein sich verschließendes Kranzgefäß Angst, Todesangst. Jeder Patient ist bestrebt, einen solchen Verschluss umgehend geöffnet zu bekommen. So ist es kein Wunder, dass er nur allzu gern allen zur Verfügung stehenden Eingriffen zustimmt. In seiner Angst drängt der Patient zumeist selbst auf Katheter und Stent.

Und die Chance ist groß, bei jedem Menschen im Rahmen einer Katheteruntersuchung etwas zutage zu fördern, seien es leichtere oder eben auch recht häufig schwere Veränderungen an den Kranzgefäßen. Diese Befunde legitimieren im Nachhinein scheinbar jeden Eingriff. „Sehen Sie! Und wir haben diese Gefahr beseitigt."

Wenn man Ihre Kranzgefäßverengungen mit einem Ballonkatheter weitet und Ihnen anschließend einen Stent einsetzt, dann bilden sich die Kollateralen innerhalb weniger Tage zurück. Das Ergebnis mag auf den Bildern der Katheteruntersuchung kosmetisch eindrucksvoll sein, die Durchblutung des Herzmuskels wird dadurch aber nicht verbessert. Die war schon vorher nicht beeinträchtigt. Und Sie tragen für den Rest Ihres Lebens ein Stück Metall in der Brust und müssen eine ganze Batterie an belastenden Medikamenten schlucken.

Wenn man Ihnen, wie heute üblich, einen medikamentenbeschichteten Stent eingesetzt hat, müssen Sie für ein Jahr starke blutverdünnende Medikamente schlucken. Sie werden sozusagen zum „künstlichen Bluter" auf Zeit, weil verhindert werden muss, dass sich Ihr Stent plötzlich verschließt – mit lebensbedrohlichen Folgen.

Es ist ein Trugschluss, ein sich verschließendes Kranzgefäß mit einem drohenden Herzinfarkt gleichzusetzen. Auf diesem Irrtum basiert die gegenwärtige, auf schnellen Eingriff zielende kardiologische Praxis. Deshalb verwundert es nicht, dass Kathetereingriff und Bypass-OP – wie noch ausführlich zur Sprache kommen wird – gescheiterte Konzepte sind und den Patienten, von Ausnahmen abgesehen, keine wirksame Hilfe anbieten können.

Das koronare Modell unterschlägt die Existenz des natürlichen Gefäßnetzes innerhalb des Herzmuskels und ignoriert die Wirksamkeit der Kollateralen. Das ist ein gravierender Fehler. Das Modell der koronaren Herzkrankheit fußt auf unhaltbaren Voraussetzungen.

Patientengeschichte: „Ein verschlossenes Kranzgefäß – Angst einflößend, doch nur dem Anschein nach gefährlich"

Tadellos gekleidet kommt Herr Frank direkt aus seinem Büro, er arbeitet in der Automobilbranche. Er ist 39 und hat ein offenes, freundliches Gesicht. Recht betrübt berichtet er, dass er vor einem Jahr einen Herzinfarkt erlitten hat und dass er die Medikamente, die man ihm seitdem verordne, schlecht vertrage. Besonders die Fettsenker machten ihm zu schaffen, aber auch das blutdrucksenkende Kombinationspräparat.

Er wisse: „Wenn so etwas einmal vorgefallen ist, kann es jederzeit erneut auftreten." Deshalb sei er das ganze Jahr über bemüht gewesen, alle ärztlichen Anordnungen penibel zu erfüllen. Er habe sein Leben umgestellt, Stress reduziert. Beruflich ging das weniger, aber im Privaten habe er sich sehr eingeschränkt und Belastungen vermieden. In seiner Ernährung sei für Butter und Eier kein, für Käse und Fleisch kaum noch Platz. Und er habe brav seine verordneten Medikamente geschluckt, buchstäblich bis an die Schmerzgrenze, denn unter Muskelschmerzen als Folge der Fettsenker leide er stark.

Sein Arbeitstag ist lang, von neun Uhr morgens bis sieben Uhr abends, das will die Firma so. Er hat eine leitende Stellung und seiner Schilderung nach hat er den Job im Griff. Erdrückende berufliche Probleme deutet er nicht an, das Gehalt scheint zu stimmen. Sein Ein und Alles ist seine kleine Familie, seine Frau und seine dreijährige Tochter. Ein Campingwagen steht an der Ostsee. Herr Frank lässt schnell seine weichen, gefühlvollen Seiten erkennen. Unser Kontakt gestaltet sich von Anfang an vertrauensvoll und offen.

Was ist vor einem Jahr passiert? Er war geschäftlich mit einem Kollegen in Belgien. Sie flogen nach Brüssel, wo sie am nächsten Morgen ein kompliziertes Meeting erwartete. Sie gingen noch in eine Bar, es wurde spät.

Gegen drei Uhr nachts wacht Herr Frank in seinem Hotelbett auf und hat Schwierigkeiten, seinen linken Arm zu bewegen. Genauer: Sein linker Unterarm schmerzt bei jeder Bewegung, ebenso die linke Schulter. Dazu kommt ein Schmerz im linken oberen Brustkorb. Angst kommt auf – ein Herzinfarkt? Er hat Aspirin bei sich und nimmt eine Tablette, weil das ja gut sein soll bei einem drohenden Herzinfarkt. Zumindest werden die Schmerzen nicht schlimmer und nach einigem Durchschütteln des linken Arms sogar weniger. Die Unruhe aber bleibt. Er schläft wieder ein, ist aber am nächsten Morgen wie gerädert. Die Brust- und Armschmerzen spürt er zum Glück nicht mehr.

Den ganzen nächsten Tag hindurch fühlt er sich wie zerschlagen. Das Meeting bringt er hinter sich und am späten Abend geht die Reise zurück nach Hamburg. Es ist Ferienzeit, Frau und Tochter urlauben an der Ostsee. Sie telefonieren und er erzählt seiner Frau von der Nacht im Hotel. Sie legt ihm dringend nahe: „Geh bitte morgen zum Arzt, möglichst zum Kardiologen, damit wir wissen, was los ist."

Sein Hausarzt macht ein EKG und einen Troponintest. Dieser ist unauffällig und das EKG ist ebenfalls okay. Trotzdem rät der Hausarzt, er solle sicherheitshalber in eine Klinik gehen. Dort das Gleiche: EKG völlig in Ordnung, Troponintest negativ. Wenn Troponin als Folge eines Infarkts erhöht ist, verschwindet es nicht sofort wieder aus dem Blut, sondern bleibt etwa eine Woche lang nachweisbar. Ein Herzinfarkt ist also auszuschließen.

Doch wegen seiner „neu aufgetretenen Brustschmerzen" wird er in dieser Klinik zum „drohenden Herzinfarkt". Aber: Seine Brustschmerzen waren mit bewegungsabhängigen Schulter-Arm-Schmerzen verbunden. Derartige durch Bewegungen ausgelöste Schmerzen haben nichts mit einem Herzinfarkt zu tun. Durch etwas mehr Zuhören hätte also auch aufgrund der Beschwerdeschilderung eine auf das Herz zu beziehende

Störung ausgeschlossen werden können. Die unruhige Nacht, das Herumwälzen im Hotel, hatte bei Herrn Frank im Schlaf zu einer Reizung der linken Schulter-Arm-Partie geführt.

Offenbar ist man beim Erheben der Vorgeschichte in dieser Klinik etwas flüchtig, denn man geht trotzdem weiterhin von einem drohenden Herzinfarkt aus. Ihm wird vermittelt, ein Kranzgefäß sei auf dem besten Wege, sich zu verschließen. Folglich schreiten die Ärzte unverzüglich zur Tat und legen ihm einen Herzkatheter.

Das Ergebnis bestätigt die Ärzte in ihrem Vorgehen. Es findet sich ein 90-prozentiger Verschluss in einer der beiden linken Kranzarterien. Man zeigt ihm den Verschluss auf dem Monitor, ein bedrohliches Bild, das er noch lange im Gedächtnis behält. Der Engpass wird sodann mit einem Ballonkatheter druckvoll geweitet und anschließend wird an dieser Stelle ein Stent eingesetzt. Man vermittelt Herrn Frank, dass man ihn gerade noch rechtzeitig vor einem schweren Herzinfarkt bewahren konnte.

Für Herrn Frank wäre es hilfreich gewesen, wenn er über das Bypass-System in seinem Herzen, das den gefundenen Gefäßverschluss umgeht, informiert gewesen wäre. Die Nacht in Brüssel, die seine linke Schulter und seinen linken Arm gereizt hat, hat an seinen Koronargefäßen sicher nichts verändert. Der 90-prozentige Verschluss bestand aller Wahrscheinlichkeit nach schon wesentlich länger, sodass man mit ausreichenden Kollateralen rechnen konnte. Es ist davon auszugehen, dass für die Durchblutung seines Herzens keinerlei Gefahr bestand.

Die Reise nach Belgien hat sein weiteres Leben von Grund auf verändert. Er unterwarf sich den Spielregeln der herrschenden Medizin, schluckte Tabletten und litt daran, wurde vorsichtiger im Leben und versäumte keine Kontrolluntersuchung. Und er muss sich damit abfinden, für den Rest seines Lebens ein Stück Metall im Herzen zu tragen.

Ich habe Herrn Frank mehrfach in etwa halbjährlichen Abständen gesehen. Wir sprachen viel miteinander. Dass seine Beschwerden damals in Brüssel aller Wahrscheinlichkeit nach muskulär bedingt waren, entsprach seinem Gefühl. Doch die Einsicht, dass er überhaupt nicht herzkrank sei, brauchte viel Zeit, um sich durchzusetzen. Die Angst vor einem erneuten Herzereignis saß tief.

Im Laufe der Zeit hat er sich von seinen zuvor verordneten Medikamenten schrittweise verabschiedet. Seine Blutdruckwerte bewegen sich auch ohne Medikation in einem akzeptablen Rahmen. Die „Fettsenker" waren das Erste, was er absetzte. In meiner Sprechstunde wirkte er von Mal zu Mal ruhiger und entspannter und fasste wieder Vertrauen zu sich selbst. Er gab es auf, sich in seinem Privatleben weiterhin zu schonen, belastet sich wieder voll und ohne Beschwerden. Er scheint inzwischen wieder der Mensch zu sein, der er vor seinem Kontakt mit der Welt der KHK war.

Patientengeschichte: „Ein Verschluss wird aufgebohrt – die Beschwerden bleiben"

Herr Neumann schaut leicht besorgt in die Welt und ist im Gespräch sehr konzentriert und angespannt. Er ist 52, wirkt physisch drahtig und fit. Herr Neumann ist Abteilungsleiter einer sozialpädagogischen Einrichtung in einer norddeutschen Großstadt.

Seine Beschwerden: Er neigt zu muskulären Verspannungen im Schulter-Nacken-Bereich. Gelegentlich verspürt er ein Kribbeln im linken, auch mal im rechten Arm. Sein Arzt spricht von einem „HWS-Syndrom" (Halswirbelsäulen-Syndrom). Ein Routinecheck beim Kardiologen vor einem Jahr war ohne gravierende Auffälligkeiten. Beim Belastungs-EKG runzelte der Kardiologe allerdings die Stirn und verabschiedete ihn mit den Worten: „Wir sehen uns in einem Jahr wieder."

Eines Vormittags verspürt Herr Neumann an seinem Arbeitsplatz plötzlich ohne Vorwarnung für etwa 15 Minuten ein starkes Brennen mitten in der Brust. Es ist ein stressiger Tag, ein Teil seiner Institution zieht um, er hat viel zu organisieren, hat auch kräftig mit angefasst und Möbel geschleppt. Das Brennen in der Brust veranlasst ihn, sich hinzusetzen. Doch er fängt sich bald wieder und bringt den Umzug zusammen mit seinen Mitarbeitern zu Ende.

In den Folgetagen verspürt er beim Fahrradfahren in leicht vornübergebeugter Haltung kurzfristig ein ähnliches Brennen, sodass er beschließt, sich wieder beim Kardiologen zu melden. Ein Jahr ist ohnehin ziemlich genau vorüber. Beim Belastungs-EKG im Rahmen dieses Checks fühlt er sich fit und hat keine Beschwerden. Doch der Kardiologe sagt, es gebe eine Auffälligkeit. „Am besten, wir schauen gleich mal nach. Kommen Sie morgen zu mir in die Klinik. Dann habe ich sowieso meinen Kathetertag." Blut wird noch abgenommen – Zeichen eines frischen Herzinfarkts finden sich nicht.

Unter dem dringenden Verdacht auf eine koronare Herzerkrankung erfolgt am nächsten Morgen die Katheteruntersuchung. Die koronare Erkrankung bestätigt sich, hier eine 40-prozentige, dort zwei 50-prozentige, an anderer Stelle zwei 90-prozentige Verengungen – und schließlich findet sich in einer Kranzarterie auch noch ein kompletter Verschluss. Der Arzt bemüht sich, das verschlossene Gefäß wieder zu öffnen; dabei kommt es zu einer stärkeren Einblutung in die Gefäßwand, sodass diese Prozedur abgebrochen werden muss. Herr Neumann wird nach Hause geschickt und für den nächsten Morgen wieder einbestellt.

Diesmal bemüht sich der Chefarzt der Klinik um ihn und kann mit viel Geschick diesen verfestigten alten Gefäßverschluss aufbohren und öffnen und sichert sein Ergebnis durch einen geschickt platzierten Stent. Wieder zu Hause, muss Herr Neumann von nun an täglich eine ganze Reihe an Medikamenten schlucken: ASS und Ticagrelor zur Blutverdünnung, Ramipril und Metoprololsuccinat zur Blutdrucksenkung und Herzentlastung und Atorvastatin zur Cholesterinsenkung. Glücklich ist er darüber nicht, obwohl er natürlich erst einmal froh ist, dass der „Übeltäter", das verschlossene Gefäß, wieder offen ist. Die beiden 90-prozentigen Engpässe sollen später angegangen werden.

Anschließend absolviert er eine fünfwöchige Teilzeit-Reha bei zügiger Belastungssteigerung ohne Beschwerden. Doch bald danach verspürt er eines Morgens erneut das vertraute leidige Brennen in der Brust. Er hat den Eindruck, dass die ASS-Tablette ihm nicht bekommt. Aus Angst, dass sich wieder ein Gefäß verschlossen haben könnte, sucht er eine Klinik auf, diesmal eine andere. Man untersucht ihn, findet aber nichts Auffälliges an seinem Herzen. Man verzichtet auf eine erneute Katheteruntersuchung und schickt ihn wieder nach Hause.

In den folgenden Tagen verstärkt sich das Brennen jedoch und will einfach nicht weichen. Sein Hausarzt verschreibt ihm daraufhin ein Magenmittel, Pantoprazol, einen Säureblocker. Mit der Einnahme dieses Mittels verschwindet das Brennen in der Brust sofort und taucht auch nicht wieder auf. Ein empfindlicher Magen ist bei Herrn Neumann bekannt, zumindest dem Hausarzt. Kaffee verursachte ihm schon seit Langem leichtes Sodbrennen. Stress und die Bauchpresse beim Möbeltragen können das Aufsteigen der Magensäure in die Speiseröhre befördert haben. Ganz offensichtlich beruht sein Brennen in der Brust auf zu viel Magensäure.

Herr Neumann ist verwirrt. Er bekommt Zweifel, ob denn alles, was mit ihm in den letzten Wochen so gelaufen ist, auch seine Richtigkeit hatte. Aber trotz der Zweifel hat er Angst, einen Fehler zu begehen, falls er sich nicht zu den Katheter-Folgeterminen melden würde; und dass er diesen Fehler vielleicht sogar mit dem Leben bezahlen würde. Andererseits: Irgendetwas stimmt hier doch nicht.

Sein Brennen in der Brust kann, wie geschildert, verschiedenste Ursachen haben. Magensäure, muskuläre Verspannungen vom Rücken her und auch ein Herzanfall können so etwas auslösen. Insofern muss natürlich an das Herz gedacht werden, was unter heutigen Bedingungen heißt, dass der Verdacht auf eine KHK geäußert wird.

Im Belastungs-EKG auf dem Fahrradergometer wird Herr Neumann bis zu einer Zielfrequenz von 170 Schlägen pro Minute belastet. Das ist nicht wenig, dann rast das Herz. Doch Herr Neumann fühlt sich einen Tag vor dem Kathetertermin so fit auf dem Fahrrad wie schon beim Belastungs-EKG ein Jahr zuvor und schafft diese Leistungsgrenze ohne Beschwerden. Das Belastungs-EKG bietet bei derart schneller Herzschlagfolge durchaus Spielraum zur Interpretation. Bestimmte Veränderungen werden von dem *einen* Kardiologen als Folge des schnellen Pulses gewertet und als harmlos eingestuft, von einem *anderen* als pathologisch bewertet und als Zeichen einer koronaren Verengung gesehen. Und wer viel mit dem Katheter arbeitet, könnte dazu verführt sein, vieles schnell als auffällig einzustufen, um dem in einer Katheteruntersuchung nachzugehen.

Wenn man eine Herzkatheteruntersuchung durchführt, muss es medizinische Gründe dafür geben. Bei Herrn Neumann waren es seine Beschwerden, die möglicherweise auf das Herz zurückgingen – aber eben nur als *eine* Möglichkeit –, und es war ein schwacher Hinweis im EKG. „Da sollten wir am besten mal nachschauen“, ist dann eine beliebte Formulierung, die einem Patienten die Notwendigkeit des Eingriffs vermitteln soll. Und kaum ein Patient zögert mit seiner Einwilligung, wenn ihm gesagt wird, dass womöglich ein Herzinfarkt drohe.

Der Kathetereingriff bringt es mit sich, dass sein Ergebnis scheinbar beweist, wie notwendig er gewesen ist. Weil Kranzgefäßveränderungen bei Herzgesunden und bei Herzkranken, bei Jung und Alt *häufig* anzutreffen sind, landet die Katheteruntersuchung fast immer einen Treffer, manchmal nur einen kleinen, öfter einen Volltreffer wie bei Herrn Neumann. Auch bei ihm schien das Ergebnis die Dringlichkeit des Eingriffs zu bestätigen. In allen Kranzarterien fanden sich mehr oder weniger schwerwiegende Veränderungen, vor allem jedoch stach ein komplett verschlossenes Gefäß heraus. Der akute Verschluss dieses Gefäßes, so vermittelte man es Herrn Neumann, habe eine schwerwiegende Durchblutungsstörung im Herzmuskel ausgelöst und seine akuten Brustschmerzen verursacht.

Nun erwies sich die Wiedereröffnung dieses Gefäßes als ausgesprochen schwierig. Es musste zum Spezialbohrer gegriffen werden, um das verfestigte Material zu passieren. Der Verschluss widersetzte sich den ärztlichen Bemühungen, eben weil er nicht erst seit gestern bestand. Verfestigte Verschlüsse sind alt, bestehen häufig jahrelang, auch jahrzehntelang, sind immer schon von Kollateralen umflossen und verursachen keine Beschwerden. Spätestens in diesem Moment war klar, dass der Eingriff, der bei Herrn Neumann gleich im Doppelpack durchgeführt wurde, überflüssig gewesen war.

Der ausgeprägte koronare Befund mit seinen mehrfachen Verengungen ist auch deshalb interessant, weil Herr Neumann mit seinen beiden 90-prozentigen Stenosen beschwerdefrei ist, ein ganz normales Leben führt und voll belastbar ist. Er hat sich keinen weiteren Katheteruntersuchungen unterzogen und ist physisch uneingeschränkt fit. Es ist also davon auszugehen, dass auch diese Engpässe von natürlichen Bypässen umflossen sind und ein geplanter erneuter Eingriff mit Ballon und Stent an dieser Situation nichts verbessern kann.

Im Fall von Herrn Neumann hatten seine Beschwerden, wie man im Nachhinein klar sieht, von Anfang an nichts mit dem Herzen zu tun. Es handelte sich um Säurebeschwerden, die von den Kathetereingriffen natürlich nicht beeinflusst werden konnten. Nun könnte man argumentieren, einmal mehr nachzusehen könne doch nicht schaden. Aber das ist nicht richtig. Herr Neumann litt unter der täglichen Last eingreifender Medikamente, die er zum Teil lebenslang nehmen sollte. Vor allem aber wähnte er sich herzkrank, als Kandidat für einen jederzeit möglichen Herzinfarkt. Das macht Angst. Das macht abhängig von Ärzten und medizinischen Institutionen. Das machte sein Leben nicht leichter.

In seiner Irritation über das, was passiert war, suchte er nach Alternativen und kam in meine Sprechstunde. Wir haben, wie bei mir üblich, eine Analyse seines vegetativen Nervensystems durchgeführt. Diese fiel bestens aus, es fanden sich deutliche Zeichen für einen guten Herzschutz. Das habe ich Herrn Neumann vermittelt. Dann sind wir seinen

Leidensweg der zurückliegenden Monate durchgegangen. Ich habe ihm meine Einschätzung der koronaren Maßnahmen, denen er ausgesetzt war, dargelegt. Wir haben seine Medikamente besprochen und reduziert; von seinen Tabletten zur Blutverdünnung konnte ich ihn allerdings nicht befreien. Herr Neumann verließ mich mit einiger Zuversicht.

Ein Vierteljahr später teilte er mir mit, dass er seit Einnahme des Säureblockers beschwerdefrei sei. Gegen *ASS* sei er so empfindlich, dass er es ganz abgesetzt habe. Gelegentlich, aber nicht regelmäßig greife er zu *Pantoprazol*. Das fehlende *ASS* versuche er durch tägliche Kürbiskern-, Walnuss- und Leinölzufuhr sinnvoll zu ersetzen. Er sei voll belastbar, beim Schwimmen und beim Radfahren gehe er beschwerdefrei bis an seine Grenzen. Seine innere Anspannung sei gewichen und er sei wieder frohen Mutes.

KHK und Herzinfarkt: Ein Irrtum

Die KHK gilt als entscheidende Ursache eines Herzinfarkts. Ein Herzinfarkt wird nach allgemeiner Vorstellung dadurch ausgelöst, dass ein hochgradiger Kranzgefäßengpass aufbricht, sich ein Gerinnsel bildet und das Gefäß vollständig verschließt. Diese Auffassung ist falsch.

Was sich genau an einem fast vollständigen Kranzgefäßverschluss abspielt, habe ich in einem kurzen Video festgehalten, das ich auf YouTube eingestellt habe.[8] Ich habe für dieses Video einen Film verwendet, in dem eine Katheteruntersuchung dokumentiert wird und in dem eine 90-prozentige Verengung im Verlauf der rechten Kranzarterie sichtbar gemacht wird. Diesen Film habe ich in eine Reihe aufeinanderfolgender Einzelschritte zerlegt, damit man genau verfolgen kann, was sich an diesem Engpass abspielt.

Dabei wird deutlich: Anders als man denken würde, ist es nicht so, dass sich das Blut durch die Verengung durchquält und hinter dem Engpass lediglich ein dünnes Rinnsal fließt. Ein solches Rinnsal wäre natürlich nicht in der Lage, den Herzmuskel ordentlich zu versorgen. Tatsächlich nutzt der Blutstrom die vorhandenen Kollateralgefäße und umgeht die verengte Stelle.

Bevor die Verengung überhaupt sichtbar wird, ist das Kontrastmittel, das über den Katheter eingespritzt wurde, bereits in einem Bereich weit hinter der Stenose zu erkennen. Das Gefäßbett hinter (!) der Stenose füllt sich als erstes, es füllt sich umgehend und vollständig. Der Herzmuskel wird trotz der 90-prozentigen Verengung ohne jede Einschränkung mit Blut versorgt. Die Kollateralen leisten ganze Arbeit.

Spannend ist auch, was sich auf Höhe des Engpasses abspielt. Hier treffen Blutströme von oben und von unten aufeinander. Das über die Kollateralen an der Verengung vorbeigeleitete Blut kommt von unten und trifft innerhalb der Stenose auf den normalen, von oben kommenden Blutfluss. Das von oben anströmende Blut wird durch das Hindernis, die Gefäßverengung, blockiert und schließlich durch den von unten aufsteigenden Blutfluss vollständig aufgehalten. Innerhalb der Stenose *steht* das Blut.

Wenn ein solcher Kranzgefäßengpass aufreißt und sich zur Abdichtung des Risses ein Blutgerinnsel bildet, welches das Gefäß vollständig verschließt, hat dies keine Konsequenzen für die Durchblutung des Herzmuskels. Das Blut fließt durch die Umgehungsgefäße, die Durchblutung ist über das Kollateralnetz gesichert. Ob noch ein Tropfen Blut die Stenose passiert oder kein Tropfen mehr, ist ohne Bedeutung. Ein kompletter Kranzgefäßverschluss durch ein sich bildendes Blutgerinnsel löst keinen Herzinfarkt aus.

In lediglich 38 Prozent der Fälle von akutem Herzinfarkt fand Baroldi einen kompletten Verschluss eines Kranzgefäßes.[16] Anders gesagt, bei knapp zwei Drittel aller Patienten, die an einem akuten Herzinfarkt verstorben waren, waren die Kranzgefäße nicht verschlossen. In einer sich über zehn Jahre erstreckenden umfangreichen Untersuchung kam auch Professor Wilhelm Doerr aus Heidelberg zu dem Ergebnis, dass akute Herzinfarkte in weniger als 20 Prozent aller Fälle mit einem akuten Kranzgefäßverschluss einhergehen.[17] Ein Ereignis, das derart selten anzutreffen ist, kann nicht als generelle Infarktursache gewertet werden.

Gibt es überhaupt einen Zusammenhang zwischen einer Kranzgefäßthrombose, einem Kranzgefäßverschluss und einem Herzinfarkt? Auf diese Frage kann eine klare Antwort gegeben werden, und auch die ist Baroldi zu verdanken. Baroldi zeigte: Je länger ein Herzinfarkt überlebt wird, desto mehr Gefäßverschlüsse werden von den Pathologen bei der Autopsie gefunden. Wenn Patienten innerhalb von zwei Tagen nach einem Infarkt verstorben waren, fand der Mailänder Pathologe in 15 Prozent der Fälle einen kompletten Verschluss in der zum Infarktgebiet führenden Kranzarterie. Wenn jemand länger überlebte, wurden es mehr Verschlüsse. Bei einer Überlebenszeit zwischen drei und zehn Tagen wurde ein verschließendes Blutgerinnsel in 50 Prozent der Fälle angetroffen. Die Zahl der koronaren Gefäßverschlüsse nahm exponentiell zu, je länger das Infarktereignis zurücklag.[16] Das Auftreten solcher verschließender Gefäßprozesse fand sich fast nur bei großen Infarkten.[16]

Eine Ursache geht einem Ereignis *voraus*, Folgeerscheinungen treten *hinterher* auf. Der akute Verschluss eines Kranzgefäßes durch ein Blutgerinnsel kann nicht, wie offiziell angenommen, *Ursache* eines Infarkts sein, sondern ist dessen *Konsequenz*, dessen Folge.

Aus dem im akuten Infarkt absterbenden Muskelbezirk ist alles Blut herausgepresst und es kann kein frisches Blut hinein. Das Blut staut sich vor dem Infarktgebiet und der Druck in der zuführenden Kranzarterie steigt an. Sollten sich in dieser Arterie hochgradige Engpässe befinden, können die an diesen Stellen besonders verletzungsanfälligen Gefäßwände einreißen. Die dadurch ausgelöste Bildung eines Blutgerinnsels kann das Gefäß dann komplett verschließen. Je größer der Infarkt, desto größer der Druckanstieg. Je länger der Stau anhält, desto häufiger die Gefäßeinrisse und Verschlüsse.

So erklärt es sich, dass bei einem Teil, etwa einem Drittel aller Herzinfarkte, ein Gefäßverschluss gefunden wird, vor allem bei großen Infarkten. Ein vollständiger Verschluss eines bereits hochgradig verengten Kranzgefäßes im Verlauf eines Herzinfarkts ist *Folge* des Infarkts und ohne Einfluss auf das Infarktgeschehen.

Seltene Ausnahmen

Bleibt die Frage, ob und inwieweit eine KHK überhaupt zur Entstehung eines Herzinfarkts beiträgt. In der Schulmedizin besteht die Ansicht, dass kleinere Stenosen viel gefährlicher seien als die schweren. Daran ist richtig, dass ein kompletter Verschluss einer geringfügigen Kranzgefäßverengung tatsächlich einen Herzinfarkt auslösen kann. Denn nur Stenosen ab etwa 70 Prozent sind über Kollateralen vollständig gesichert.

Zuweilen wird geäußert, dass sehr viele, wenn nicht gar die meisten Herzinfarkte durch den plötzlichen Verschluss einer kleineren oder selbst einer minimalen Verengung verursacht würden. Wenn das zutreffen würde, dann müsste eigentlich die gesamte zivilisierte Menschheit ständig zum Herzkatheter antreten. Doch glücklicherweise ist diese Annahme nicht richtig.

Professor Baroldi hat bei einer Serie von 200 Herzinfarkten in 6 Fällen (3 Prozent) ein verschließendes Blutgerinnsel gefunden, das seinen Ausgang in einer Stenose von weniger als 70 Prozent genommen hatte. In 118 Fällen, also der Mehrheit, gab es überhaupt keinen Verschluss. In den verbleibenden 76 Fällen fanden sich komplette Kranzgefäßverschlüsse, die sich alle in einer hochgradigen, von Kollateralen umgangenen Verengung gebildet hatten.[14]

Auch der Pathologe Michael C. Fishbein aus Los Angeles ist dieser Frage nachgegangen.[18] Auch er interessierte sich für die kompletten Gefäßverschlüsse bei einem Herzinfarkt. In der Mehrzahl seiner an akutem Herzinfarkt verstorbenen Fälle waren die Kranzgefäße durchgängig, also nicht verschlossen. Bei Fishbein war von kleineren Stenosen, die aufgebrochen und sich plötzlich verschlossen hatten, überhaupt keine Rede. Keine Verengung war geringer als 67 Prozent, 3 Prozent lagen zwischen 67 und 75 Prozent. 97 Prozent aller Stenosen lagen zwischen 75 und 100 Prozent und der Durchschnittswert bei seinen 200 Fällen betrug 90 Prozent. Nur in den großen, alten, kollateral abgesicherten Verengungen war es zur Bildung verschließender Gerinnsel gekommen.

Bei Stenosen unter 70 Prozent mag die kollaterale Sicherung der Herzdurchblutung im Einzelfall nicht perfekt gewesen sein. So landen wir bei dieser Studie von Fishbein höchstens bei 1 bis 2 Prozent als Ausnahmen. Es erscheint danach nicht ausgeschlossen, dass in seltenen Ausnahmen über die Kranzgefäße ein Infarkt ausgelöst werden kann. Doch der Beitrag der KHK zur Infarktentstehung ist erwiesenermaßen ein absolut randständiger.

Die KHK ist also ein widerlegtes und damit überholtes Konzept. Das koronare Erklärungsmodell ist in diesem Sinne als gescheitert anzusehen. Es ist dringend an der Zeit, sich nach neuen und besseren Erklärungen umzusehen.

4. Neue Horizonte

Yin und Yang: Sympathikus und Parasympathikus

Wenn das Konzept der koronaren Herzkrankheit nichts Entscheidendes zur Infarktentstehung beitragen kann, wo finden sich dann Ansatzpunkte, das Geheimnis zu lüften?– Um Licht ins Dunkel zu bringen, muss man die starre Fixation auf die Kranzgefäße auflösen und beginnen, das Phänomen Herzinfarkt in seinen umfassenden energetischen, körperlichen, seelischen und sozialen Zusammenhängen zu begreifen.

Auf diesem Weg zu einer ganzheitlichen Sichtweise ergaben sich in den Neunzigerjahren entscheidende Fortschritte. Damals wurde deutlich, dass bei Herzkranken die Steuerung der Herztätigkeit defekt ist. Bei Infarktpatienten liegt typischerweise eine Schwäche des parasympathischen Einflusses auf das Herz vor. Um zu verstehen, was damit gemeint ist und was das bedeutet, müssen wir uns mit unserer Lebensrhythmik beschäftigen, mit der Polarität von Anspannung und Entspannung.

Unsere gesamte Körperinnenwelt, die Herztätigkeit, Atmung, Verdauung, ja, unser ganzes Leben samt Freud und Leid unterliegt einer polaren Dynamik. Der eine Pol steht für Leistungsbereitschaft und Aktivität, der andere für Ruhe und Erholung. Beide Pole greifen permanent ineinander: Unsere innere Balance beruht auf dieser rhythmischen Dynamik. Das vegetative Nervensystem mit Sympathikus und Parasympathikus spielt in diesen Abläufen eine zentrale Rolle.

In der traditionellen chinesischen Sichtweise spricht man von Yin und Yang. Yang steht für Anspannung und Leistung, für energisches, auch aggressives Durchsetzen, und Yin für Entspannung, Regeneration und inneren Frieden. In der Dynamik von Yin und Yang findet das Zusammenspiel von Sympathikus und Parasympathikus seine anschauliche Entsprechung.

Ich möchte Ihnen im Folgenden eine genauere Vorstellung vom vegetativen Nervensystem vermitteln. Die Steuerungszentralen von Sympathikus und Parasympathikus sind im Gehirn lokalisiert und stehen dort in enger Beziehung zu unserem Gefühlshaushalt. Abbildung 11 soll Ihnen zur Orientierung dienen.

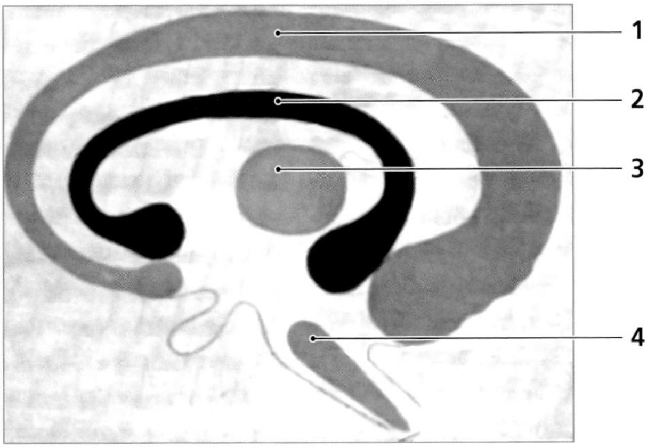

Abbildung 11: Schematisierter Längsschnitt durch das Gehirn (von vorn = links nach hinten = rechts). 1 = Großhirnrinde, 2 = Limbisches System, 3 = Hypothalamus, 4 = Medulla

Diese Grafik ist ein stark schematisierter Längsschnitt durch das Gehirn von vorn (= links) nach hinten. In der Mitte des Gehirns, in der Nummer 3, dem Hypothalamus, finden sich die Zentralen von Sympathikus und Parasympathikus. Über dem Hypothalamus wölbt sich als Nummer 2 das Limbische System, das Zentrum unserer emotionalen Antriebe. Und darüber findet sich mit der Nummer 1 die Großhirnrinde als Ort bewusster Prozesse. Diese stark reduzierte Darstellung des Großhirns passt gut zu dem nur minimalen Einfluss des *Bewusstseins* auf die vegetative Steuerung. Als Nummer 4 ist das Herz-Kreislauf-Zentrum in der Medulla markiert. Diese Region befindet sich kurz vor dem Übergang des Gehirns ins Rückenmark. Von dort verlassen Nervenbahnen sowohl des Sympathikus wie des Parasympathikus das Gehirn und verzweigen sich zu den inneren Organen.

Der Hauptnerv auf parasympathischer Seite ist der Vagusnerv. Er zieht am Hals zusammen mit der Halsschlagader Richtung Brusthöhle. Dort zweigen zahlreiche Nervenfasern zu Herz und Lunge ab. Zusammen mit der Speiseröhre gelangt der Vagusnerv durch eine Öffnung im Zwerchfell in die Bauchhöhle, wo er sich in Schwüngen ausbreitet, um Magen und Darm, Leber und Milz zu erreichen. Der Name Vagus geht auf das lateinische Wort *vagari* (= vagabundieren, umherschweifen) zurück.

An den Zelloberflächen der jeweiligen Organe bilden die Vagusfasern bestimmte „Terminals", in denen sie den Zellen durch Freisetzung von Überträgersubstanzen ihre Botschaften und Signale mitteilen. Doch dieser *message service* innerhalb des Vagusnervs läuft nicht nur von oben nach unten, etwa von den parasympathischen Hirnzentralen zum Herz, sondern es werden ebenso reichlich Nachrichten von den Organen über diesen Nerv nach oben gemeldet.

Der Vagusnerv verbindet das Bauchhirn mit dem Kopfhirn. Das Bauchhirn besteht aus einem komplexen Geflecht von Nervenzellen, das nahezu den gesamten Magen-Darm-Trakt durchzieht. Es weist beim Menschen vier- bis fünfmal mehr Nervenzellen auf als das gesamte Rückenmark.

Das Bauchhirn wird in seinen umfangreichen Funktionen erst nach und nach von der Wissenschaft entschlüsselt. Es besteht heute kein Zweifel daran, dass unsere Bauchgefühle, also die „Wut im Bauch" oder auch die „Schmetterlinge im Bauch", ein Produkt dieses eigenständigen Gehirns sind. Bei intuitiven Entscheidungen spielen Signale aus dem Bauch eine wichtige Rolle. „Die Intuition ist ein göttliches Geschenk", formulierte Albert Einstein, der es wissen musste.

Der Vagusnerv besteht zu 90 Prozent aus Fasern, die Informationen vom Bauch zum Kopf leiten. Dabei werden auch Signale von der Darmflora zum Gehirn geleitet. Diese Informationen erreichen häufig nicht die Bewusstseinsschwelle, können jedoch Stimmung und Antrieb beeinflussen.[19] Eine elektrische Stimulation des Vagusnervs, die diese Nervenimpulse vom Darm zum Kopf imitiert, ist in der Behandlung schwer depressiver Patienten erfolgreich eingesetzt worden.[20] Der Vagusnerv ist ein entscheidender Mittler zwischen Körper und Geist. Über den Vagusnerv besitzt das parasympathische Nervensystem enge Verbindungen zur Milz, einem wichtigen Organ für das Immunsystem. Parasympathische Vagusaktivität wirkt entzündungshemmend und stabilisiert die Abwehrkräfte.[21]

Dem parasympathischen Nervensystem steht das sympathische Nervensystem gegenüber. Der Sympathikus versetzt den Körper in Leistungsbereitschaft. Der Puls schnellt in die Höhe, der Blutdruck steigt an, der Stoffwechsel in den Herzmuskelzellen wird angeheizt mit der Folge, dass vermehrt saure Stoffwechselschlacken in den Herzmuskelzellen entstehen. Ohne Sympathikusaktivität können wir im Leben nicht bestehen. Der Sympathikus ermöglicht eine umfassende, aktive Lebensgestaltung.

Die Nervenimpulse des Parasympathikus lassen Puls und Blutdruck absinken, die Arbeitsweise des Herzmuskels wird energiesparend und ökonomisch gestaltet. Der Herzstoffwechsel wird gebremst und der Herzmuskel vor Übersäuerung geschützt.

Die Tatsache, dass ein ganz eigenständiger Pol existiert, der uns durch seine Aktivität zur Passivität und zur Ruhe bringt, wird gern übersehen. Der Parasympathikus, dieses relativ unbekannte Wesen, lässt uns innehalten, sorgt für die notwendige Entspannung und Erholung und trägt den Schlaf. Er schützt Herz und Gefäße, dämpft Entzündungen, stärkt das Immunsystem und ist in der Lage, unser Unterbewusstes tief im Bauch zu beruhigen. Der Parasympathikus behütet unsere Lebensgrundlagen.

Das gestörte vegetative Gleichgewicht

In den Neunzigerjahren wurde der Einfluss des vegetativen Nervensystems auf die Herztätigkeit intensiv beforscht. Man bediente sich einer damals entwickelten speziellen Methode, der HRV-Analyse, auf die ich später ausführlicher eingehen werde. An dieser Stelle mag der Hinweis genügen, dass hohe HRV-Werte auf einen kräftigen Parasympathikus verweisen, niedrige Werte hingegen Schwäche und Blockierung der parasympathischen Herzimpulse zum Ausdruck bringen.

Man fand heraus, dass der parasympathische Einfluss auf das Herz bei Infarktpatienten deutlich abgeschwächt ist. Die Nervenimpulse, mit denen der Vagusnerv die Herztätigkeit steuert, sind bei Herzkranken dauerhaft eingeschränkt. Zahlreichen Studien untermauerten, dass dieser Defekt in der parasympathischen Herzsteuerung ein charakteristisches Merkmal von Infarktpatienten ist.[22]

Dann wurde erkannt, dass eine akute Blockade der parasympathischen Nervenaktivität Anfälle von Angina pectoris auslöst.[23–27] Es konnte gezeigt werden, dass ein fast vollständiges Erlöschen der parasympathischen Nervenaktivität einen Herzanfall verursacht. Während der

Angina pectoris verharren die parasympathischen Nervenimpulse auf kleinstem Level. Wenn sich die parasympathische Blockade auflöst, löst sich anschließend auch die Durchblutungsstörung im Herzmuskel. Dazu sind hier zwei Grafiken abgedruckt.

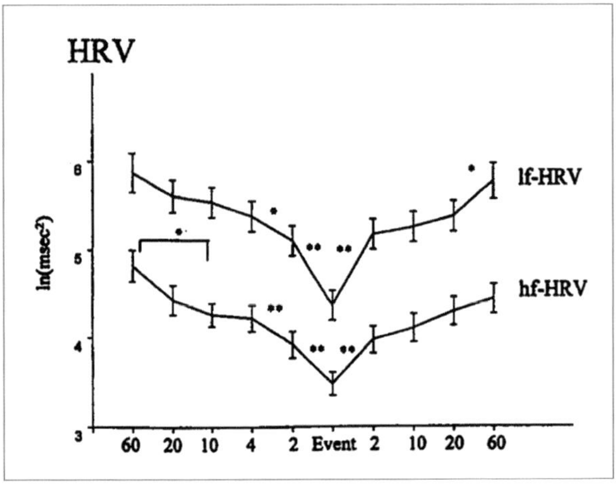

Abbildung 12: Rückgang und Zunahme der parasympathischen Herzsteuerung vor und nach Herzanfällen, die während alltäglicher Verrichtungen auftraten

In Abbildung 12 handelt es sich um Herzanfälle, die während alltäglicher Verrichtungen auftraten. Die englische Bezeichnung *Event* steht für einen Angina-pectoris-Anfall. „lf-HRV" und „hf-HRV" sind zwei spezifische Messgrößen der HRV, die den Verlauf der parasympathischen Nervenaktivität zur Steuerung der Herztätigkeit dokumentieren. Es lässt sich ein kontinuierlicher Abschwung der parasympathischen Herzaktivität in den letzten 60 Minuten vor Anfallsauslösung erkennen. In den letzten vier Minuten entwickelt sich ein fast vollständiger Ausfall der parasympathischen Herzsteuerung. Nach Beendigung der Angina pectoris werden die Herzmuskelzellen wieder zunehmend mit parasympathischen Nervenimpulsen versorgt.[27]

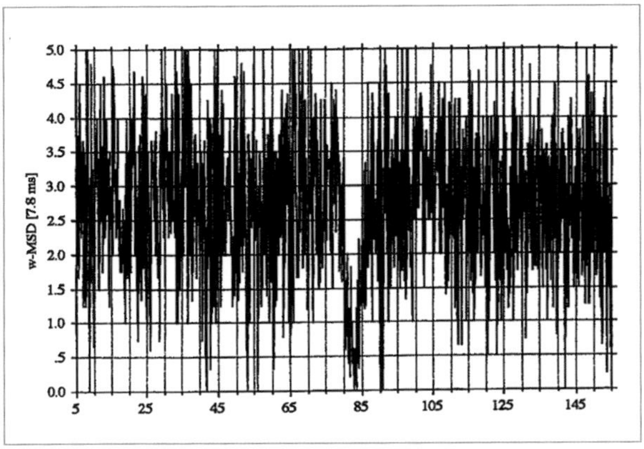

Abbildung 13: Nächtlicher Absturz der parasympathischen Nervenaktivität, der während eines Traums einen Herzanfall auslöste

In Abbildung 13 wird mit dem „w-MSD“ ein anderer HRV-Parameter verwendet. Hier zeigt sich um die Minute 85 herum ein totaler Absturz der parasympathischen Nervenaktivität, der bei diesem Patienten mitten in der Nacht aus einem Traum heraus einen Herzanfall auslöste.[26]

Überraschenderweise zeigte sich in verschiedenen Untersuchungen, dass der Sympathikus, also der Pol, der bei körperlicher Anstrengung und auch bei Aufregung aktiviert ist, beim Auftreten eines Angina-pectoris-Anfalls unter alltäglichen Bedingungen nicht gesteigert ist.[23–27] Es ist außerdem festgestellt worden, dass eine erhöhte sympathische Nervenaktivität bei körperlicher Belastung oder psychischer Erregung keinen Herzanfall verursacht, solange der Parasympathikus intakt ist. Das widerspricht der allgemeinen Auffassung, dass, wer sich mächtig aufregt, infarktgefährdet sei. Entscheidend für die Auslösung einer Angina pectoris ist eine hochgradige akute Blockierung der parasympathischen Nervenimpulse.

In Lebensphasen, in denen sich Herzanfälle häufen, und in den Tagen vor einem Herzinfarkt ist der parasympathische Einfluss auf die Herztätigkeit stark reduziert. In einer Londoner Studie verfolgte man die parasympathischen Herzimpulse bei Patienten, die mit akuten Herzschmerzen und drohendem Herzinfarkt ins Krankenhaus aufgenommen wurden. Die parasympathische Herzaktivität war bei all diesen Patienten am Aufnahmetag hochgradig eingeschränkt. Wenn eine Analyse des vegetativen Nervensystems am nächsten Tag Besserung zeigte, ging es den Patienten tatsächlich besser. Diejenigen, deren Parasympathikus weiterhin blockiert blieb, hatten weiterhin Beschwerden, es drohte immer noch ein Infarkt und es traten auch Infarkte ein.[24]

Ende der Achtzigerjahre begann man, die parasympathische Herzaktivität bei Infarktpatienten unmittelbar nach einem Infarkt systematisch zu messen. Man fand, dass die Stärke des parasympathischen Einflusses auf die Herztätigkeit entscheidende Hinweise für das Lebensschicksal des betreffenden Patienten gibt. Je schwächer der Parasympathikus in der Frühphase nach einem Infarkt, desto größer das Risiko, in den Folgejahren an einem Herztod zu sterben. Je kräftiger sich jedoch das parasympathische Potenzial in diesen Tagen erwies, desto besser war auch die Überlebensprognose.[25]

Der Einfluss des Parasympathikus auf das Herz hat nichts mit Arteriosklerose, dem Prozess der Gefäßverkalkung, zu tun. In großen epidemiologischen Studien hat man bei vielen tausend Gesunden, die nachweislich frei von Arteriosklerose waren, die Kraft ihres Parasympathikus bestimmt. Dann hat man das Lebensschicksal dieser Menschen in den darauffolgenden Jahren verfolgt. Die Ergebnisse waren durchschlagend: Lebendige parasympathische Regulationen versprachen Gesundheit, starke Einschränkungen waren eng mit dem Risiko verknüpft, in den Folgejahren einen Herzinfarkt oder gar Herztod zu erleiden.[26,27]

Im Zusammenspiel von Sympathikus und Parasympathikus kommt einer anhaltenden Schwächung der parasympathischen Herzsteuerung also eine fundamentale Bedeutung bei Herzkrankheiten zu. Akute Blockaden des Parasympathikus erweisen sich als ein entscheidendes Infarktrisiko.

Leider blieben all diese Zusammenhänge ohne Konsequenzen für den klinischen Alltag und für die Patienten. Sie passen einfach nicht ins koronare Konzept, in dem der *Sympathikus* eine entscheidende Rolle spielt. Das Zusammenspiel von koronaren Stenosen und Sympathikusaktivität gilt als Auslöser von Durchblutungsstörungen des Herzmuskels. Doch diese Annahmen sind nicht haltbar, weder diejenige, dass die

Stenosen von Bedeutung seien, noch die, dass der Sympathikus eine Rolle spiele. Die elementare Bedeutung des Parasympathikus für die Herzgesundheit wird ignoriert.

Das ganze Leben spielt hinein

Beide Pole, Sympathikus und Parasympathikus, sind Tag und Nacht aktiv und greifen ständig ineinander. Interessanterweise ist bei alltäglichen Verrichtungen der Parasympathikus Chef im Ring. Zunehmender parasympathischer Einfluss beruhigt den Puls, abnehmende parasympathische Aktivität lässt die Herzfrequenz ansteigen.

Wenn der Puls bei alltäglichen mentalen Belastungen oder bei mäßigen körperlichen Anstrengungen von 60 auf 80 Schläge pro Minute ansteigt, ist dies nicht auf ein Anspringen des Sympathikus zurückzuführen, sondern darauf, dass die parasympathische Herz-Kreislauf-Aktivität zurückgefahren wird. Der Sympathikus wird zur Regulierung des alltäglichen Auf und Ab nicht bemüht, er greift nur ein bei stärkeren Anforderungen.

Eine akute Stresssituation stimuliert den Sympathikus. Dessen ansteigende Aktivität blockt zunächst den Parasympathikus, damit Herz und Kreislauf ordentlich auf Trab kommen. Bei stärkerer Aktivität stimuliert der Sympathikus unweigerlich seinen Gegenpol. Das ist Gesetz, damit das Zusammenspiel der beiden Pole nicht zugunsten einer Seite aus dem Ruder läuft. Die somit anspringende parasympathische Kreislaufaktivität ist jedem Sportler als Phänomen der „zweiten Luft“ geläufig. Denn erst das Zuschalten des Parasympathikus ökonomisiert die durch den Sympathikus angeheizten Herz- und Kreislaufaktivitäten.

Akuten Stress zu bewältigen („Kampf oder Flucht“) ist der menschlichen Natur genetisch eingegeben. Solange die parasympathische Steuerung von Herz und Kreislauf intakt ist, können auch massive und starke Stressphasen abgefedert werden, ohne Schäden zu verursachen.

Bei Dauerstress, bei anhaltenden familiären Dissonanzen, bei beruflichen Projekten, die einen zu sehr in Anspruch nehmen und gefangen halten, läuft die parasympathische Herzaktivität auf Sparflamme. Eine solche Abschwächung auf Seiten des Parasympathikus muss jedoch nicht von ewiger Dauer sein. Nach geglückter Bewältigung der Stressphase kommen die unterdrückten parasympathischen Herzimpulse wieder zur Geltung und tragen zur allgemeinen Entspannung bei. Sehr lange anhaltende Stressphasen, die zu Frustration, Enttäuschung und sich immer weiter anstauenden negativen Emotionen führen, sind hingegen geeignet, den beruhigenden und schützenden Einfluss des Parasympathikus auf das Herz nachhaltig zu schwächen.

Der Parasympathikus ist der Hüter des Schlafes. Ein geschwächter Parasympathikus macht sich dementsprechend schon frühzeitig durch Schlafstörungen bemerkbar. Wenn die Erholung des Organismus ständig leidet, lässt auch die allgemeine Leistungsfähigkeit nach.

Häufiges Sitzen, zu viel Essen, zu viel Alkohol und Rauchen, späte Nachtruhe, all diese weitverbreiteten Angewohnheiten schwächen das parasympathische Potenzial. Bewegung und körperliches Training sind unabdingbar, wenn man seinen von Natur aus gegebenen Herzschutz durch den Parasympathikus erhalten und stärken will.

Auch Wärme tut dem Herzschutz gut: Sommerliche Temperaturen aktivieren den Parasympathikus, im Winter wird die parasympathische Aktivität zurückgefahren. In dieser Jahreszeit häufen sich bei uns die Herzinfarkte. Das Hinaustreten in die Kälte kann bei Herzpatienten Brustbeklemmung (Angina pectoris) auslösen. In nordischen Ländern gibt es viel mehr Herzinfarkte als in südlichen, das hat auch mit den klimatischen Einflüssen zu tun.

Herzanfälle treten gehäuft nach größeren Mahlzeiten auf. Die Verdauungsorgane im Bauchraum werden in ihrer Tätigkeit entscheidend vom Vagusnerv, also von parasympathischen Impulsen gesteuert. In der Verdauungsphase splitten sich die parasympathischen Aktivitäten fürs Herz und für die Verdauung auf. Die Einnahme einer Mahlzeit stimuliert den Bauch-Parasympathikus und dämpft gleichzeitig den Herz-Parasympathikus. Die Verdauungsphase ist – besonders dann, wenn man sich nach dem Essen keine kurze Ruhe gönnt – eine für Herzkranke sensible Phase.

Im Alter von 20 Jahren ist der parasympathische Tonus, die parasympathische Steuerungskraft, am größten, danach geht es kontinuierlich und gnadenlos bergab. Im Alter wird nicht nur die allgemeine Leistungsfähigkeit eingeschränkt, sondern es verringert sich auch der natürliche Schutz vor einem Herzinfarkt.

Frauen verfügen im Allgemeinen über einen lebhafteren parasympathischen Tonus als Männer. Ihr Infarktrisiko ist wesentlich geringer, speziell vor dem Klimakterium. Die Menstruation ist dafür ein wichtiger Faktor. Denn mit jeder Monatsblutung wird der Parasympathikus periodisch stimuliert und gestärkt. Auch sind Frauen im Äußern von Gefühlen häufig begabter als Männer, sodass ihr Herzschutz auch aus diesem Grund besser ist.

Im Rahmen einer wissenschaftlichen Konferenz habe ich die parasympathische Herz-Kreislauf-Aktivität umfassend aufgearbeitet. Die dort angeführten Fakten und Zusammenhänge können in meinem Buch *Herzinfarkt vermeiden* nachgelesen werden.[28]

Die Sprache des Herzens

Das menschliche Herz ist ein ausdrucksvolles Organ, es besitzt eine eigene Sprache. In dieser Sprache geht es zentral um Beziehungen der Menschen untereinander, um Liebe und immer um Gefühl. Im Märchen vom „Froschkönig" hatte sich der getreue Heinrich drei eiserne Bande um sein Herz schmieden lassen, „damit es nicht vor Weh und Traurigkeit zerspringt", denn sein Herr war ja in einen Frosch verwandelt worden. Als beide wieder glücklich vereint waren, da barsten diese eisernen Reifen unter lautem Krachen und Getöse. „Heinrich, der Wagen bricht!" – „Nein, Herr, der Wagen nicht, es ist ein Band von meinem Herzen, das da lag in großen Schmerzen!"

Der Dichter Wilhelm Hauff schuf das Bild vom Marmorstein für das „kalte Herz" der Reichen und Mächtigen. Ob jemand großherzig, herzlos, warmherzig, offenherzig oder eben kaltherzig ist, das sagt über den Betreffenden mehr aus als irgendeine andere Eigenschaft.

Unser Alltag ist voll von Redewendungen, die sich auf das Herz beziehen. „Ich hab dich in mein Herz geschlossen." – „Mir fällt ein Stein vom

Herzen." – „Es hat mir das Herz gebrochen." – Dieses Buch zu schreiben, ist mir eine Herzensangelegenheit.

Die Seele hat, wie erwähnt, unermesslichen Einfluss auf das Herz. Zum Guten, da kann es einem ganz warm ums Herz werden, und zum Gefährlichen, wenn sich das Herz zusammenkrampft. Gefühle zu äußern, ihnen Luft zu geben und ein lebendiges Beziehungsleben sind das Beste, um den parasympathischen Einfluss auf das Herz zu stärken. Das intensive Gefühl, das wir einem geliebten Menschen gegenüber verspüren, stimuliert die parasympathische Herzaktivität.[29] Sanfte Berührung und Erotik lassen den parasympathischen Herzeinfluss in die Höhe schnellen.[30,31]

Eine Studie aus Israel hat gezeigt, dass Männer, die sich von ihren Frauen geliebt fühlen, wesentlich seltener Herzanfälle erleiden als jene, die dies nicht von sich sagen können.[32] Die Liebe ist die wohl wichtigste Kraftquelle für ein gesundes Herz, sie stärkt den schützenden parasympathischen Einfluss auf das Herz.

Emotionale und soziale Öffnung ist der Schlüssel zum Guten, verhilft zu einem gesunden Herz und unterstützt die Heilung bei Herzkrankheiten. Emotionen zu unterdrücken und einen Wust an Gefühlen in sich anzustauen oder sich zu isolieren und vor seinen Mitmenschen zu verschließen, birgt hingegen Gefahr fürs Herz. Es blockiert die parasympathischen Zentralen im Gehirn und schwächt die parasympathische Schutzfunktion des Herzens.

Diese Zusammenhänge sind genau erforscht worden. Nur ein Beispiel: Bei Vorschulkindern im Alter von fünf wurde mittels HRV-Analyse zunächst der parasympathische Herzeinfluss gemessen. Sodann wurden die Kinder mit einer Folge von Videosequenzen konfrontiert, die zu emotionalen Reaktionen herausforderten: Geburtstagsparty, Verlust des geliebten Haustieres, nächtliches Gewitter, aggressive Szenen in einer Gruppe Gleichaltriger, der Tod des Opas und anderes mehr. Die emotionale Reaktion wurde an den Veränderungen des Gesichtsausdrucks gemessen.

Es zeigte sich, dass der Gefühlsausdruck der Kinder und ihre parasympathische Herzaktivität eine feste Beziehung bildeten. Lebhafter Gefühlsausdruck ging mit lebhaften parasympathischen Herzimpulsen einher. Eine Unterdrückung der vorzugsweise negativen Emotionen Angst,

Wut oder Trauer war mit deutlich verringerter parasympathischer Herzaktivität verbunden. Gefühlsunterdrückung führte zu einem Ausfall der parasympathischen Nervenimpulse.[33]

Erlebte Kränkungen, die zu Ohnmachtsgefühlen und angestauter Wut führen, gehören zu den entscheidenden Ursachen für akute Blockierungen der parasympathischen Herzsteuerung und spielen im Auslösen von Herzanfällen eine wichtige Rolle. *Gelebte* Angst stimuliert den Parasympathikus, chronischer Angstdruck und Depression schwächen nachhaltig die parasympathischen Herzimpulse. Wenn das Herz weinen möchte, dies aber nicht kann, dann droht Herzleiden.

Wer viel Negatives in sich anstaut, verliert irgendwann sein inneres Gleichgewicht. So verwundert es nicht, dass überall dort Herzinfarkte gehäuft auftreten, wo die Unzufriedenheit der Menschen besonders groß ist. In sozial niedrigeren Schichten ist die Infarkthäufigkeit größer als in den höheren. Da spielt sicher vieles mit hinein, aber soziologische Untersuchungen haben die Arbeitsunzufriedenheit als einen wichtigen Risikofaktor für Herzinfarkte ermittelt.

Depression, unterdrückter Ärger, Unzufriedenheit, Isolation und fehlender sozialer Rückhalt schwächen den parasympathischen Herzeinfluss[28,34,35] und sind gesicherte Risikofaktoren für Herzinfarkte.

Wenn die Bremsen versagen

Wenn die Bremsen versagen, droht Unheil, nicht nur im Straßenverkehr. Der Parasympathikus bremst den Herzstoffwechsel. Wie geschildert, nimmt der gesamte Lebenskosmos Einfluss auf die parasympathische Herzsteuerung. Vieles ist geeignet, den Parasympathikus zu schwächen. Wenn die parasympathische Bremse blockiert ist oder gar ausfällt, überhitzt der Stoffwechsel in den Herzmuskelzellen. Es kommt dann zur Anhäufung saurer Stoffwechselschlacken und damit zur Übersäuerung des Herzmuskels.

Diese Übersäuerung betrifft nur die linke Herzkammer, denn hier wird mit Abstand die meiste Arbeit geleistet. In der linken Herzkammer läuft der Stoffwechsel am flottesten, hier ist die Überhitzung am größten. Anhaltende Übersäuerung führt zum Zelluntergang und schließlich zum

Infarkt. Dies lüftet auch das Geheimnis, weshalb Herzinfarkte einen „Linksdrall“ besitzen, wie B. Kern es formulierte.[10]

In der damals in Deutschland führenden kardiologischen Zeitschrift habe ich im Jahre 2004 alle diese Zusammenhänge von der Rolle des Parasympathikus über die Übersäuerung bis hin zu Angina pectoris und Herzinfarkt in einer fünfzehnseitigen Übersichtsarbeit ausführlich dargestellt.[40] Leider hat kein einziger Kardiologe darauf reagiert, es erging dieser Publikation, als wäre sie gar nicht erschienen.

Ihr persönliches Herzrisiko: Die „HRV-Analyse“

Wenn Sie zur Abklärung Ihres Herzrisikos zum Kardiologen gehen, werden ein Ruhe-EKG im Liegen geschrieben, ein Belastungs-EKG und eine Ultraschalluntersuchung (Herzecho) durchgeführt. Weitere spezielle diagnostische Prozeduren können folgen. Eine Analyse der vegetativen Herzsteuerung, von Sympathikus und Parasympathikus, bleibt in der Regel jedoch aus.

Dabei gibt es eine schonende Methode, den Einfluss des vegetativen Nervensystems auf das Herz zu erfassen. Das Ausmaß, mit dem die Nervenimpulse von Sympathikus und Parasympathikus das Herz steuern, kann gemessen werden. Es handelt sich um die sogenannte HRV-Analyse. Eine HRV-Analyse gibt Auskunft über Ihre innere Balance und damit über Ihr persönliches Herzrisiko.

HRV ist die Abkürzung für die englische Bezeichnung *Heart Rate Variability*, auf Deutsch Herzfrequenzvariabilität oder Herz-Raten-Variabilität.

Das sind lauter umständliche Bezeichnungen. Was ist darunter zu verstehen? Beim gesunden Menschen schlägt das Herz regelmäßig. Klar, wenn man sich körperlich anstrengt oder aufregt, schlägt das Herz schneller. Aber wenn man seinen Puls im Ruhezustand am Handgelenk tastet, dann besteht kein Zweifel daran, dass die Abstände von Schlag zu Schlag gleich sind.

Mit genauen Messgeräten ist nun allerdings zu erkennen, dass diese Abstände ständig leicht variieren. Mal sind sie etwas kürzer, mal etwas länger. Die Differenzen liegen im Millisekundenbereich und entziehen sich unserer Wahrnehmung. Eine Analyse dieser minimalen Differenzen hat zutage gefördert, dass diese Unregelmäßigkeiten des Herzschlags System haben. Es sind bestimmte innere Rhythmen unseres Körpers, die den Puls in ständiger Abfolge etwas schneller und anschließend etwas langsamer werden lassen.

Dabei sind verschiedene Einflüsse am Werk. Der wichtigste Rhythmusgeber ist die Atmung. Beim Einatmen wird der Puls etwas schneller und beim Ausatmen langsamer. Diese Variation des Herzschlags wird ausschließlich vom parasympathischen Herzzentrum im Gehirn gesteuert. Die HRV-Analyse, die Analyse der Variabilität des Herzschlags während der Atmung, gibt somit Auskunft über die Stärke der parasympathischen Herzsteuerung.

Eine hohe Variation des natürlichen Pulses ist Ausdruck eines kräftigen Parasympathikus. Eine niedrige HRV bedeutet eine Schwäche des Parasympathikus. Dazu dokumentiere ich in Abbildung 14 und 15 zwei Beispiele, für die die Patienten aufgefordert wurden, innerhalb einer Minute im Zehn-Sekunden-Takt sechs tiefe Atemzüge auszuführen:

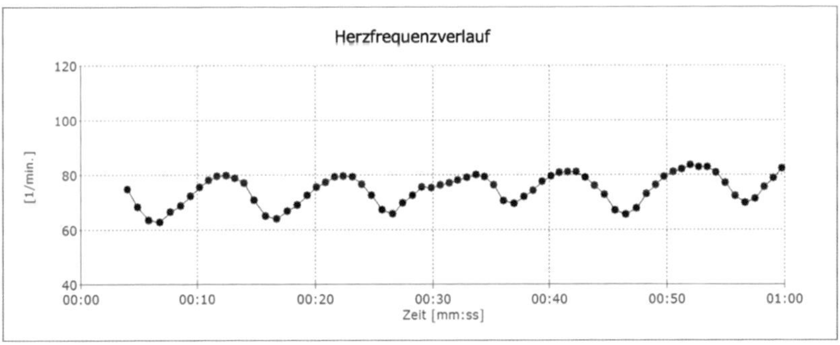

Abbildung 14

Die wellenförmige Kurve in Abbildung 14 gibt das Auf und Ab des Herzschlags bei der Atmung wieder. Beim Einatmen steigt die Herzfrequenz an, beim Ausatmen wird der Puls langsamer. Es handelt sich hier um einen gesunden Menschen mit kräftigem Parasympathikus. Die Differenz zwischen höchster Frequenz um die 80 Schläge pro Minute beim Einatmen und niedrigster Frequenz mit etwas über 60 Schlägen pro Minute beim tiefsten Ausatmen ist groß. Folglich sehen wir markante Wellen als Ausdruck lebhafter parasympathischer Herzimpulse. Diese Kurve spricht für gute Gesundheit von Herz und Kreislauf.

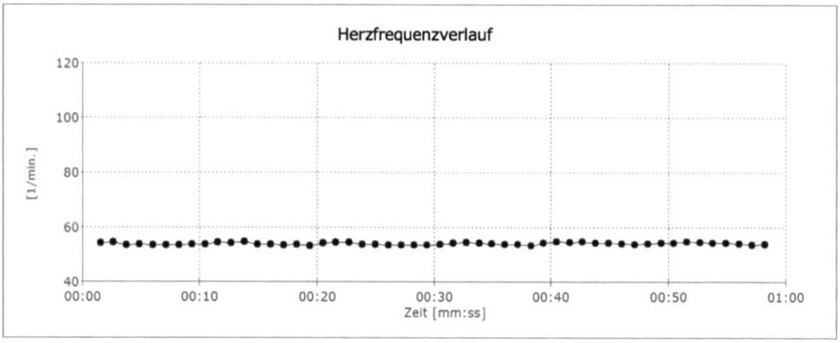

Abbildung 15

In Abbildung 15 ist dagegen von einer Welle kaum noch etwas zu sehen. Die Variation des Pulses mit der Atmung ist fast vollständig aufgehoben. Es handelt sich um einen schwer herzkranken Patienten, dessen parasympathische Herzimpulse stark blockiert sind.

HRV-Analysen zur Ermittlung der sympathischen und der parasympathischen Herzaktivität wende ich bei meinen Patienten laufend an.[41] Nach den sechs Atemzügen werden die Patienten aufgefordert, für fünf Minuten im Liegen zu entspannen, während ihr Puls bzw. Herzschlag mittels Ohrclip und über EKG-Elektroden registriert wird. Der Computer wirft das Ergebnis der Analyse in zahlreichen Messwerten und mehreren farbigen Diagrammen aus, die helfen, das aktuelle vegetative Gleichgewicht zu präzisieren. Die HRV-Analyse dient zur Abschätzung Ihres persönlichen Herzrisikos, soweit es von Ihrer inneren Balance geprägt ist.

Herzinfarkt: Blockiertes inneres Gleichgewicht

Patientengeschichte: „Schwere Enttäuschung, doch man reißt sich zusammen"

In meiner Sprechstunde erscheint Herr Gregor zusammen mit seiner Frau. Man könnte auch sagen, Frau Gregor erscheint mit ihm, denn sie kommen auf *ihre* Initiative hin. Er hatte vor gut einem halben Jahr einen Herzinfarkt und muss seitdem täglich fünf unterschiedliche Medikamente schlucken. So viel Chemie missfällt vor allem seiner Frau, die an naturheilkundlichen Dingen interessiert ist. Als der Kardiologe nach einer Kontrolluntersuchung vor Kurzem die Dosis zweier Medikamente noch einmal steigern wollte, stimmte Herr Gregor ihrem Vorschlag zu, mich aufzusuchen.

Herr Gregor ist 63, wirkt drahtig, energisch, belastbar. Unser Kontakt ist vom ersten Blick an gut. Er arbeitet in einem Kreiskrankenhaus in Ostfriesland und ist zuständig für die Betriebstechnik: Lüftung, Klima, Aufzüge und so weiter. Eine verantwortliche Tätigkeit. Er ist Meister in seiner Abteilung. Der gelernte Maschinenbauer ist schon außergewöhnlich lange, nämlich seit 30 Jahren, in demselben Krankenhaus tätig und hat dort einiges an Auf und Ab miterlebt.

Der Infarkt ereignet sich eines Abends zu Hause ohne jede Vorwarnung. Wie kommt es dazu? In dieser Zeit damals hält er sich fast nur noch im Krankenhaus auf. Der neue Eigentümer des Krankenhauses, einer der ganz Großen auf dem Krankenhausmarkt, hat verschiedene Umbaumaßnahmen in Gang gesetzt. Das läuft schon länger. Und immer, wenn es Probleme gibt, wird Herr Gregor gerufen, auch abends und am Wochenende, weil er Bescheid weiß und weil sein Häuschen direkt ans Krankenhausgelände angrenzt.

Er hat früher eigentlich immer gern bei akuten Problemen im Krankenhaus geholfen, auch wenn es auf Kosten seiner Freizeit ging. Er kennt in diesem Gebäude jeden Meter, es ist „seine" Klinik. Das Team war über viele Jahre konstant geblieben und bildete eine eingeschworene Gemeinschaft. Die Arbeit hatte Spaß gemacht. Doch das veränderte sich in den wenigen Jahren unter der neuen Konzernleitung radikal. Sie schaffte es schnell, die Arbeitsatmosphäre zu vergiften, viele Kollegen „wurden gegangen „ oder gingen freiwillig und auch er begann, die Tage bis zum Renteneintritt zu zählen.

Die letzte Umbaumaßnahme beginnt im Spätsommer und zieht sich hin. Immer wieder wird ganz selbstverständlich von ihm verlangt, auch an seinen freien Wochenenden mal „rüberzuschauen". Er wohne ja gleich nebenan. Ein Dankeschön gibt es schon gar nicht mehr. Er schafft es leider nicht, seinen Vorgesetzten klar und eindeutig zu sagen: „In dieser Form mit mir nicht!" Es gelingt ihm nicht, ein klares Signal, einen Punkt zu setzen, damit die Leitung ihn und seine Freizeit besser respektiert.

Ende November hat er nächtlichen Bereitschaftsdienst und will gegen elf Uhr im Schlafzimmer im oberen Stockwerk des Hauses ins Bett gehen. Seine Frau liest unten noch ein wenig. Oben angekommen schnürt sich ihm plötzlich die Brust zusammen. Er bekommt sehr schlecht Luft, geht wieder hinunter und kollabiert. Der Krankenwagen kommt, der Weg in die Klinik ist ja nicht weit, Diagnose: Herzinfarkt – Katheter – Stents, das geht alles wie am Schnürchen.

Der schnelle Weg in die Klinik war sicher gut und sinnvoll. Wer im Rahmen eines Infarkts kollabiert, muss dringlich intensivmedizinisch überwacht werden. Der Kathetereingriff ergibt keinen Sinn, wenn man sich mit den Kollateralen, dem natürlichen Bypass-System in unserem Herz, ernsthaft befasst hat und außerdem weiß, dass ein akuter Eingriff am Herzen in dieser labilen Phase durchaus Schaden verursachen kann.

In meiner Sprechstunde schauen wir auf die HRV-Analyse seines vegetativen Nervensystems: Die innere Anspannung ist riesig, auch wenn ihm das nicht anzusehen ist. Der Parasympathikus ist stark eingeschränkt, von akuter Gefährdung nicht allzu weit entfernt. Da ist Entwicklungsbedarf.

Ich habe dem Ehepaar Gregor die Bedeutung der parasympathischen Herzregulationen erklärt. Ich habe ihnen vermittelt, dass kräftige parasympathische Impulse das Herz schützen und dass chronische Schwäche und schließlich akute Blockaden des Parasympathikus zum Herzanfall und zum Infarkt führen können. Chronische, belastende Stresssituationen schwächen den Parasympathikus nachhaltig. Davon hatte Herr Gregor reichlich und intensiv während der letzten Monate.

Enttäuschungen und Frustrationen, wie er sie vonseiten der Klinik erlebte, ohne sich abzugrenzen, ohne sich zu verweigern, führen zum Anstauen von negativen Emotionen. Ärger, den man in sich hineinfrisst, macht wütend und Wut, die kein Ventil bekommt, macht Angst; und der gesamte Emotionsstau kann heftig drücken. Da mag dann nur noch eine scheinbar unbedeutende Situation hinzukommen, die aber in die gleiche Kerbe haut, und der Ausfall der parasympathischen Herzimpulse ist total. Dann schnürt sich die Brust zusammen. Er ging damals zwar abends ins Bett, aber er konnte sich nicht ungestört zur Ruhe legen, denn er hatte Bereitschaftsdienst. Der Dienst hatte ihn im Griff. Und er riss sich zusammen, wie immer!

Als wichtigste therapeutische Maßnahme können wir zusammen herausarbeiten, dass sich seine Einstellung zur Klinik zu ändern habe. Sein eigenes Leben soll absolute Priorität bekommen. Die Klinik, die früher mal nett war, darf ihn nicht mehr über Gebühr einspannen, sie soll ihren Gang gehen ohne seine innere Beteiligung. Es ist wie der Abschied von einem geliebten Menschen, der einen zuletzt enttäuscht hat. Trauerarbeit steht an.

Der Parasympathikus, die gesamten Schutzfaktoren des Herzens, freuen sich über Bewegung, Sport und Ausdauertraining. Obwohl ihm der Kardiologe nach einer Ultraschalluntersuchung eine Herzschwäche bescheinigt hat, kommt er alle Treppen der Welt locker hoch. Er spielt engagiert Volleyball und fährt gern Fahrrad, wobei er die in Ostfriesland seltenen Hügel nicht scheut. Das sollte er unbedingt fortsetzen!

Medikamentös können wir etwas reduzieren. Ich habe ihm Strophanthin in niedriger Dosierung verordnet, weil das dem inneren Gleichgewicht guttut. Der Sympathikus wird gedämpft, der Parasympathikus gestärkt. Auf das wunderbare Herzmittel Strophanthin gehe ich später noch ein. Hinsichtlich der vielen naturheilkundlichen Präparate, die ihm seine Frau angedeihen lässt, bin ich der Meinung: Bitte des Guten nicht zu viel tun! Auch dort haben wir reduziert. Die wichtigste Botschaft: Aufrechten Hauptes seinen eigenen Weg gehen, Mut haben!

Ein halbes Jahr später begrüße ich einen freudig in die Welt blickenden Herrn Gregor zusammen mit seiner Ehefrau zum zweiten Mal in meiner Sprechstunde. Er sieht frisch aus. Seine körperliche Belastbarkeit ist beeindruckend gut. So spielt er unter anderem regelmäßig zwei Stunden Volleyball, ohne Beschwerden. Überhaupt, Herzbeschwerden gibt es keine mehr.

Die meisten Medikamente haben sie zusammen abgesetzt. Der verbliebene Mix aus Strophanthin, Weißdorn, ASS und einem sehr niedrig dosierten Betablocker klingt perfekt. Er sagt: „Es ist nicht mehr *mein*

Krankenhaus“, bemerkt aber im nächsten Satz: „*Wir* haben gerade zehn Krankenhäuser in Spanien gekauft.“ Wir – der Konzern ist gemeint. Dennoch, seine innere Distanz zu seinem Arbeitsplatz ist deutlich gewachsen. Es geht ihm gut. Seine HRV ist verbessert und spiegelt den Gewinn an innerer Freiheit.

Patientengeschichte: „Ohnmächtige Wut“

Herr Suchanek misstraut der Schulmedizin, deshalb hat er die Reise aus der Eifel zu mir nach Hamburg angetreten. Vor vier Monaten hat er einen Herzinfarkt gehabt. Er ist 69, trägt einen Vollbart, wirkt ernst, aber nicht unfreundlich. Man spürt, dass sich hinter seinen hohen „Barrikaden“ recht viel Gefühl verbirgt, aber im Gespräch mit mir ist er deutlich zurückgenommen, was das Emotionale betrifft. Ihm ist an Sachlichkeit gelegen.

Er ist Historiker mit Schwerpunkt Altertum, Professor im Ruhestand und war lange an einer westdeutschen Uni tätig. Noch in seiner aktiven Zeit hegte er Zweifel an der Geschichtsperiode der sogenannten Völkerwanderung. Je mehr er sich im Ruhestand mit diesem Thema befasste – in wissenschaftlich fundierter Form, versteht sich –, desto sicherer wurde er in seiner These, dass die europäische Geschichte im ersten Jahrtausend unserer Zeitrechnung mehr als 200 „Phantomjahre“ enthalte. Als Konsequenz wären wir heutzutage eigentlich erst beim Jahr 1800 angelangt.

Wir sprachen zunächst über seinen Infarkt und kamen erst im Verlauf des Gesprächs auf seine wissenschaftlichen Ambitionen. Auf meine Frage, wie denn die offizielle Historikerzunft auf seine Ausführungen reagiere, sagte er: Im Wesentlichen gar nicht. Er stehe nicht allein, namhafte Kollegen seien an seiner Seite, doch die offizielle Schule lehne ihn rundweg ab. Auf einem Kongress kurz vor seinem Infarkt habe er in einer wichtigen Diskussionsrunde dreimal seine Argumente vorgebracht. Der Diskussionsleitung sei es jedoch gelungen, alle drei Beiträge so gut wie unbeantwortet unter den Tisch fallen zu lassen.

Diese Forschungsarbeit ist ihm wichtig, ist ihm lieb geworden. Dieses Projekt ist ihm im wahrsten Sinne ans Herz gewachsen. Am meisten störe ihn, dass er mit seinen wissenschaftlichen Bemühungen von offizieller Seite ignoriert werde. Im Allgemeinen rede er ins Leere. Wenn er doch wenigstens offen angefeindet würde, dann könne man ordentlich und öffentlich darüber diskutieren ... Ich spüre den Kämpfer in ihm, doch die Kämpfe haben Spuren hinterlassen.

Was ist vor vier Monaten geschehen? Herr Suchanek hat heftigen Ärger gehabt und wer hat ihn bis aufs Blut frustriert? Die Deutsche Bahn! Er versucht, ein Bahnticket inklusive Sitzplatz online zu buchen und auszudrucken. Jeder, der je auf den Internetseiten der Deutschen Bahn gewesen ist, weiß um deren Talent, die Kunden immer wieder an der Nase herumzuführen. Herr Suchanek füllt alle Angaben seiner Meinung nach korrekt aus, aber es kommt zu keiner Buchung; dreimal hat er es versucht. Und dann beschert ihm ein weiterer Klick gleich drei Tickets auf einmal, mit drei Rechnungen. Er würde am liebsten laut schreien, tut es aber nicht. Er frisst seinen Ärger in sich hinein und irgendwann kommt dann das Beklemmungsgefühl. Er spürt, wie sich seine Brust zusammenschnürt. Dieses Gefühl kommt und geht. Nach der Tagesschau sieht er sich im Fernsehen eine Satire an, deren Bissigkeit ihm gefällt und die die Enge in seiner Brust vertreibt. Doch anschließend kommt die Beklemmung zurück. Noch am späten Abend sucht er ein Krankenhaus auf. Dort wird die Diagnose „akuter Herzinfarkt" gestellt. Sofortiger Katheter und Stents, Blutverdünner, Betablocker und anderes mehr folgen.

Wie erklärt sich der Herzinfarkt von Herrn Suchanek aus Sicht der KHK? Er suchte die Klinik mit typischen Herzbeschwerden auf. Nach EKG und Blutwerten diagnostizierte man einen akuten Herzinfarkt. Der Herzkatheter förderte zwei Verengungen zutage, einmal 50-prozentig, einmal 70-prozentig, keinen Verschluss, also tendenziell eher wenig Verengung. Die 70-prozentige Stenose wurde als Infarktursache angesehen und mit zwei Stents versehen.

Was diese 70-prozentige Stenose mit seinem Infarkt zu tun haben soll, bleibt reine Spekulation. Die 70-prozentige Einengung eines Kranzgefäßes löst keinen Herzinfarkt aus. 70-prozentige Stenosen führen bestenfalls unter starker körperlicher Belastung zu Brustbeklemmung, aber nicht schon in Ruhe. Diesen Engpass mit Stents zu weiten macht zudem wenig Sinn, wenn man weiß, dass derartige Verengungen zur massiven Bildung von Umgehungsgefäßen anregen, über die der Herzmuskel vor Beeinträchtigungen seiner Blutzufuhr geschützt wird.

Damals wurde leider keine HRV-Analyse durchgeführt. Es ist anzunehmen, dass sich in der akuten Situation eine weitgehende Blockade seiner parasympathischen Herzimpulse gezeigt hätte. Das ist natürlich auch Spekulation, aber diese Annahme beruht darauf, dass akute

Frustrationen, die Ohnmachtsgefühle und starke Wut im Innern anstauen, akute Blockaden des Parasympathikus nach sich ziehen. Von solchen Frustrationen haben wir hier gleich zwei: akut das Erlebnis mit der Deutschen Bahn und dahinter permanent und sicher schwerer wiegend die Ignoranz des Kollegenkreises in der Historikerzunft.

Die HRV-Analyse, die wir in meiner Praxis vier Monate später durchführen, zeigt eine gesteigerte sympathische Aktivität, also eine deutliche innere Anspannung, sowie abgeschwächte parasympathische Herzimpulse, aber keine akute Gefährdung. Die relative Schwäche seiner parasympathischen Herzaktivität korrespondiert gut mit seinem tendenziell eher verschlossenen Wesen.

Aus einem unguten Gefühl gegenüber dem Kathetereingriff hatte er sich in der Zwischenzeit bereits ausführlich über Sinn und vor allem Unsinn von Katheter und Stent informiert. Von der verordneten Medikamentenflut hatte er bis auf die Blutverdünner alles abgesetzt; danach fühlte er sich besser. Ich verschrieb ihm Strophanthin.

Wir sprachen darüber, dass sein forscherischer Drang geeignet sei, ihn auch in Zukunft in weitere Kränkungen hineinlaufen zu lassen. Er sagte, das sei ihm bewusst. Er sei davon überzeugt, dass er mit einem „Querkopf-Gen" ausgestattet sei, wie übrigens manche der großen Forscher, die unser Weltbild vom Kopf auf die Füße gestellt hätten. Querkopf-Gen, das klingt in meinen Ohren lustig, es ist ihm aber ernst damit. Es sei nun mal sein Schicksal, wie er sagte, sich jenseits der ausgetretenen Pfade Gedanken zu machen und sich gegen den Strom zu stellen, sein Leben lang. – Bei allen Schwierigkeiten, die er sich damit aufhalst, können seine Vorstöße in gedankliches Neuland aber durchaus auch zu seiner Zufriedenheit mit sich und seinem Weg beitragen.

Patientengeschichte: „Liebe, für die kein Platz ist auf dieser Welt"

Frau Dr. Kaufmann begrüßt mich freundlich und mit offenem Blick. Sie ist 52 Jahre alt, gut aussehend, glatte Haut. Als Gynäkologin betreibt sie zusammen mit zwei Kolleginnen eine Gemeinschaftspraxis im Taunuskreis nördlich von Frankfurt. Nach einem nur wenige Monate zurückliegenden Herzinfarkt ist sie mit der vom Kardiologen geforderten umfangreichen Medikation unglücklich und fühlt sich immer noch nicht richtig fit. Sie möchte eine zweite Meinung einholen.

Aufgewachsen im Rheinland hat sie mütterlicherseits französische Wurzeln. Zu Studienzeiten lebte sie länger in Frankreich und sie spricht fließend Französisch. Eine Ehe, aus der eine Tochter von inzwischen Anfang 20 hervorging, wurde bald geschieden. Vor fünf, sechs Jahren machte sie Urlaub auf der französischen Karibikinsel Martinique und lernte dort einen Mann kennen, einen Einheimischen, und sie verliebte sich. *Monsieur Michel* war kein *Beach Boy*, etwas jünger als sie und für sie unendlich attraktiv. Sie heirateten.

Es begann eine *Amour fou*, wie sie im Buche steht, eine Achterbahnfahrt mit Verlieben, Trennen, erneutem Zusammenkommen und schließlich endgültiger Trennung nach drei Jahren. Offiziell geschieden wurde diese Beziehung zwei Monate vor dem Herzinfarkt.

Sie flog in diesen Jahren oft in die Karibik, spielte zwischenzeitlich sogar mit dem Gedanken, sich in Martinique eine neue Existenz aufzubauen. Das scheiterte jedoch sehr bald, die Verluste waren eigentlich vorprogrammiert. Ihr Partner Michel war zweimal in Deutschland, fror ständig und kam mit den hiesigen Lebensabläufen so gar nicht zurecht. Ihr häufiges Fehlen in der gynäkologischen Gemeinschaftspraxis wurde anfangs von den Kolleginnen noch toleriert, doch die Spannungen wuchsen rasch. Sie kam nicht umhin, dieses Lebenskapitel irgendwann zu beenden und hinter sich zu lassen.

Finanziell hat sie nicht zu sehr „geblutet", aber eben doch „viel Herz gelassen", wie sie sagt. Mit der Scheidung war dann alles auch offiziell vorbei, sie stand der Praxis wieder voll zur Verfügung. Doch in den letzten Monaten vor dem Infarkt fühlte sie sich ungewöhnlich müde und längst nicht so leistungsfähig, wie sie und auch ihre Partnerinnen es sich wünschten. Die Spannungen im Team waren nicht aus der Welt.

Dann eines Tages kommt ein Orkan über dem Rhein-Main-Gebiet auf. Ein schweres Unwetter zieht herauf und Frau Dr. Kaufmann sitzt allein auf der Terrasse ihres Hauses und schaut fasziniert auf die sich auftürmenden Wolken. Die aufziehenden Naturgewalten machen ihr zunächst Angst, doch dann weitet sich ihre Brust in einem Gefühl von Freiheit, von Euphorie. In diesem Gefühlssturm fühlt sie sich ihrem karibischen Ex-Freund plötzlich wieder sehr nah.

Prasselnder Regen beendet abrupt alle Träume. Spätestens als der Keller vollzulaufen beginnt, wird sie zornig auf sich selbst: Für diese Gefühle ist nun wirklich kein Platz mehr in ihrem Leben! Die Realität verlangt anderes von ihr. Sie will das Wasser in ihrem Keller aufnehmen, doch es gelingt ihr nicht. Es geht einfach nicht, ihr Körper streikt. Später in der Nacht krampft sich ihre Brust schmerzhaft zusammen.

Nach einer unruhigen Nacht bricht sie am nächsten Vormittag in ihrer Praxis zusammen, im Krankenhaus wird ein akuter Herzinfarkt diagnostiziert. Der Herzkatheter zeigt bei Frau Kaufmann im Wesentlichen glatte, von Arteriosklerose freie Kranzgefäße. Eine periphere Aufzweigung der rechten Kranzarterie ist verschlossen, doch ein großes Blutgefäß führt von der linken Kranzarterie genau in diese Region. Als Reaktion auf den Gefäßverschluss hat sich das Herz unter anderem mit der Ausbildung dieses ins Auge springenden Kollateralgefäßes beholfen.

Damit ist eigentlich belegt, dass der Verschluss in der rechten Arterie *alt* sein muss, denn Kollateralen bilden sich innerhalb weniger Tage, aber nicht innerhalb von Stunden, und ein so großes Kollateralgefäß schon gar nicht. Selbst nach der Logik der KHK kann dieser Verschluss nichts mit einem akuten Ereignis zu tun haben.

Natürlich wird dieser alte Gefäßverschluss dennoch aufgebohrt und es wird ein Stent gesetzt. Hinterher geht es Frau Dr. Kaufmann nicht besser, für eine Erleichterung ihrer Brustenge braucht es zwei, drei Tage. Dieser Eingriff macht keinen Sinn. In Bezug auf den alten Verschluss dieses kleinen Gefäßes hat sich der Körper längst selbst geholfen. Die Dynamik ihrer akuten Beschwerden folgt offenbar anderen Gesetzen.

Fünf Monate nach dem Infarkt kommt Frau Dr. Kaufmann in meine Sprechstunde. Die HRV-Analyse des vegetativen Nervensystems zeigt auf der Sympathikusseite eine beträchtliche innere Anspannung und beim Parasympathikus deutliche Defizite. So richtig fit sei sie noch nicht wieder. Die Arbeit klappe, koste aber viel Kraft. Das Verhältnis zu einer Kollegin sei weiter gespannt. Was ihr zu schaffen mache, sei der Gedanke, dass ein solches Ereignis sich jederzeit wiederholen könne: Ein Kranzgefäß bricht auf und verschließt sich, einfach so, „aus heiterem Himmel". Deshalb schlucke sie ja auch all die verdammten Tabletten, aber sicher sei man ja trotzdem nicht.

Nach der Logik des koronaren Konzepts kann man nie sicher sein. Sollte Frau Dr. Kaufmann mal wieder wegen Brust- oder Armschmerzen einen Arzt oder eine Klinik aufsuchen, wird ihr der nächste Katheter gelegt werden. Diese Perspektive macht Angst. Chronischer Angstdruck beschwert das Leben und drückt auf die gesamte innere Verfassung.

Die Patientin kann an diesen Ängsten arbeiten, wenn sie versucht, sich der inneren Logik ihres Infarktgeschehens anzunähern. Der Lebensabschnitt Karibik ist zwar offiziell abgehakt, aber innerlich noch nicht verarbeitet. Wenn es keine organischen Ursachen für ihre anhaltende Müdigkeit in der Zeit vor dem Infarkt gab (und die gab es nicht), dann ist an stecken gebliebene Wut oder Zorn zu denken, auf wen auch immer, auf Monsieur Michel oder auch auf sich selbst. Hinzu kommen die Spannungen in der Praxis. All das stresst und chronische ungelöste Stressbelastungen führen zu anhaltender Schwächung der parasympathischen Herzaktivität. In der akuten Situation war es dann die heftige Affektaufwallung und deren nachfolgende abrupte Unterdrückung, die eine vollständige Blockade der parasympathischen Herzimpulse zur Folge hatte, wodurch sich ihre Brust in der Nacht zusammenschnürte.

Um zu alter Kraft zurückzufinden, galt es, das gestörte innere Gleichgewicht wieder ins Lot zu bringen. Der Parasympathikus musste im Konzert mit den anderen Schutzfaktoren des Herzens gestärkt werden. Mehr Bewegung war wichtig. Eine Pause in ihrem Arbeitstag, ein *power nap* (wörtlich: ein Kraftnickerchen), ein kurzes Schließen der Augen für 20 Minuten nach dem Mittagessen, sollte ihr guttun. Am Wichtigsten schien es, blockierte Gefühle zu lösen. Die Karibikphase ihres Lebens war vorbei. Um das auch innerlich vollständig zu bewältigen, sollte sie ihren diesbezüglichen Gefühlen mehr Raum erlauben, so widersprüchlich diese auch waren. Dann erst würde sie wieder richtig frei durchatmen können. – Bei ihren Folgebesuchen vermittelt sie mir, dass sie dabei auf einem guten Weg sei.

Der von mir vertretenen Ansicht, dass die Kranzgefäße mit ihrem Infarkt so gar nichts zu tun hätten, will sie als Ärztin nicht ganz folgen. Sie hat es doch ganz anders gelernt und alle Welt sagt es anders. Doch der Angstdruck vor einem erneuten koronaren Ereignis schwindet zunehmend. Ihre HRV-Analyse bessert sich. Und auch die alten Kräfte kehren wieder zurück. Neues erwartet sie.

Patientengeschichte: „Einfach stehen gelassen"

Herr Carstens ist Mitte 50, hat ein rundliches, freundliches Gesicht und trägt etwas Übergewicht mit sich herum. Er spricht steif und trocken, wenn es um so sachliche Dinge wie seinen Herzinfarkt oder um berufliche Belange geht. Wenn er hingegen von seinen zwei Frauenbeziehungen berichtet, wird er lebhaft.

Zunächst das Berufliche: Er ist Designer und hat früh den Weg in die IT-Branche gefunden. Seine berufliche Laufbahn ist gekennzeichnet von einem ständigen unruhigen Hin und Her: Selbstständig im eigenen Büro, allein oder mit Partnern, dann in die Pleite gerutscht, danach angestellt oder als Freelancer tätig.

Im Jahr 2000 versucht er es ein letztes Mal mit einer eigenen Firma, 2008 kommt es zum Crash. Seine Ehe ist in die Brüche gegangen und im Scheidungsprozess verliert er seine gesamten, nicht allzu üppigen Rücklagen. Die beiden Kinder leben bei seiner Exfrau, diese ist in ihren finanziellen Forderungen nicht zimperlich und er hat Schwierigkeiten, sich zu wehren. Er muss Insolvenz anmelden.

Nach der Trennung von seiner Frau beginnt er eine neue Beziehung. Diese Frau ist etwas jünger als er, im kaufmännischen Bereich tätig und hat lange für einen deutschen Konzern in Spanien gearbeitet. Spanien ist ihr ans Herz gewachsen. Er bezeichnet diese Beziehung als eine „On-and-off-Beziehung“: Man zog zusammen, man trennte sich und blieb doch über die Jahre miteinander verbunden. Sie sei unberechenbar, diese Frau. Doch er hänge an ihr, sie halte ihn auf Trab und das brauche er. „Sonst wird der Bauch immer dicker.“

Ende 2008 sind sie zusammen in Barcelona. Die Insolvenz ist gerade angemeldet. Sie genießen das spanische Leben bis tief in die Nacht, doch schließlich gegen zwei Uhr morgens sind sie fast allein auf irgendeinem Platz im Zentrum Barcelonas. Aus heiterem Himmel beginnt sie, ihn lautstark zur Schnecke zu machen und zu beschimpfen. Er weiß beim besten Willen nicht, warum, und lässt die Tiraden wie ein begossener Pudel über sich ergehen. Schließlich dreht sie sich um und lässt ihn stehen. Weg ist sie.

Sie hat für diesen Städtetrip alles organisiert, den Flug, das Hotel – schließlich kennt sie sich hier bestens aus. Er weiß überhaupt nicht, wo er sich befindet, wo das Hotel liegen könnte, und verdattert, wie er ist, kann er sich kaum noch an den Namen der Herberge erinnern. Erst tief in der Nacht findet er zurück in ihr gemeinsames Zimmer. Sie schläft bereits. Am nächsten Morgen fliegen sie zurück und wechseln bis zur Ankunft in Deutschland kein Wort miteinander.

Die darauffolgende Nacht ist unruhig, am frühen Morgen beginnt ein Ziehen in der Brust, er fühlte sich unwohl. Notarzt, Krankenwagen, Herzinfarkt, Katheter und gleich vier Stents. Alles geht sehr schnell. Bei der Katheteruntersuchung fand man zwei Kranzgefäßverengungen, keinen Verschluss. Eine Stenose wurde zur Ursache für die plötzlich aufgetretenen Herzschmerzen und den Infarkt erklärt. Solch eine irrige Ansicht ist das Resultat des überholten koronaren Modells. Wenn man die schützenden Kollateralen berücksichtigt, ergibt der Kathetereingriff keinen Sinn.

Die HRV-Analyse bei mir in der Sprechstunde, Jahre später, zeigt eine hohe innere Anspannung und deutliche Einschränkungen auf der parasympathischen Seite. Er hat in der Zwischenzeit eine Anstellung bei einer Firma am Stadtrand gefunden. Sein Arbeitstag ist lang, von 7:00 bis 19:00 Uhr sitzt er im Büro. Das heißt, 5:15 klingelt der Wecker und erst um 20:30 Uhr ist er unter der Woche abends zu Hause. So etwas zehrt. Solch ein Arbeitstag ist Gift fürs Leben und die Gesundheit. Seine Beziehung zu seiner „deutschen Spanierin" hat sich stabilisiert. Er schätzt sie, ihre Lebhaftigkeit, und überlässt ihr die Führung in ihrer Beziehung.

Die innere Logik seines Infarkts? Die Schutzfaktoren des Herzens, allen voran der Parasympathikus, dürften in der dem Infarkt vorausgegangenen Lebensphase schwer gelitten haben: Scheidungsprozess, Pleite, Insolvenz, Übergewicht, Bewegungsmangel. Im nächtlichen Barcelona ist er überrumpelt worden. So etwas muss jedoch keinen Herzinfarkt auslösen. Seine offenbar eingeschränkten Fähigkeiten, sich Frauen gegenüber zu behaupten und bei entsprechendem Affront adäquat energisch zu wehren, dürften den Weg in den Infarkt gebahnt haben. Er hat den Mund nicht aufgekriegt, hat all seinen maßlosen Zorn in sich hineingefressen. Dadurch übersäuert der Herzmuskel, das macht Herzschmerzen und löst Beklemmung im Brustkorb aus.

Die Konsequenz für Herrn Carstens heute? Wie kann man ihm, wie kann er sich selbst helfen? Sollte sich beruflich für ihn noch einmal eine etwas weniger stressige Perspektive eröffnen, wäre das sehr hilfreich für seine innere Balance. Er bemüht sich, zusammen mit seiner Partnerin regelmäßig Yoga zu machen. Mehr Bewegung tut nicht nur der Figur gut, sondern kann auch den Parasympathikus stärken. Von mir bekommt er Strophanthin, um seine Anspannung zu dämpfen und sein Herz zu schützen. Irgendwie ist ihm selbst schon klar geworden, dass er in seinen Beziehungen zu Frauen Lernbedarf hat. In dieser Richtung ein paar Schritte voranzutun dürfte das Wichtigste sein.

Gibt es eine „Infarktpersönlichkeit"?

Immer wieder taucht in meiner beruflichen Praxis die Frage auf, ob es so etwas wie eine Infarktpersönlichkeit gibt. Die Antwort lautet: ja und nein. Ja deshalb, weil bei Infarktpatienten bestimmte Charaktermerkmale gehäuft anzutreffen sind. Nein deshalb, weil ein Herzinfarkt durch viele Faktoren verursacht wird, sodass nicht selten nur wenig von diesen Persönlichkeitsmerkmalen zu finden ist und es trotzdem zu einem Infarkt kommt.

Bereits 1942 hat die New Yorker Psychiaterin Helen Dunbar erstmals dieses Thema bearbeitet.[42] Ihre Schilderung ist sehr anschaulich und meinen Erfahrungen nach sehr zutreffend. Zusammenfassend sagt sie:

„Die Infarktpatienten zeichnen sich durch hohe Kontrolliertheit und Zwanghaftigkeit aus. Ihr Lebensmuster von Verzicht und harter Arbeit überdeckt viele Zwänge.

Diese Patienten präsentieren eine oberflächliche Ruhe, der die Anstrengung kaum anzumerken ist. In Stresszeiten tendieren sie dazu, sich zurückzuziehen, das Alleinsein zu suchen und zu grübeln.

Sie machen den Eindruck von Selbstgenügsamkeit und haben die Tendenz, soziale Beziehungen zu dominieren. Sie erlauben sich selten Freiheit im emotionalen Ausdruck. Wenn sie von ihren eigenen Gefühlen sprechen, dann nur insoweit, als sie dafür einige passende Formulierungen bei Schopenhauer oder in der Bibel finden können.

Sie zeigen eine hohe Identifizierung mit Autoritätsfiguren und streben danach, Super-Autoritäten zu werden.

Dem Infarkt geht eine schwere Erschütterung ihres Selbstbildes voraus." (Übersetzung von mir; Dr. K. Sroka)

In der Blütezeit der Stressforschung definierten die beiden Kardiologen Meyer Friedman und Ray Rosenman aus San Francisco 1966 den sogenannten Typ A.[43] Der Typ A ging um die Welt und spukt noch heute in den Köpfen vieler Ärzte und Patienten herum. Dieser Menschentyp ist dadurch gekennzeichnet, dass er auf aggressive, arbeitssüchtige, rastlose, vorwärtsdrängende und getrieben-ehrgeizige Art an das Leben herangeht.

Die vielen Studien zum Thema Stress und Herzinfarkt konnten nie überzeugen, weil nie schlüssig erklärt werden konnte, warum unter gleicher Stressbelastung *der eine* Mensch einen Infarkt erlitt und *ein anderer* keine Herzkrankheit entwickelte. Die Typ-A-Klassifizierung war es jedenfalls nicht, dieser Menschenschlag findet sich unter Herzkranken keineswegs besonders häufig. Viele derartige Charaktere sind herzgesund.

Im Leben von Herzkranken findet sich häufig reichlich Stress. Doch auch Stress allein genügt nicht für eine Infarktgefährdung. Im Typ-A-Konzept fehlen entscheidende Komponenten, die von Helen Dunbar benannt worden sind, vor allem die Gefühlsabwehr und die innere Verschlossenheit.

Eine Studie aus Antwerpen aus dem Jahr 1996 arbeitete heraus, dass ein bestimmter Menschentyp, der sogenannte Typ D (von Dis-Stress = negativer Stress), ein wesentlich größeres Sterberisiko als andere Herzpatienten aufweist.[44] Dieser Typ D ist charakterisiert durch chronische innere Spannung, Neigung zur Depression und eine „soziale Gehemmtheit". Darunter versteht man die Tendenz, andere Menschen auf Distanz zu halten und in seinem Gefühlsausdruck sehr sparsam und kontrolliert zu sein. Die soziale Einbindung dieses Typs D fällt dementsprechend eher gering aus.

Bei diesen Charaktermerkmalen leidet der parasympathische Einfluss auf das Herz erheblich. Chronische Unterdrückung der Gefühle, die Abschottung gegenüber anderen Menschen und depressive Tendenzen schwächen die parasympathische Herzaktivität anhaltend und in hohem Maße. Sollte sich diese Schwäche in kränkenden und frustrierenden Lebenssituationen zu einer akuten Blockierung zuspitzen, droht ein Herzinfarkt.

Der psychosomatische Kern des Herzinfarkts ist in dem zitierten Bild vom getreuen Heinrich und den Reifen um seine Brust treffend eingefangen. Was war der Anlass? Sein über alles geliebter Herr war in einen Frosch verwandelt worden. Heinrich hatte einen geliebten Menschen verloren. Damit sein Herz nicht vor Schmerz darüber zersprang, brauchte es die Reifen um seine Brust.

Beim Herzinfarkt geht es häufig um Missklänge in zwischenmenschlichen Beziehungen. Es geht um persönliche Missachtung, ausbleibende Anerkennung und Enttäuschung und es geht eigentlich immer auch um Liebe. In den geschilderten Patientengeschichten stand einmal eine schwere Enttäuschung im geliebten Beruf im Mittelpunkt, ein anderes Mal war es ein Forschungsprojekt, das ans Herz gewachsen war. Es ging um persönliche Wertschätzung und um die Liebe zwischen Mann und Frau.

Ein verletztes Herz schmerzt. Zu Abwehr dieses Schmerzes bemühen wir uns wie der getreue Heinrich, die auslösende Unruhe im Gefühlshaushalt wegzuschieben, zu verdrängen. Wir verschließen unser Herz und umspannen es mit dicken Reifen.

Enttäuschungen und Frustrationen erleben *wir alle* immer wieder und können doch nicht jedes Mal laut losheulen. Im Verpacken und Wegschließen von innerem Aufruhr sind Herzpatienten allerdings viel „begabter" als andere Menschen. Bei dem zum Infarkt neigenden Menschentyp spricht man gern von innerer Panzerung. Erst eine solche innere Panzerung birgt Gefahr für das Herz.

Ein Herzinfarkt hat viele Ursachen. Neben den seelischen Einflüssen sind es biologische Faktoren wie das Alter, unser persönlicher, nicht immer gesunder Lebensstil und auch schädliche Umwelteinflüsse, die die Schutzfaktoren unseres Herzens angreifen. Die Pestizide in der Nahrung, die Treibhausgase und der Feinstaub in der Luft, die Strahlenbelastung durch medizinische Eingriffe und vieles andere mehr sind erhebliche Infarktrisiken.

Angesichts dieser Vielfalt an Einflüssen verwundert es nicht, dass wir nicht verallgemeinernd von einer Infarktpersönlichkeit sprechen können. Der psychosomatische Kern enthüllt sich eher bei jüngeren Patienten, im Alter verwischen die Spuren.

Der Herzinfarkt entwickelte sich im Industriezeitalter. Die industrielle Wirtschafts- und Lebensform verlangt von den Menschen ein hohes Maß an Ordnung und Disziplin. Gefordert sind Berechenbarkeit und

Selbstkontrolle bis hin zur Zwanghaftigkeit. Insofern eignet sich eine Persönlichkeit mit den von Helen Dunbar beschriebenen Charaktermerkmalen geradezu idealtypisch für die industrielle Produktionsweise.

Infarktpatienten tun sich nicht schwer, still zu sitzen. Als Meister der Beherrschung „präsentieren sie eine oberflächliche Ruhe". Doch *innere* Ruhe ist das nicht. Zu viel Beherrschtheit, zu wenig emotionale Schwingung, zu wenig innere Freiheit, das sind wichtige Determinanten der Infarktepidemie. Tiere in Freiheit erleiden keinen Herzinfarkt.

„Tako-Tsubo"-Herzanfall: Das „gebrochene Herz"?

Auch beim sogenannten Tako-Tsubo-Herzanfall ist das vegetative Gleichgewicht aus den Fugen geraten. Doch zunächst einmal: Was bedeutet Tako-Tsubo?

Tako-Tsubo ist eine japanische Tintenfischfalle: Wie in Abbildung 16 zu erkennen, ist es ein Fangkorb, der wie ein Krug mit einem engen Hals und ausgebuchteter breiter Taille geformt ist, sodass der Tintenfisch hinein-, aber nicht wieder herausgelangen kann.[45] Bei einem Tako-Tsubo-Herzanfall verformt sich die linke Herzkammer in ähnlicher Weise.

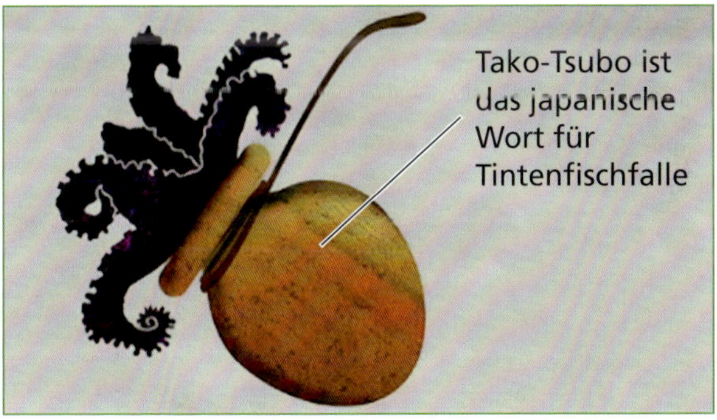

Abbildung 16

Die Ursachen für diese Störung sind der Sympathikus und das Adrenalin, das überreichlich ausgeschüttet wird und den Körper und damit auch das Herz überschwemmt. Der Parasympathikus ist intakt, die Kranzgefäße weisen keine oder nur mäßige Veränderungen auf.

Ein intakter Parasympathikus ist in der Lage, akute sympathische Aktivitätssteigerungen, seien sie auch noch so groß, aufzufangen, auszugleichen und Schaden zu verhindern. Bei nicht enden wollenden Sympathikusstimulierungen und andauernden Adrenalinausschüttungen wird dieser Schutz des Parasympathikus allerdings irgendwann überspielt und es kommt zur Schädigung.

Extreme Überflutung mit Adrenalin führt im Herzmuskel zu extremer Anspannung, zu muskulärer Verkrampfung. Diese übermäßige Anspannung betrifft zunächst die gesamte linke Herzkammer und ist im Tako-Tsubo-Anfall noch im Bereich der Herzbasis zu beobachten. Die total verkrampfte Herzbasis wird zum engen „Flaschenhals“ der Tintenfischfalle.

Im Bereich der Herzspitze ist die Nervenversorgung mit Sympathikusfasern dichter als anderswo. Dort wird besonders viel Nor-Adrenalin (der Botenstoff des Sympathikus) ausgeschüttet. Deshalb ist im Bereich der Herzspitze die muskuläre Verkrampfung besonders stark, sodass es hier über kurz oder lang zur Schädigung kommt. Die übergroße Muskelspannung stört die Durchblutung und die Funktion der Zellen, bis diese erschlaffen. Die Herzspitze wird ballonartig aufgetrieben, wodurch die Falle ihre charakteristische Form erhält.

Tako-Tsubo-Anfälle sind äußerst schmerzhaft. Sie dauern zumeist Stunden, im Gegensatz zum Angina-pectoris-Anfall, der sich typischerweise nach wenigen Minuten wieder auflöst. Ein Tako-Tsubo-Anfall hinterlässt im Allgemeinen keine bleibenden Schäden, wenngleich es Ausnahmen gibt.

Wer erleidet einen solchen Anfall? Schulmedizinisch gelten Tako-Tsubo-Herzanfälle vor allem als eine Krankheit von Frauen im und nach dem Klimakterium und sie werden gern mit „gebrochenem Herzen“ in Verbindung gebracht. Es hat den Eindruck, als wäre Tako-Tsubo für die Schulmedizin eine Art Feigenblatt, das belegen soll, dass die Krankenhauskardiologen nicht verbohrte Organmediziner, sondern auch psychosomatischen Vorgängen gegenüber durchaus offen sind. Verkürzt auf „gebrochene Herzen älterer Damen“ findet so die Psyche Einlass in die kardiologischen Abteilungen. Ansonsten möchte man ja doch gern von psychosomatischen Patienten verschont bleiben.

Was führt nun zu einem Tako-Tsubo-Herzanfall? Was löst derartige Adrenalinausschüttungen aus? Natürlich innere Unruhe, ungelöste Konflikte, seelische Verletzungen, und vor allem ist es Angst, die Angst und noch einmal die Angst!

Eine besondere Beziehung von Tako-Tsubo-Anfällen und „gebrochenen Herzen" kann ich nicht erkennen. Ein „gebrochenes Herz", sprich Herzbeschwerden bis zum Herzinfarkt, als Reaktion auf einen unwiederbringlichen schmerzhaften Verlust dürften weniger mit einer Adrenalinüberflutung als mit einer Blockade des Parasympathikus einhergehen. Trennungsschmerz oder auch Trauer, die tief im Inneren verpackt wird, sind geeignet, den parasympathischen Herzschutz zu schwächen und zu unterdrücken.

Das Potenzial, heftige Gefühle und vor allem auch panische Ängste zu erleben, ist bei Frauen im Allgemeinen größer als bei Männern. Das könnte erklären, warum sich unter Tako-Tsubo-Patienten vermehrt Frauen finden. Aber es sind auch nicht wenige Männer betroffen.

Tako-Tsubo-Herzanfälle sind sicher wesentlich häufiger, als sie gegenwärtig in der Klinik diagnostiziert werden. Wegen der Fixierung auf die Kranzarterien und der Einengung des Blickwinkels auf klimakterische Frauen wird diese Störung oft übersehen.

5. „GHK": Ein ganzheitliches Konzept

Die Schutzfaktoren des Herzens

Statt von koronarer Herzerkrankung, KHK, spreche ich von einer ganzheitlichen Herzerkrankung, der GHK. Das Konzept der koronaren Herzkrankheit ist gescheitert und muss von einer Sichtweise abgelöst werden, die den *ganzen* Menschen im Auge hat. Andernfalls findet die Behandlung der Herzpatienten niemals aus der Sackgasse heraus, in der sie steckt.

Im letzten Kapitel haben wir uns ausführlich mit dem vegetativen Nervensystem beschäftigt. Im Zusammenspiel von Sympathikus und Parasympathikus kommt einer Schwächung des parasympathischen Pols ein entscheidender Stellenwert bei der Entstehung eines Herzinfarkts zu. Demgegenüber ist ein kräftiger Parasympathikus ein wichtiger und starker Schutzfaktor für das Herz.

Ein ganzheitlicher Ansatz geht jedoch über die Betrachtung des vegetativen Nervensystems hinaus, denn es gibt eine ganze Reihe weiterer Faktoren zum Schutz des Herzens. Es handelt sich um bestimmte Hormone, Vitamine und andere Signalstoffe, die in den Herzmuskelzellen ähnliche Schutzmechanismen aktivieren wie der Parasympathikus. Einige von ihnen möchte ich hier vorstellen.

Zunächst möchte ich Sie mit einem Molekül bekannt machen, das im Herz und im Kreislauf aufs Engste mit dem parasympathischen Nervensystem kooperiert. Es besteht aus zwei Atomen, dem Stickstoff (N) und dem Sauerstoff (O).

1. **NO** (gesprochen: N-O) ist ein kleines, hoch bewegliches Molekül, das permanent in der Innenschicht der Blutgefäße gebildet wird. Es passiert ohne Schwierigkeiten alle Zellwände und dringt in kürzester Zeit in die gesamte Gefäßwand und im Herz auch in die Herzmuskelzellen ein.

In den Blutgefäßen bewirkt NO Gefäßerweiterung und Blutverdünnung. Die Pulswelle, die Sie am Handgelenk ertasten können, ist der entscheidende Reiz zur Bildung von NO im gesamten Gefäßsystem. Je stärker der Herzschlag, je mehr eine Arterie mit der Pulswelle gedehnt wird, desto mehr NO ist zur Stelle. Das hat seinen guten Sinn, denn NO steigert die Dehnbarkeit der Gefäße.

NO passt die Gefäßweite permanent dem aktuellen Bedarf an und minimiert den Stress auf die Gefäßwände. Es schützt die Arterien vor Verletzungen. NO-Mangel hingegen macht die Gefäße starr und verletzungsanfällig. Ein Mangel an NO fördert den Prozess der Gefäßverkalkung, der Arteriosklerose.

In der Herzmuskelzelle bremst NO genauso wie der Parasympathikus den Stoffwechsel und schützt vor Übersäuerung mit all ihren Folgen.[46] Deshalb ist ein Mangel an NO auch ein Infarktrisiko.

NO und der Parasympathikus arbeiten aufs Engste zusammen. NO beeinflusst das vegetative Nervensystem auf allen Ebenen, von den Zentralen im Kopf bis zum Herzen. Die Wirkung besteht stets darin, den Sympathikus zu dämpfen und den Parasympathikus zu aktivieren. Auch innerhalb des Herzmuskels stimuliert NO die parasympathische Nerventätigkeit.[47] Auf der anderen Seite sorgt ein starker Parasympathikus für ausreichende NO-Verfügbarkeit.

2. Unentbehrlich für unser Herz ist **Vitamin D**, das mit Hilfe des Sonnenlichts in der Haut gebildet wird. Vitamin D hat viele Aufgaben im Organismus und ist auch für die Homöostase, die Aufrechterhaltung eines Gleichgewichtszustands im Herz-Kreislauf-System wichtig.

Bei Blutdruckerhöhungen, bei Angina-pectoris-Anfällen oder bei einer Herzschwäche werden verschiedene kardiale Schutzfaktoren aktiviert. Für einen wirksamen Einfluss dieser Faktoren zur Wiederherstellung des Gleichgewichts braucht es Vitamin D.[48] Ohne Vitamin D besteht kein ausreichender Herzschutz.

3. Sehr wichtig ist ein Hormon mit Namen **Oxytocin (OT)**, das im Gehirn, nämlich im Hypothalamus, wo auch die Zentralen des vegetativen Nervensystems lokalisiert sind, gebildet und anschließend in der Hypophyse, der Hirnanhangdrüse, gespeichert wird.

OT, von dem eine Mutter beim Stillen mit dem Säugling an der Brust überschwemmt wird und das beim Orgasmus aus der Hypophyse ausgeschüttet wird, gilt auch als „Kuschelhormon", als Bindungshormon. OT macht ein wohliges Gefühl.

OT und die parasympathischen Zentren im Hirn sind eng miteinander vernetzt.[49] OT stimuliert die parasympathische Herzaktivität und führt in den Herzmuskelzellen zur Bildung von NO und weiteren Schutzfaktoren.[50] Experimentell ist gezeigt worden, dass OT dem Herzmuskel im Fall von Durchblutungsstörungen und Herzinfarkt einen effektiven Schutz bietet.[51]

4. Schließlich müssen die **Endorphine** erwähnt werden. Die Endorphine sind körpereigene Morphine. Morphin oder Morphium, wie man früher sagte, wird aus Opium, dem getrockneten Milchsaft des Schlafmohns gewonnen. Doch auch unser Gehirn ist in der Lage, in Form der Endorphine diese Hauptsubstanz des Opiums selbst zu produzieren.

Sportliche Aktivitäten wie Langstreckenläufe führen zur Ausschüttung von Endorphinen. Positive Erlebnisse, selbst positive, hoffnungsfrohe Erwartungen lassen unser Hirn Endorphine produzieren. Deshalb werden die Endorphine auch als Glückshormone bezeichnet. Sie sorgen für gute Stimmung bis hin zur Euphorie, wirken schmerzlindernd und fördern die Produktion der Sexualhormone.

Endorphine schützen das Herz auf vielfältige Weise. Sie stimulieren die Bildung von NO und aktivieren bei bedrohlichem Sauerstoffmangel ganz ähnliche Reaktionsketten in den Herzmuskelzellen (zu deren

Schutz) wie Strophanthin.[52] Bei Durchblutungsstörungen des Herzens werden in den Herzmuskelzellen selbst Opiate gebildet und freigesetzt.[53] Diese lösen in der Notsituation eines drohenden Infarkts verschiedene Schutzmechanismen im Herzmuskel aus. Experimentell konnte gezeigt werden, dass die Verabreichung von Morphin unmittelbar vor einem künstlich ausgelösten Herzinfarkt die Infarktgröße beträchtlich reduziert.[54] Endorphine bieten einen Schutz vor Herzinfarkt.

Im Konzept der GHK sind die genannten Schutzfaktoren von zentraler Bedeutung. Der Parasympathikus und das NO-Molekül sind am wichtigsten. Zu Vitamin D, OT und den Endorphinen gesellen sich noch viele weitere Faktoren hinzu, auf deren Aufzählung und Erläuterung ich an dieser Stelle jedoch verzichte, um es nicht zu kompliziert zu machen.

Das Gesamtensemble

Was bewirken die genannten kardialen Schutzfaktoren? Innerhalb der Herzmuskelzellen aktivieren sie alle ohne Ausnahme die gleiche entscheidende Schlüsselsubstanz, deren Signale die protektiven Reaktionen in den Zellen steuern. Ihr Zusammenspiel fördert die Durchblutung des Herzens, senkt den Blutdruck und entlastet das Herz. Sie ermöglichen eine ausreichende Regeneration der Energiereserven nach jeder verausgabenden Leistung. Die Homöostase, die Aufrechterhaltung eines Gleichgewichtszustands im Herz-Kreislauf-System, ist der tiefere Sinn ihrer Aktivitäten. Sie schützen das Herz auf vielfältige Weise, vor allem gegen Übersäuerung.

Diese Schutzfaktoren des Herzens sind eng mit unseren Emotionen und sozialen Aktivitäten verbunden. Ein offenes Wesen und ein lebendiger Gefühlsausdruck stärken den Parasympathikus. Ein kräftiger Parasympathikus sorgt für erholsamen Schlaf und wirkt auf diesem Weg wie Balsam für Körper, Geist und Seele. OT kann ein wohliges Körpergefühl hervorrufen, die körpereigenen Morphine können glücklich machen. Eine Erstarrung der Gefühlswelt im Rahmen einer depressiven Episode schwächt verschiedene Schutzfaktoren. Sich vor der Welt abzuschließen und allein zu vergraben ist ebenfalls Gift für den Herzschutz.

> Die parasympathischen Nervenimpulse, OT, Vitamin D und weitere Signalstoffe bilden zusammen mit einem lebendigen Gefühls- und Beziehungsleben einen umfassenden Komplex zum Schutz des Herzens. Gelebte Gefühle, soziale Einbindung oder auch Liebesimpulse sind starke Schutzfaktoren des Herzens.

Unser Alltagsleben, alles, was wir tun und lassen, beeinflusst diesen Komplex zum Schutz des Herzens. Wie wir uns ernähren, ob wir bewegungsfreudig sind oder vorzugsweise herumsitzen, ob wir uns abschließen oder öffnen oder wie die Umweltbelastungen aussehen, denen wir ausgesetzt sind – auf alles reagiert das Ensemble der Schutzfaktoren; darauf gehe ich in den nächsten Abschnitten näher ein.

In ganzheitlicher Sicht ist es das Zusammenspiel all dieser Einflüsse – bei dem organische Abläufe am Herzen, verschiedene nervale und hormonelle Steuerungsprozesse, unser Gefühlsleben und unsere sozialen Bestrebungen ineinandergreifen –, welches für einen guten Herzschutz sorgt. Wenn die kardialen Schutzfaktoren sich ausdünnen oder blockiert werden, droht Gefahr. Wenn das gesamte Ensemble überfordert ist, entwickelt sich Herzkrankheit.

Die Radikalenbelastung

Im gesunden menschlichen Organismus werden ständig sogenannte Radikale gebildet. Das sind sauerstoffhaltige Verbindungen von hoher Aggressivität. Ihr wichtigster Vertreter heißt Superoxid-Radikal. Alles, was sich in der Nähe der Radikale befindet, also Zellhüllen, Zellkerne, Aminosäuren, Fette und anderes, wird von ihnen angegriffen, zerstört und in „Oxidationsmüll" verwandelt. Wir können nur deshalb mit diesen Störenfrieden leben, weil der menschliche Organismus über ein umfangreiches Abwehrsystem verfügt, das Radikale unschädlich macht.

In einem gesunden Organismus halten sich Radikalenbildung und die Fähigkeit, deren Aggressivität Einhalt zu gebieten, die Waage. Wenn die Radikalenbildung gesteigert oder die Abwehrkraft geschwächt ist, ist mit gesundheitlichen Schäden zu rechnen. Wenn die Aktivität der

Radikale nicht wirksam eingegrenzt wird, sprechen wir von oxidativem Stress. Dieser Stress ebnet den Weg in die verschiedensten Krankheitsprozesse, ist ein wichtiger Faktor im komplexen Prozess der Krebsentstehung und spielt eine entscheidende Rolle bei Herzkrankheiten.

Oxidativer Stress ist eine starke Bedrohung für die Schutzfaktoren des Herzens. Wenn der Pegel an Radikalen im Körper ansteigt, wird NO vernichtet. Superoxid-Radikale gehen mit NO eine chemische Reaktion ein und entfernen es damit von der Bildfläche.

Auch der Parasympathikus wird durch oxidativen Stress geschädigt.[55] Umgekehrt ist erwiesen, dass eine Stimulierung der parasympathischen Nervenaktivität die antioxidativen Kräfte stärkt und die Radikalenbelastung deutlich verringert.[56] Der Parasympathikus schirmt vor oxidativen Schäden ab, doch bei anschwellender Radikalenflut geht es den wichtigsten Schutzfaktoren des Herzens an die Substanz. Mit seiner hohen Radikalenbelastung ist der Lebensstil der meisten Menschen in unserer heutigen, industrialisierten Gesellschaft ein starkes Infarktrisiko.

Der Anstieg der Stickoxide durch Autoverkehr und Industrieanlagen, auch Ozon und die Feinstaubbelastung durch Diesel, Reifenabrieb und Heizungsanlagen stimulieren in hohem Maß die Radikalenbildung im menschlichen Körper.[57,58] Wer raucht, steigert seine oxidative Stressbelastung noch mehr und schädigt seinen Parasympathikus.[59]

Feinstaub, wie der Dreck genannt wird, den der Straßenverkehr unserer Atemluft beschert, schädigt die kardialen Schutzfaktoren. Je höher die Feinstaubbelastung, desto schwächer die parasympathische Herzaktivität.[57] Dies ist auch das Ergebnis einer südkoreanische Studie mit 1300 Teilnehmern, die zeigt, dass die Belastung der Atemluft sowohl mit Stickoxiden als auch mit Feinstaub den Parasympathikus nachhaltig schädigt.[58] Die Luftverschmutzung ist ein Infarktrisiko, das von der Öffentlichkeit bisher kaum wahrgenommen wird.

Auch von anderer Seite droht Gefahr: Mehr als 46 000 Tonnen Ackergifte wurden 2014 in Deutschland abgesetzt: Unkrautvernichter wie Glyphosat, Insektengifte und Antipilzmittel. Dass diese Form der Landwirtschaft für Mensch und Natur nicht gesund sein kann, hat sich herumgesprochen. Das dramatische Insektensterben in Deutschland sei dafür nur als ein Beispiel genannt.

Aber auch für Menschen haben diese Pestizide handfeste Konsequenzen, denn auch sie lösen im menschlichen Organismus die Bildung von Radikalen aus. So bescheren sie der gesamten Bevölkerung mit ihrem „täglich Brot" ihr tägliches Quantum an oxidativem Stress. In mindestens zehn Studien ist nachgewiesen worden, dass Glyphosat, das seit den Achtzigerjahren am meisten versprühte Unkrautvernichtungsmittel, die oxidative Stressbelastung steigert.[60] Damit ist dieses Mittel grundsätzlich in der Lage, Krebs auszulösen. Und wie alle anderen Pestizide trägt es dazu bei, Schutzfaktoren des Herzens zu zerstören.

Auch der horrende Medikamentenkonsum unserer Tage steigert den Anteil an aggressiven Radikalen in unserem Körper. Nach einem Herzkathetereingriff wird jedem Patienten ein Sortiment von vier oder fünf verschiedenen Tabletten verordnet. Kommt dann noch ein Medikament für die Prostata oder etwas Linderndes gegen Rücken- oder Gelenkschmerzen hinzu, dann ist für eine kontinuierliche Radikalenbelastung gesorgt.

Zu viel UV-Strahlung und zu viele Röntgenuntersuchungen sind ebenfalls nicht gut. Patienten mit Herzbeschwerden, die sich nicht gleich zum Katheter durchringen können, werden gern zur Computertomografie (CT) geschickt, um einen sogenannten Kalkscore zu ermitteln. Eine solche Untersuchung ist mit einer immensen Strahlenbelastung verbunden. Der nachgewiesene Kalk in den Gefäßwänden ist ein untrügliches Zeichen dafür, dass es sich um (ur)alte Veränderungen handeln muss, die immer von Kollateralen kompensiert sind, denn nur alte Stenosen verkalken.

Auch die Herzkatheteruntersuchung selbst ist mit einer großen Strahlenbelastung verbunden. Die durch diesen Eingriff produzierte Radikalenflut zerstört NO und vernichtet damit einen wichtigen Schutzfaktor des Herzens.

Unser innerer Motor läuft zumeist hochtourig, das ist unser Lebensstil. Akute Aufregungen mit Adrenalinausschüttungen produzieren Sauerstoffradikale. Das ist erst einmal nicht schlimm, denn aufregen dürfen und müssen wir uns. Entscheidend ist der Ausfall der Bremse: Bei einer eingeschränkten parasympathischen Herzaktivität wird der Herzstoffwechsel unzureichend gebremst, läuft deshalb fast ununterbrochen höhertourig und sorgt für ständige Radikalenproduktion. Wer nur herumsitzt und zu viel isst, trinkt und raucht, schwächt seine Resistenz gegenüber den freien Radikalen. Wer nur unregelmäßig Sport treibt, aber jedes Mal bis an die Schmerzgrenze geht, der sorgt für starke, anhaltende Radikalen-Kettenreaktionen in seinem Körper.

Unsere Abwehrkraft gegen Radikale wird entscheidend von unserer Ernährung beeinflusst. Um die wichtigen Enzyme zu aktivieren, die die Sauerstoffradikale unschädlich machen, brauchen wir Spurenelemente: Selen, Zink, Mangan, Kupfer. Auch unser täglicher Bedarf an antioxidativen Vitaminen, vor allem an Vitamin C und E als Radikalenfänger, muss gedeckt werden. Und wir brauchen eine ausreichende Versorgung mit B-Vitaminen, vor allem mit Folsäure. Bei Mangel daran entsteht Homocystein und das produziert Radikale.

Und schließlich: Wir alle und besonders Herzkranke brauchen Cholesterin. Die Verteufelung des Cholesterins durch die Schulmedizin ist ungut und falsch, wie ich später noch darlegen werde. Cholesterin ist nicht nur lebensnotwendig, es wirkt ebenfalls antioxidativ. Cholesterin schützt die Membran, die Hülle jeder Körperzelle, indem es die dort gelagerten ungesättigten Fettsäuren gegen zerstörerische oxidative Angriffe abschirmt.

In unserer industriellen Lebensmittelproduktion geht vieles Wichtige verloren. Es mangelt an Spurenelementen. Es hilft auch wenig, wenn den industriell erzeugten Produkten nachträglich noch ein paar künstlich hergestellte Vitamine hinzugefügt werden. Lagerung vernichtet B-Vitamine. Vitamin B_6 ist lichtanfällig, Folsäure ist luftanfällig. Das wichtigste Kriterium für eine Ernährung, die den anfallenden Mengen an Radikalen Paroli bieten kann, ist die Frische der Nahrungsmittel. Hier können industriell gefertigte Produkte in keiner Weise mithalten.

Übersäuerung

Im Konzept der GHK, der ganzheitlichen Sichtweise, droht dann Gefahr fürs Herz, wenn dessen verschiedene Schutzfaktoren ausgedünnt oder völlig blockiert werden. Ist das der Fall, entsteht im Herzmuskel eine Übersäuerung und als Folge dieser Übersäuerung treten Angina-pectoris-Anfälle auf, die sich zu einem Herzinfarkt auswachsen können.

Zu viel Säure lässt das Herz schmerzen. Zu viel Säure wirkt lähmend auf die Muskelfasern und der Herzmuskel verliert dann an Kraft und Beweglichkeit. In der linken Kammer entwickeln sich schließlich kleinere oder auch größere Bezirke, in denen sich der Herzmuskel nur noch schlecht zusammenzieht/kontrahiert oder gar nicht mehr bewegt. Zwar arbeitet das Herz trotzdem weiter und pumpt unter hohem Druck die benötigten Blutmengen Schlag für Schlag in den Körperkreislauf. Aber das gelähmte Gewebe kann nicht mehr mitarbeiten. Der hohe Binnendruck, der sich in der linken Herzkammer bei der Kontraktion aufbaut, überdehnt den erschlafften Muskelbezirk und treibt schließlich alles Blut aus diesem Areal hinaus.

Um es noch deutlicher zu machen: Das Blutangebot über die Kranzarterien mitsamt dem Kollateralsystem ist in keiner Weise eingeschränkt. Es kommt trotzdem zur Durchblutungsstörung, weil die übersäuerte Muskulatur an Kraft verliert, überdehnt wird und der hohe muskuläre Gewebsdruck schließlich größer ist als der Druck des fließenden Blutes in den Kranzgefäßen. Damit wird das Blut aus diesem Muskelbezirk herausgepresst und jeder Nachschub wird blockiert.

Ein solcher Ablauf wird als Angina pectoris mit Brustbeklemmung und Herzschmerz erlebt. In dieser Situation mobilisiert der Herzmuskel ein ganzes Arsenal an Substanzen, die der Übersäuerung energisch entgegentreten und damit dem Spuk nach wenigen Minuten ein Ende bereiten. Wenn das Blut nach dem Ende des Anfalls wieder in das zuvor erschlaffte Areal einströmt, ist dies nicht nur positiv, im Gegenteil. Man spricht von einem Wiederdurchblutungstrauma, weil das druckvoll einströmende Blut eine massive Bildung von Sauerstoffradikalen auslöst. Das geballte Auftreten dieser hochaggressiven Radikale ist ein hoher Stress für den betroffenen Herzmuskelbezirk.

Wiederholte Herzanfälle mit wiederholter Radikalenbildung können die Schutzfaktoren des Herzens aufbrauchen, speziell solche, die im Notfall zur Verfügung stehen müssen. Dann löst sich ein erneuter Herzanfall mit entsprechender Übersäuerung nicht mehr auf. Die gelähmte und nicht mehr durchblutete Muskelpartie in der linken Herzkammer bleibt gelähmt, überdehnt und von der Blut- und Sauerstoffzufuhr abgeschnitten. Es kommt zum Herzinfarkt, bei dem dieser Muskelbezirk abstirbt.

In der kardiologischen Diagnostik mit EKG und Ultraschall geht es im Kern um die Übersäuerung des Herzmuskels und deren Folgen für das Herz. Die besagten in ihrer Beweglichkeit eingeschränkten Bezirke in der linken Herzkammer werden im Ultraschall sichtbar. Wenn sich in Ruhelage oder unter Belastung (beim sogenannten Stressecho) die Wand der linken Herzkammer an einer Stelle verdünnt, weil sie dort überdehnt ist, wenn sich manche Partien kaum oder gar nicht mehr bewegen, weil die Muskulatur erschlafft ist, dann zeigen sich die Folgen der Übersäuerung auf den Monitoren der Kardiologen.

Da sich in der heute gängigen Praxis alles um die Kranzgefäße dreht, werden diese Bewegungsstörungen des Herzmuskels reflexartig als Ausdruck verengter Kranzgefäße gewertet. Doch mit den Kranzgefäßen hat das alles nichts zu tun. Koronare Engpässe tragen nicht zur Übersäuerung bei, denn sie sind von Umgehungsgefäßen umflossen.

Beim Belastungs-EKG werden die Patienten nicht geschont. Die maximal angestrebte Belastung errechnet sich aus einer Pulsfrequenz von 220 minus Alter. Ein Siebzigjähriger muss seinen Puls immerhin auf 150 Schläge pro Minute steigern, ein Fünfzigjähriger auf 170.

Im Spitzenbereich der Belastung ist der Sympathikus maximal stimuliert. Der Herzmuskel gibt sein Bestes, der Herzstoffwechsel läuft auf vollen Touren, saure Stoffwechselschlacken häufen sich an. Ohne gleichzeitigen parasympathischen Einfluss würde das Herz in kürzester Zeit übersäuern.[61] Der Parasympathikus gestaltet die Arbeit des Herzens energiesparend, bremst den Herzstoffwechsel und begrenzt damit den Anfall an sauren Produkten.[62,46] Die EKG-Veränderungen, die von den Ärzten als auffällig bewertet werden, sogenannte ST-Senkungen, sind Ausdruck der Übersäuerung des Herzmuskels. Ein schwacher Parasympathikus führt im Zusammenspiel mit sympathischer Aktivität zu ST-Senkungen, ein starker Parasympathikus zu ST-Hebungen.

Ein Patient mit einem geschwächten Parasympathikus wird unter körperlicher Belastung über kurz oder lang ST-Senkungen im EKG produzieren. Doch selbst Patienten mit einem voll funktionsfähigen Parasympathikus können im Spitzenbereich der Belastung ansatzweise ST-Senkungen ausbilden. Dies kann passieren, wenn der Trainingszustand des Betreffenden nicht besonders gut ist, oder auch dann, wenn die innere Anspannung sehr groß ist. Immerhin geht es ja um das Herz und eine mögliche Infarktgefährdung. Starker mentaler Druck wirkt blockierend auf den Parasympathikus, sodass sich im Rahmen eines Belastungs-EKGs auf maximaler Stufe die gleichen EKG-Veränderungen andeuten können.

Auch bei den EKG-Veränderungen denkt heutzutage niemand an ganzheitliche Zusammenhänge. Auffälligkeiten im Belastungs-EKG werden ausschließlich als Zeichen einer KHK gedeutet und sind Anlass dafür, Patienten zur Herzkatheteruntersuchung zu schicken.

Die sinnvollste diagnostische Methode, Defizite des Parasympathikus und darüber das Risiko einer Übersäuerung und eines Herzinfarkts aufzudecken, ist die HRV-Analyse des vegetativen Gleichgewichts. Leider ist diese Methode unter Ärzten nur wenig bekannt. Auch Kardiologen tun sich in der Interpretation dieser Analyse gelegentlich schwer.

GHK und Herzinfarkt

Wie beschrieben beeinflusst unser gesamter Lebenskosmos unsere Ausstattung an kardialen Schutzfaktoren, zum Guten wie zum Negativen. In negativer Hinsicht ist besonders der von Helen Dunbar beschriebene Menschentyp, der sich während der Industrialisierung herausbildete, von Bedeutung. Heute spielt auch die Umweltbelastung eine wichtige Rolle bei der Erosion der natürlichen Schutzfaktoren des Herzens.

Doch die Lebensbedingungen einer modernen Gesellschaft sind nicht an allem schuld. Unsere individuelle Lebensgestaltung ist ebenso wichtig. Besonders in der Großstadt können wir uns der Radikalenflut nur schwer entziehen, aber wir haben Spielraum, um unsere individuelle Belastung zu begrenzen, und können Einfluss nehmen auf unseren Lebensrhythmus, unsere Ernährung und unsere Mobilität.

Dem biologischen Alterungsprozess kann sich niemand entziehen und er hat einen unerbittlich schwächenden Einfluss auf den Parasympathikus. In den zurückliegenden Jahrzehnten ist die Tatsache, dass die Menschen immer älter werden, zum wichtigsten Risikofaktor für einen Herzinfarkt geworden.

Anhaltende frustrierende Stressphasen rauben dem Parasympathikus Kraft und Schwung. Depressive Phasen mit all ihrer Unterdrückung von

Gefühl und Antrieb sind Gift, weil der parasympathische Herzeinfluss nachhaltig leidet. Nichtsdestotrotz sind anhaltende Einschränkungen der parasympathischen Herztätigkeit allein nicht in der Lage, einen Herzinfarkt auszulösen, solange andere wichtige kardiale Schutzfaktoren wie zum Beispiel NO ausreichend verfügbar sind. Ein Infarkt droht immer dann, wenn sich im Laufe des Lebens eines Menschen die Gesamtheit der Schutzfaktoren weitgehend aufgebraucht hat.

Dann braucht es in der Regel nur noch einen Tropfen, der das Fass zum Überlaufen bringt, ein schmerzhaftes Ereignis, das „ans Herz geht". Wenn die damit verbundenen seelischen Verletzungen „weggedrückt" werden, kann das Gefüge der ganzheitlichen Schutzfaktoren vollständig einstürzen und es kommt zu einer massiven Übersäuerung. Dann treten Herzanfälle auf, die sich zum Infarkt auswachsen können.

GHK und Herzschwäche

Die Anzahl der Herzinfarkte ist rückläufig. Doch die Zahl der Menschen, die an einer ausgeprägten Herzschwäche leiden oder auch sterben, nimmt zu. Herzschwäche ist heute eine der wichtigsten Volkskrankheiten.

Die Herzschwäche äußert sich in einer verminderten körperlichen Belastbarkeit. Leistungsminderung, Schwächegefühl und Luftnot sind die wichtigsten Symptome. Diese Beschwerden mögen anfangs nur bei stärkeren Belastungen auftreten; im fortgeschrittenen Stadium wird die Luft schon bei leichteren Belastungen knapp und schließlich wollen die Beschwerden selbst in Ruhe nicht mehr weichen.

Eine Herzschwäche kann die verschiedensten Ursachen haben, zum Beispiel eine Herzmuskelentzündung oder eine defekte Herzklappe. Die KHK gilt als wichtigste Ursache, wenn man – wie heute üblich – von der Annahme ausgeht, dass eine KHK zu Durchblutungsstörungen des Herzmuskels führe. Da diese Annahme das geschilderte Sicherungssystem der Herzmuskeldurchblutung ignoriert, muss die Rolle der KHK in der Entstehung einer Herzmuskelschwäche hinterfragt werden.

Seit Langem ist bekannt, dass die parasympathische Herzsteuerung bei Patienten mit Herzschwäche defekt ist.[63,64] Es ist bald erkannt worden, dass die Schwäche des Parasympathikus entscheidend zur Auslösung und Entwicklung einer Herzschwäche beiträgt.[65,66] In einer US-amerikanischen Studie wurden zahlreiche ältere Menschen über 65, die keine Herzschwäche hatten, in vier über das Land verstreuten Gemeinden über einige Jahre in ihrer medizinischen Entwicklung verfolgt.[67] Man wollte Erkenntnisse über die Ursachen der Herzschwäche gewinnen. Von 1400 Personen entwickelten 260 eine Herzschwäche. Als eine entscheidende Untersuchungsgröße erwies sich die HRV-Analyse. Wer bei der Eingangsuntersuchung, im noch gesunden Zustand, eine erniedrigte HRV, also eine Schwäche der parasympathischen Herzsteuerung aufwies, war ein Kandidat für die Entwicklung einer Herzschwäche.

In einer anderen Untersuchung wurde der Verlauf der HRV bei Patienten mit Herzschwäche genau verfolgt. Es handelte sich um Patienten, denen ein bestimmter Schrittmacher eingepflanzt worden war, der es ermöglichte, über seine Aufzeichnungen den Verlauf der HRV kontinuierlich zu verfolgen. Es zeigte sich, dass immer dann, wenn die Patienten aufgrund einer Verschlechterung ihrer Herzschwäche ins Krankenhaus eingeliefert worden waren, und auch im Fall eines plötzlichen Herztods diesen Ereignissen markante Abschwünge und Blockierungen der parasympathischen Herzaktivität vorausgingen.[68]

Die zunehmende Immobilität hat bei Patienten mit Herzschwäche zur Folge, dass sich die NO-Bildung zunehmend einschränkt. Der Mangel an Schutzfaktoren im Rahmen einer GHK spielt offenbar eine entscheidende Rolle in der Entwicklung von Herzschwäche.

Ich habe dargelegt, wie sich beim Angina-pectoris-Anfall durch die akute Blockade kardialer Schutzfaktoren eine akute Übersäuerung in der linken Herzkammer entwickelt. Wenn die Schutzfaktoren des Herzens dauerhaft reduziert sind, entwickelt sich eine permanente leichte Übersäuerungstendenz, auf die die Herzmuskelzellen mit einer Überladung von Calcium reagieren. Diese hat über kurz oder lang eine Schädigung der Mitochondrien zur Folge. Mitochondrien sind kleine Gebilde in allen menschlichen Zellen, in denen die Zellenergie produziert wird. Sie werden auch als „Kraftwerke" der Zellen bezeichnet.

Wenn die Mitochondrien geschädigt sind und es an Energienachschub fehlt, kann das Herz keine Leistung mehr bringen. Die gestörte Energiebildung in den Herzmuskelzellen als Folge chronischer Übersäuerung führt zur Herzschwäche. Die Stärkung der kardialen Schutzfaktoren sollte deshalb im Mittelpunkt der Behandlung einer Herzschwäche stehen.

Patientengeschichte: „Seine persönliche Spur finden!“

Als Herr Kurtz mich das erste Mal in meiner Sprechstunde aufsuchte, hatte ich die starke Befürchtung, dass er die nächste Nacht nicht überleben würde. Er klagte über Schmerzen und eine heftige Enge in der Brust, jeder Schritt kostete Kraft, sein blasses Gesicht war vor Anstrengung verzerrt. Er litt ungemein unter der Kälte in Hamburg. Das Empfinden von Kälte ist bekanntlich subjektiv. Die Temperaturen lagen bei uns damals immer noch über null Grad, doch lebte er normalerweise in Texas und die dortigen Temperaturen zwischen 25 und 35 Grad empfand er als ausgesprochen wohltuend.

Aufgrund seines äußerst schlechten Zustands war ein differenziertes Gespräch zwischen uns nur sehr eingeschränkt möglich. Ich riet ihm, trotz seiner ablehnenden Haltung gegenüber allen Krankenhäusern im Zweifelsfall in der bevorstehenden Nacht doch eines aufzusuchen, und gab ihm Strophanthin wegen seiner akuten Herzschwäche. Er überlebte und kam ein halbes Jahr später erneut in meine Sprechstunde, um all die Fragen, die er beim ersten Mal aufgrund seines Zustandes nicht stellen konnte, in Ruhe durchzusprechen.

Wer ist Herr Kurtz? Für seine 67 Jahre wirkt er vorgealtert, das Leben hat seine deutlichen Spuren hinterlassen. Er bezeichnet sich selbst als „Maverick“. Mavericks gibt es in Texas, es sind frei umherstreunende Rinder ohne Brandzeichen. Er hat Kunst und Architektur studiert, in Frankreich Häuser gebaut, zwischendurch auch in Chemie promoviert, sich in die Finanzwelt eingefuchst und hier und dort Geld angelegt.

Sein Lebenselement ist Reisen. Er hat in verschiedenen Ländern gewohnt und, wie er sagt, von den Unterschieden zwischen den Ländern gelebt, indem er darüber geschrieben oder architektonische Besonderheiten bestimmter Weltregionen in andere Länder übertragen hat. Er führt ein sehr freies und ungebundenes Leben. Seinen Lebensmittelpunkt hat er schließlich auf einer Ranch in Texas gefunden.

Bevor Herr Kurtz das erste Mal bei mir auftauchte, lag er in einem Berliner Krankenhaus mit einer Lungenentzündung und vor allem mit einer schweren Herzschwäche, die sich zuvor auf der blauen Donau entwickelt hatte. Er war von Texas mit einem Frachtschiff nach Genua gefahren, um seine in Berlin lebende Tochter zu besuchen. Da er auf der Donau ein Boot liegen hatte, ein altes Fahrgastschiff aus dem Jahr 1920, fuhr er mit diesem Boot erst einmal Richtung Linz. Es war kalt auf dem Fluss und gleich in der ersten Nacht bekam er Atemnot, begann zu husten und entwickelte eine schwere Herzschwäche. Zunehmende Kraftlosigkeit und schließlich Wasseransammlungen in beiden Beinen veranlassten ihn, den Bootstrip abzubrechen und sich auf dem schnellsten Weg nach Berlin zu begeben. Seine Tochter konnte ihn schließlich dazu bewegen, ein Krankenhaus aufzusuchen.

Dort kann man ihm mit der üblichen medikamentösen Therapie gut helfen. Das Wasser aus den Beinen wird ausgeschwemmt, die Luft geht wieder besser durch, ein paar Schritte zu gehen und auch ein paar Treppenstufen zu steigen sind bald wieder möglich. Man macht eine Katheteruntersuchung und findet neben einer 90-prozentigen Verengung des linken Hauptstamms noch etwa zehn (!) weitere 90-, 95- oder auch 100-prozentige Stenosen, also Verschlüsse, links wie rechts.

Der linke Hauptstamm ist der zentrale, höchstgelegene Abschnitt der linken Kranzarterie, direkt nach dem Abgang aus der Hauptschlagader. Der Hauptstamm teilt sich in die beiden linken Kranzarterien, die bei Herrn Kurtz somit von der Blutversorgung praktisch abgeschnitten wären, gäbe es nicht die Kollateralen. Trotz dieser Hauptstammstenose und zehn weiterer hochgradiger Verstopfungen sind die peripheren Abschnitte der Kranzgefäße und damit der Herzmuskel immer noch, wenngleich sicher eingeschränkt, durchblutet. Dass er sich bei diesen massiven Kranzgefäßverschlüssen überhaupt noch auf zwei Beinen bewegen kann, ist eine anschauliche Demonstration für die Wirksamkeit der Kollateralen.

In seinem Herzen finden sich große Narben. Er hat bereits einen Vorderwand- und einen Hinterwandinfarkt hinter sich. Man rät ihm dringend zur Bypass-OP und auch zur Implantation eines Herzschrittmachers mit zusätzlichem Schockgeber (ICD). Doch er lehnt dankend ab, nachdem er im Krankenhaus recherchiert hat, dass eine Bypass-OP und auch der ICD nicht mit einem nennenswerten Lebenszeitgewinn verbunden sind und das OP-Risiko nicht gerade klein ist. Man deutet ihm bei der Entlassung an, dass er nur noch wenige Tage zu leben habe.

Er selbst vermutet seelische Gründe als Ursache für seine Infarkte und seine Herzschwäche. Er hat einen sich über Jahre hinziehenden und – wie er es empfindet – sehr demütigenden Sorgerechtsstreit mit seiner Exfrau um die gemeinsame Tochter hinter sich. Er schildert seine frühere Frau als unglaublich streitsüchtig und heuchlerisch. Sie könne ausgesprochen gut lügen. Sie habe ein großes Talent, sich als Opfer darzustellen.

Sie habe ihn mit zwölf Prozessen überzogen, die sie alle verlor. Demütigend sei für ihn gewesen, dass er vor Gericht nicht, wie er es beschreibt, „männlich“ auftreten konnte, um zu gewinnen. „Männliche Männer“ gewinnen keine Sorgerechtsverfahren, wenn sich die Frau als Opfer inszeniert, nicht in Deutschland und schon gar nicht in Texas, wo sich diese juristische Auseinandersetzung abspielte. So sei, wie er sagt, die Liebe zu einem Kind zum Objekt nicht enden wollender juristischer Streitereien geworden.

Das alles ist seine Sicht der Dinge. Er sagt, als Konsequenz sei sein Vertrauen in Frauen tief zerstört worden und er habe auch keine wirkliche Beziehung mehr eingehen können. Seine Tochter sei jetzt 20 Jahre alt. Sie beide hätten ein sehr gutes, warmherziges Verhältnis miteinander.

Wärme und Kälte! Meine Vermutung: Auf dem Boot auf der Donau, einsam und nachts in der Kälte frierend, könnte sich ihm seine ganze Lebensentwicklung unverstellt präsentiert haben. Der Preis der Ungebundenheit ist eben ein Mangel an Bindung, ein Mangel an Liebe und menschlicher Wärme. Kälte blockt den Parasympathikus. Wenn Kälte dominiert, leidet das innere Gleichgewicht. Und genau das kann die Entwicklung einer Herzschwäche befördern.

Bei seinem zweiten Besuch in meiner Sprechstunde empfange ich einen distanzierten Herrn mit dunkler Sonnenbrille. Als ich ihn bitte, die Sonnenbrille in meinem Sprechzimmer abzulegen, sehe ich in das quicklebendige, strahlende Gesicht von Herrn Kurtz. Der Maverick, der Einzelgänger, hat sich entgegen dem Rat der Kardiologen keineswegs geschont, sondern versucht, seine persönliche Spur wiederzufinden. Er fühlt sich wesentlich belastbarer, zwei Treppen kann er jetzt wieder steigen, ohne Pause machen zu müssen.

Auf meinen Hinweis hin war er für fast drei Monate nach Kerala in Südindien gefahren und hatte sich dort mit Ayurveda behandeln lassen. Ayurvedische Ölmassagen in Südindien sind ein kaum zu überbietendes

Mittel, den Parasympathikus zu kräftigen und alle Spuren von oxidativem Stress zu vertreiben. Damit gönnte er sich die allerfeinste Behandlung, um seinen Herzschutz zu stärken. Außerdem studierte er die luftige keralische Holzbauweise und wollte diese geniale Art, in den heißen Tropen zu bauen, nach Nordaustralien exportieren.

Seine Tochter studiere jetzt in Austin/Texas, also ganz in seiner Nähe, jedenfalls immer dann, wenn er sich dort aufhalte, und diese Beziehung tue ihm weiterhin gut. Vor allem könne er wieder reisen, das habe ihm gewaltigen Auftrieb gegeben. Er sei wieder er selbst. Aber er brauche sicher noch ein Jahr, so seine Einschätzung, um wieder ganz der Alte zu werden.

Nun ja, ob er je wieder ganz der Alte wird? Das wird kaum möglich sein. Seine HRV-Analyse, beim ersten Mal die „reine Katastrophe", zeigt jetzt eine leichte Erholung des parasympathischen Herzpotenzials. Nach schulmedizinischer Einschätzung hatte man ihm mit seinen zehn hochgradigen Verengungen und Kranzgefäßverschlüssen und zwei großen Narben im Herzen nur noch wenige Tage gegeben. Trotz Verweigerung von Bypass-OP und Schrittmacher hat er diese Einschätzung gründlich widerlegt. Die Infarktnarben werden ihn weiter spürbar beeinträchtigen. Strophanthin hilft ihm, aber auch mit Strophanthin bleibt er hoch gefährdet, ganz ohne Zweifel. Doch er ist auf einem guten Wege, seine wiedergefundene innere Balance zu stabilisieren, und kann darüber seine ihm verbleibenden Reserven optimal nutzen.

GHK und Bluthochdruck

Die Hypertonie, also der chronische Bluthochdruck, kann von verschiedenen Störungen ausgelöst werden, von den Nieren, den Nebennieren und anderem mehr. Diese sogenannten sekundären Hypertonieformen betreffen allerdings nur etwa 10 Prozent aller Hypertoniker. Die primäre oder Hauptform der Hypertonie (90 Prozent der Betroffenen) wird in der Medizin als essenziell oder idiopathisch bezeichnet. Ein essenzielles Krankheitsbild ist ein selbstständiges Krankheitsbild, idiopathisch bedeutet: „ohne erkennbare Ursachen entstanden". Diese hochtrabenden Worte umschreiben den kaum zu glaubenden Sachverhalt, dass es der modernen Medizin bis heute nicht möglich ist, die genaue Ursache dieser Volkskrankheit klar zu benennen.

Chronisch erhöhte essenzielle Blutdruckwerte sind untrennbar mit blockierter parasympathischer Herz-Kreislauf-Aktivität verbunden.[69] Das ist seit Langem bekannt. Bei der hohen Radikalenbelastung in unserer Lebenswelt fehlt es zudem an NO.

Parasympathische Kreislaufaktivität senkt den Blutdruck. NO erweitert die Gefäße und senkt ebenfalls den Blutdruck. Eine ganzheitliche Herzkrankheit mit geschwächtem Parasympathikus und Mangel an NO lässt den Blutdruck ansteigen. Es liegt auf der Hand, dass die GHK eine wichtige, wenn nicht die entscheidende Ursache des Bluthochdrucks darstellt.

Chronische Blutdruckerhöhungen schädigen die Blutgefäße. Deshalb nimmt die Hochdrucktherapie, vor allem die medikamentöse Absenkung erhöhter Werte, einen zentralen Platz im medizinischen Alltag ein. Doch die Ergebnisse sind absolut enttäuschend.

Das Dilemma in Zahlen: 1998 nahmen knapp 10 Millionen Kassenpatienten in Deutschland Blutdrucksenker ein. 2012, keine 15 Jahre später, waren es schon 25 Millionen. Alle in der Zwischenzeit durchgeführten methodisch einwandfreien Studien haben gezeigt, dass die Senkung erhöhter Blutdruckwerte keine Vorteile bringt: Es gibt nicht weniger Erkrankungen und auch nicht weniger Todesfälle. So lag das Herzinfarktrisiko der 40- bis 80-Jährigen in Deutschland 1998 bei 4,0 Prozent, 2011 bei 4,7 Prozent. Das Schlaganfallrisiko stieg in der gleichen Zeit von 2,6 auf 2,9 Prozent.[70,71] Millionen und Abermillionen Menschen schlucken täglich eingreifende Pharmaka, die ihnen offenbar nicht nützen und mit Sicherheit häufig schaden.

Ich kenne kaum einen Patienten, der nicht unter dieser Tablettenlast leidet. Neben den ganz spezifischen Nebenwirkungen der jeweiligen Tablettensorte bringt die tägliche chemische Belastung einen generellen Effekt mit sich: ein Gefühl der Beschwernis, das den Patienten eigentlich immer erst dann richtig bewusst wird, wenn sie diese Mittel absetzen und sich unverhofft eine gewisse Leichtigkeit in ihrem Körper breit macht. Schlappheit, Bedrücktheit und Antriebsschwäche sind schlecht messbar, begleiten aber viele Hypertoniker durch ihre der gängigen medizinischen Praxis entsprechende Therapie.

Der angestrebte Blutdruckzielwert liegt bei uns in Deutschland bei 140 zu 90. In den USA ist diese Obergrenze Ende 2017 auf 130/80 abgesenkt worden. Früher lag der Grenzwert bei 160/100. Bei Werten unter 160/100 wurde bis in die Achtzigerjahre eine Behandlung nicht für sinnvoll erachtet. Die Absenkung des Zielwertes auf 140/90 hat zwar den Medikamentenkonsum enorm gesteigert, durchschlagende Erfolge punkto Herzinfarkt und Schlaganfall sind dadurch jedoch nicht erzielt worden.

Aktuell wird diskutiert, den oberen/systolischen Zielwert für die Blutdruckbehandlung noch weiter abzusenken: auf 120. Das würde den täglich zu bewältigenden Tablettenberg weiter vergrößern. Die entsprechende amerikanische Studie (SPRINT)[72], in der ein Zielwert von 120 gegenüber dem bisherigen von 140 untersucht wurde, lässt klar erkennen, mit welchen Risiken die medikamentöse Hochdrucktherapie behaftet ist. Sowohl die bisherige, konventionelle Behandlung mit Zielwert 140 als die rigorosere Absenkung auf den Zielwert 120 führten bei knapp 40 Prozent aller Studienteilnehmer zu schweren unerwünschten Nebenwirkungen: allzu starke Blutdruckabsenkungen mit Schwindelgefühl oder auch Bewusstseinsverlust, verbunden mit erhöhter Sturzneigung und dem Risiko von Knochenbrüchen. Außerdem traten Elektrolytstörungen auf, also Störungen im Natrium- oder Kaliumhaushalt, die besonders bei älteren Menschen den Kopf durcheinanderbringen können. Und schließlich kann die Niere in ihrer Arbeit beeinträchtigt werden, bis hin zum akuten Nierenversagen.

Unter älteren Menschen über 75 traten die genannten Nebenwirkungen in beiden Gruppen bei fast 50 Prozent der Teilnehmer auf. Das heißt, schon die aktuelle Behandlungslinie 140/90 beschert jedem zweiten älteren Menschen schwere unerwünschte Beeinträchtigungen seiner Gesundheit aufgrund der Behandlung. Unter den Älteren kam es im Rahmen dieser Studie bei 15 Prozent zu Sturzverletzungen, bei 6 von 100 zu schweren Stürzen, die einen Krankenhausaufenthalt erforderlich machten, Schenkelhalsfrakturen inklusive. Wohlgemerkt: Dies geschah bei konventioneller Behandlung, wie sie heute tägliche Praxis ist.

Nach der SPRINT-Studie hat die stärkere Blutdruckabsenkung bei Patienten mit ausgeprägter Herzschwäche eine lebensverlängernde Wirkung. Ein solcher Effekt war zu erwarten. Es ist sinnvoll, einem geschwächten Herzmuskel Arbeit abzunehmen, indem der Blutdruck deutlich abgesenkt wird. Doch die Häufigkeit von Herzinfarkten und Schlaganfällen blieb durch das aggressive therapeutische Vorgehen mit dem Zielwert 120 unbeeinflusst.

Sehr aufschlussreich sind die Ergebnisse einer anderen Untersuchung, der Framingham-Studie. Die Framingham-Studie ist die bekannteste Feld- und Langzeitstudie zur Ermittlung des Risikos von Herz- und Kreislauferkrankungen. Sie wurde 1948 in dem kleinen Städtchen Framingham in der Nähe von Boston in Massachusetts gestartet und wird heute weiterhin fortgeführt, jetzt schon in der dritten Generation.

Im Jahr 2000 hat ein Team von Statistikern und Medizinern aus Los Angeles die Daten zum Bluthochdruck im Rahmen dieser Langzeitstudie ausgewertet und kam zu dem Ergebnis, dass erhöhte Blutdruckwerte (über 120 oder über 140) bei den Menschen aus Framingham keineswegs mit einem erhöhten Sterberisiko verbunden waren.[73]

Nach dieser Analyse sind Blutdruckwerte bis 150 als normal anzusehen. Werte zwischen 150 und 160 gelten als „hoch normal“. Erst bei systolischen/oberen Werten über 160 nimmt das Sterberisiko allmählich zu. Allerdings ist ein Wert von 170 oder 180 als Resultat einer *einmaligen* Messung in der Arztpraxis ohne Bedeutung. Relevanz gewinnt dies erst dann, wenn *ständig* derart erhöhte Werte auftreten.

Der Framingham-Studie lässt sich entnehmen, dass es Schwellenwerte gibt, bis zu denen der Blutdruckwert keinen Einfluss auf das Sterberisiko hat. Diese Schwellenwerte steigen mit dem Alter an und sind bei Frauen höher als bei Männern. Das heißt, dass erhöhte Blutdruckwerte bei Älteren ganz generell als weniger schlimm anzusehen sind und dass speziell Frauen sich von der heute dominierenden Bluthochdruckhysterie nicht beeindrucken lassen sollten.

Extrem gesteigerte Blutdruckwerte müssen natürlich gesenkt werden, damit sie keinen akuten Schaden verursachen. Doch die generelle Absenkung des Blutdrucks unter willkürliche Schwellenwerte hat keinen Nutzen für die Betroffenen. Die daraus resultierende Dauerbehandlung mit eingreifenden Pharmaka belastet die Patienten und kann vielfältige Schädigungen zur Folge haben.

Vor allem bleibt aber klarzustellen, dass das Absenken der Blutdruckwerte nicht erfolgreich sein kann, wenn nicht gleichzeitig die Ursachen beseitigt werden. Im Konzept der GHK ist ein erhöhter Blutdruck Folge eines geschwächten Parasympathikus und eines Mangels an NO. Deshalb geht es aus ganzheitlicher Sicht zentral um die Wiedererlangung der vegetativen Balance und die Reduktion der aggressiven Radikale. Im Mittelpunkt sollte eine gesunde Lebensführung stehen, die das Ensemble der kardialen Schutzfaktoren stärkt. Das ist ein schonender und Erfolg versprechender Weg in der Behandlung von Hochdruckpatienten.

Patientengeschichte: „Lebenslänglich Tabletten oder ein selbstbestimmtes Leben?"

Frau Hansen war bis vor Kurzem noch im Lehramt tätig. Sie ist schlank, sportlich, 66 Jahre jung. Wenn ich spontan einige Attribute für ihr Wesen benennen sollte, fielen mir ein: sympathisch, freundlich, feinfühlig und unverstellt offen.

Sie hat sich zeitlebens gesund gefühlt und viel Sport getrieben. Umso überraschender war es für sie, als bei einer ärztlichen Routineuntersuchung ein Blutdruck von 180/100 auffiel und sie fortan als Hypertonikerin geführt wurde. Der verordnete Betablocker bekam ihr ganz und gar nicht, auch andere Hochdruckmittel machten ihr zu schaffen. Tief in ihrem Innern hegte sie eine heftige Aversion gegen diese „chemischen Keulen".

Eine Langzeit-Blutdruckmessung ergab nach gängigen Kriterien eindeutig hypertone Werte, tagsüber im Mittel 162/98. Sie ging auch während dieser Untersuchung wie üblich erst spät ins Bett. Die dann nachts ab 1 Uhr gemessenen Werte waren normal, 120/70 im Mittel. Es sollte sich um eine essenzielle Hypertonie handeln, so die Diagnose, nachdem anderweitige organische Ursachen vom Hausarzt ausgeschlossen worden waren.

Frau Hansen stellt sich bei mir vor in der Hoffnung auf eine andere ärztliche Meinung. Ich lasse mir ihren Alltag schildern. Sie lebt allein und führt ein selbstbestimmtes, kreatives Leben. Mehrfach in der Woche joggt sie, praktiziert seit Langem intensiv Yoga, beherrscht viele Übungen und liebt den Kopfstand. Sie spielt Geige in einem privaten Orchester und außerdem malt sie gelegentlich Ölbilder. Ihre Ernährung ist perfekt, sie isst von allem, aber von keinem zu viel, tendenziell eher vegetarisch. Sie geht sehr spät ins Bett, weil sie am späteren Abend gern fernsieht: „Um Mitternacht laufen die besten Filme.“

Doch sie wirkt unglücklich. Ihr Selbstbild ist sozusagen aus seinem Rahmen gerutscht, seitdem man sie zur Hochdruckpatientin erklärt hat. Ängste beherrschen sie, die Angst vor einem Herzinfarkt, die Angst vor einem Schlaganfall, die Angst, sterben zu müssen.

Seit sie von ihrem Hochdruck weiß, misst sie mehrmals pro Tag ihren Blutdruck. Der ist morgens sehr niedrig, 120/70. Je nach Aktivität und Stress und Aufregung steigen und fallen die Blutdruckwerte im Laufe des Tages. Es sei ein Auf und Nieder und zur besten Filmzeit am späten Abend kletterten sie gern bis auf Werte um 180/100, je nach Film. Sie sagt, sie rege sich schon immer sehr leicht auf und immer dann träten die hohen Werte auf. Sie habe Angst vor dem Messen, weil ein hoher Wert sie aufrege und alles noch weiter verschlechtere.

In ihrer HRV-Analyse zeigt sich ein entspannter Sympathikus, keine Spur von innerer Anspannung. Sie fühlt sich in meiner Sprechstunde, bei mir und meinen Mitarbeiterinnen, offenbar gut aufgehoben. Der Parasympathikus ist ihrem gefühlvollen und offenen Wesen entsprechend kraftvoll. Eine HRV-Analyse, eine Analyse des inneren Gleichgewichts, wie sie nicht viel besser ausfallen kann!

Ihr Herz- und Kreislaufschutz ist perfekt: ein kräftiger Parasympathikus sowie reichlich NO als Folge ihrer regelmäßigen sportlichen Aktivitäten. Ihre gesunde Ernährung dürfte die in der Hamburger Innenstadt unumgängliche Radikalenbelastung in Grenzen halten. In ihrer selbstbestimmten Lebensführung achtet sie sehr auf ihre Gesundheit.

Ihre erhöhten Blutdruckwerte sind nach meiner Einschätzung ein Resultat ihres lebhaften Nervenkostüms und in letzter Zeit natürlich auch Folge und Konsequenz ihrer Ängste. Ich habe sie trotz der offiziell hypertonen Blutdruckwerte für gesund erklärt. Wer wie sie über derart starke Schutzfaktoren für Herz und Kreislauf verfügt, der darf seinen Blutdruck gern immer mal in die Höhe treiben, ohne Gefahr zu laufen, sich damit Schaden zuzufügen. Wir müssen und wir dürfen uns im täglichen Leben aufregen. Wir brauchen allerdings auch einen soliden Herz- und Kreislaufschutz und der ist nicht gottgegeben, für den muss etwas getan werden. Und Frau Hansen tut etwas dafür.

Ich verordnete ihr lediglich ein paar tägliche Tropfen Strophanthin, weil dieses Mittel geeignet ist, sympathische Anspannungen zu mildern. Weitere Medikamente waren aus meiner Sicht nicht erforderlich.

Das Gespräch bei mir entlastete Frau Hansen ungemein. Ihre Ängste nahmen rapide ab, und wie sie mir bei weiteren Konsultationen sagte, sei ihre Lebensfreude wieder zurückgekehrt. Sie sei wieder die Frau geworden, die sie früher war, die sich aus ihrem Lebensgefühl heraus gar nicht vorstellen könne, von „chemischen Krücken" abhängig sein zu müssen. Das sie bedrängende Gespenst Bluthochdruck verschwand so langsam hinterm Horizont.

Doch hier ist die Geschichte noch nicht zu Ende. Es traf sie ein Schicksalsschlag. Ihre alte Mutter starb. Daraufhin folgten Erbauseinandersetzungen der hässlichen Art, mit denen sie nicht gerechnet hatte. In diesen familiären Streitereien trat eine Schwäche von Frau Hansen offen zutage: Im Gegensatz zu ihren Schwestern ist ihre Fähigkeit, sich durchzusetzen, nicht die stärkste. Sie fraß in dieser Zeit viel in sich hinein, ihre HRV-Analyse verschlechterte sich dementsprechend. Sie zog sich einen Bandscheibenvorfall zu, der sie in ihrer Beweglichkeit längerfristig blockierte. Ihre Schutzfaktoren schwächten sich ab. Ihre Blutdruckwerte schwankten weiterhin, wenn auch nicht mehr so stark wie vor Beginn der Betreuung bei mir. Nach herrschenden Kriterien waren ihre Werte eindeutig zu hoch.

Um meine Behandlung abzusichern, schicke ich sie zur Ultraschalluntersuchung ihrer Halsarterien: Es zeigen sich prachtvolle glatte Gefäße mit nur minimalen Wandveränderungen; keine Spur von „hämodynamisch relevanten Stenosen", sprich: von Verengungen der Halsgefäße, die den Blutstrom beeinflussen. Trotz der erhöhten Blutdruckwerte findet sich an den Halsgefäßen kein Hinweis auf ein erhöhtes Schlaganfallrisiko. Das beruhigt Arzt und Patientin.

Eine erneute 24-Stunden-Messung zeigt weiterhin eine deutliche Nachtabsenkung der Werte als Ausdruck kräftiger parasympathischer Regulationsimpulse. Im Tagesverlauf finden sich allerdings Werte, die nach schulmedizinischer Auffassung zwingend und umgehend mit einem Betablocker oder einem ACE-Hemmer oder mit einer Kombination aus verschiedenen Hochdruckmedikamenten behandelt werden müssten. Doch ich zögere und setze meine Behandlungslinie zunächst fort: keine Medikamente außer Strophanthin.

Weil Rote-Bete-Saft zum Frühstück und Hibiskustee am Abend nach Ansicht von Frau Hansen einen beruhigenden Einfluss auf den Blutdruck haben sollen, trinkt sie diese nun regelmäßig. Sie hat wieder begonnen, sich zu bewegen, mit Walken statt Laufen, das ist rückenfreundlicher. Doch dann joggt sie auch wieder um die Alster. Die Erbauseinandersetzungen sind noch nicht zu Ende, aber Frau Hansen hat inzwischen mehr Abstand zu diesem Theater gewonnen. Ihr Glück sind die Geige und „ihr“ Orchester. Sie spielen Schumanns *Rheinische Sinfonie* und Beethovens dritte Sinfonie, die *Eroica*, anspruchsvolle Stücke für die zweite Geige, für ihren Part. Und sie malt. In Krisensituationen sei Malen ihre beste und heilsamste Therapie.

Ihre HRV bessert sich wieder. Der Parasympathikus berappelt sich, NO steht wieder ausreichend zur Verfügung, womit sich ihr Herz- und Kreislaufschutz stabilisiert. Ihre situationsgebundenen vorübergehenden Blutdruckerhöhungen bedürfen keiner medikamentösen Behandlung, denn sie verfügt über ausreichend innere Schutzfaktoren. Sie ist dabei, diese schwierige Lebensphase sehr selbstbestimmt zu bewältigen. In ihrer Lebensführung lässt sie sich weniger von schulmedizinischen Leitlinien als von ihrem Wohlergehen leiten. Sie ist auf einem guten Weg, ihr inneres Gleichgewicht und ihren Frieden mit der Welt zurückzugewinnen. Damit tut sie, allen offiziellen Blutdruckgrenzwerten zum Trotz, das Beste für Ihre Gesundheit, aktuell und auch vorbeugend für die Zukunft.

6. Mit Hightech gegen die Kranzgefäße

Was passiert beim Herzkatheter?

Der Herzkatheter ist ein dünner Plastikschlauch, der durch ein Blutgefäß bis zum Herzen vorgeschoben wird. Als Zugang wird im Allgemeinen die Leiste gewählt, das heißt, es wird eine dicke Kanüle in die Leistenarterie gestochen und der Katheter darüber eingeführt. Direkt oberhalb des Herzens finden sich in der Hauptschlagader zwei Öffnungen, eine für die linke und eine für die rechte Kranzarterie. Der Katheter wird durch diese Öffnungen nacheinander in die beiden Koronararterien vorgeschoben und es wird unter Druck ein Kontrastmittel in die Kranzarterien gespritzt. Gleichzeitig wird geröntgt, und da das Kontrastmittel auf dem Monitor erscheint, kann der Blutfluss sichtbar gemacht und es können Verengungen im Bereich der großen Kranzgefäße erkannt werden.

Mit einem aufblasbaren Ballon können diese Engpässe plattgedrückt und das Gefäß kann aufgedehnt werden. Häufig kommt es dabei zur Verletzung und Einblutung in die Gefäßwand. Mit der Einlage von Gefäßprothesen, den Stents, wird versucht, die Aufdehnung des Gefäßes dauerhaft zu fixieren.

Die Annahme, dass mit dem Herzkatheter die Blutgefäße des Herzens vollständig zur Darstellung kommen, ist nicht richtig. Mit dieser Methode werden nur die großen, dem Herzmuskel aufliegenden Kranzarterien erfasst. Wie bereits erläutert, können so zwar die Verengungen und Verschlüsse in diesen großen Arterien erkannt werden, aber das umfassende Netz feiner und feinster miteinander kommunizierender Gefäße innerhalb des Herzmuskels verschließt sich dem Kontrastmittel. Von den Kollateralen, die die koronaren Stenosen umgehen, werden nur die großkalibrigen erfasst. Unfähig, das natürliche Bypass-System zur Sicherung der Herzdurchblutung sichtbar zu machen, kann die Kathetermethode also über die tatsächliche Durchblutungssituation im Herzmuskel keine Auskunft geben.

Hinzu kommt, dass die Belastung mit Röntgenstrahlen im Rahmen einer Herzkatheteruntersuchung enorm ist. Um davon eine Vorstellung zu vermitteln: Bei einer ganz normalen Röntgenuntersuchung des Brustkorbs beträgt die Strahlenbelastung 0,1 mSv (milli-Sievert). Bei einer einfachen Herzkatheteruntersuchung, bei der kein Stent gesetzt wird, sind es im Schnitt etwa 7 mSv. Bei einem Herzkatheter mit Ballon und Stents sind es etwa 15 mSv. 15 mSv entsprechen 150 Röntgenaufnahmen des Brustkorbs! Die damit verbundene erhebliche Radikalenbildung schadet dem Herz – ganz zu schweigen von möglichen Langzeitfolgen.

Katheter bei Herzschmerzen

Aus dem Blickwinkel der KHK sind Herzschmerzen das Resultat eines Kranzgefäßverschlusses. Unter Ausblendung der Kollateralen wird angenommen, dass ein sich entwickelnder Gefäßverschluss bei körperlicher Anstrengung zum Sauerstoffmangel führt und dadurch Herzschmerzen und Brustbeklemmung auslöst. Dementsprechend versprach man sich viel von der Beseitigung der Engpässe und Verschlüsse durch den Herzkatheter.

Bereits 2003, nachdem genügend Katheter und Stents gelegt worden waren, hat die weltberühmte Mayo-Klinik aus den USA die folgende ernüchternde Bilanz gezogen: „Ballon und Stent sind geeignet, Herzbeschwerden zu verringern, also die Symptome zu bessern. Ballon und Stent verhüten keinen Infarkt und verlängern kein Leben. Stents verhüten die Ausbildung einer erneuten Verengung an gleicher Stelle, senken jedoch nicht die Häufigkeit von Infarkten oder Todesfällen.“[74] Die Behandlung der koronaren Engpässe mit Herzkatheter, Ballons und Stents verhindert keinen Herzinfarkt und rettet kein Leben. In dieser Aussage tritt das ganze Desaster der gängigen Praxis offen zutage.

2007 erschienen die Ergebnisse der COURAGE-Studie[75], für die KHK-Patienten entweder einem Kathetereingriff in Kombination mit intensiver medikamentöser Behandlung unterzogen wurden oder ausschließlich medikamentös behandelt wurden. Die Studie umfasste mehr als 2000 Patienten und wurde über knapp fünf Jahre an 50 kardiologischen Zentren der USA und Kanadas durchgeführt.

Die Anzahl der Verstorbenen war in beiden Gruppen über die gesamte Zeit praktisch identisch. Die Häufigkeit, mit der Herzinfarkte und auch Schlaganfälle auftraten, zeigte ebenfalls keine Unterschiede.

Der Ballonkatheter war also zusammen mit mindestens einem Stent nicht in der Lage, Leben zu retten und die Lebenszeit zu verlängern. Auch konnte der Kathetereingriff weder das Auftreten von Herzinfarkten noch das Auftreten von Schlaganfällen verhindern.

Knapp ein Viertel der Katheterpatienten benötigte im Verlauf der Studie einen weiteren Kathetereingriff. Wer einmal in die Fänge dieses Systems gerät, der bleibt meist gefangen. Die COURAGE-Studie zeigte, dass sich die Beschwerden der Patienten mit Kathetereingriff im Vergleich zu den Patienten in der Kontrollgruppe stärker verringerten. Das entsprach den bisherigen Studien, die durchgehend zu dem Ergebnis kamen, dass der Kathetereingriff die Beschwerden lindert und die Lebensqualität verbessert.

Dabei ist allerdings zu bedenken, dass durch den Druck des aufgeblasenen Ballonkatheters die schmerzleitenden Nervenfasern, die die Kranzgefäße umranken, gequetscht und dadurch betäubt werden können. Die Beschwerdelinderung nach einem Kathetereingriff ist zum Teil darauf zurückzuführen, dass die Schmerzleitungen im Herzen zumindest vorübergehend defekt sind und ausfallen.

Doch viel wichtiger: Alle früheren Studien zu dieser Frage waren „unverblindet“. Das heißt, dass die Patienten genau wussten, ob Sie mit einem Katheter und Stents behandelt wurden oder eben nicht. Diejenigen, denen der Eingriff zuteilwurde, waren zufrieden und beruhigt, weil nun die Bedrohung eines sich verschließenden Kranzgefäßes aus der Welt war. Der Glaube, sich wieder auf sicherem Terrain zu bewegen, und die damit verbundene Zuversicht sind in der Lage, Ängste und Unsicherheiten sozusagen in die Wüste zu schicken. Dieser Glaube kann Berge versetzen, stärkt das Wohlbefinden und kann wirksam das erneute Auftreten von Beschwerden verhüten.

Diejenigen, die sich aus Zufall *nicht* unter den Glücklichen befanden, haderten innerlich mit ihrem Schicksal, denn der bedrohliche Engpass in ihrem Herzen war nicht angegangen worden. Das kann unruhig und missmutig machen, damit auch Herzbeschwerden begünstigen und die Lebensqualität senken.

Deshalb war es an der Zeit, eine „verblindete“ Studie zu diesem Thema durchzuführen, bei der die Patienten *nicht* Bescheid wussten. Dies geschah 2017 in London.[76] 200 KHK-Patienten mit einer über 70-prozentigen Stenose und deutlichen Angina-pectoris-Beschwerden wurden nach Zufallskriterien in zwei Gruppen aufgeteilt. In der einen Gruppe wurde ein Herzkatheter gelegt, die Stenose geweitet und ein Stent eingesetzt. In der anderen Gruppe wurden die Patienten für 15 Minuten schläfrig gemacht und es wurde ihnen ein Katheter in die Leistenarterie gestochen, jedoch nicht weiter vorgeschoben. Der Katheter wurde nach einiger Zeit wieder entfernt, ohne die Kranzgefäße berührt zu haben. Die Patienten hatten den Eindruck, dass ein kompletter Eingriff stattgefunden habe, aber es war ein klassischer Schein-Eingriff.

In beiden Gruppen kam es in den nachfolgenden sechs Wochen zu einer deutlichen Beschwerdelinderung. Herzschmerzen traten seltener auf und die körperliche Belastbarkeit stieg in beiden Gruppen ohne signifikante Unterschiede. Der Schein-Eingriff linderte die Beschwerden genauso gut wie der Kathetereingriff plus Stent. Was offenbar zählte, war der *Glaube* der Patienten, dass ihnen mit diesem Hightech-Angriff auf den augenscheinlichen Störenfried in ihrem Herzen geholfen worden sei.

Da wir wissen, dass eine hochgradige Kranzgefäßstenose wegen der vorhandenen Kollateralen die Durchblutung nicht behindert und selbst im Angina-pectoris-Anfall kein Sauerstoffmangel auftritt, ist der Kathetereingriff selbst als ein Schein-Eingriff zu werten! Die Behandlung von KHK-Patienten mit Katheter und Stent ist nicht dazu geeignet, das Leben zu verlängern und einen Herzinfarkt zu verhindern. Seine positiven Effekte auf das Befinden beruhen vor allem auf dem *Glauben* an seine Wirkung.

Die Schadensbilanz von Katheter und Stent

Nach einer Statistik der Bundesregierung von 2018 wurden im Jahr 2016 in Deutschland 900 000 Herzkathetereingriffe durchgeführt; in knapp 400 000 Fällen wurde dabei mit Ballon und Stents behandelt.[77] Wir sind „Weltmeister“ in dieser Disziplin. Nirgendwo auf der Welt werden im Verhältnis zur Einwohnerzahl so viele Kathetereingriffe durchgeführt wie bei uns.

Nach einer Statistik der AOK von 2013 zeigte sich, dass es bei jedem sechsten therapeutischen Herzkatheter zu einer Komplikation oder einem qualitätsrelevanten Folgeeingriff kam.[78] Größere Blutverluste, tiefe Beinvenenthrombosen, akutes Nierenversagen oder Verletzungen der Gefäßwand durch den Herzkatheter traten bei 7,2 Prozent der Patienten auf. Das wären knapp 30 000 Patienten pro Jahr.

0,7 Prozent der Patienten verstarben innerhalb von 30 Tagen nach einem Kathetereingriff mit Ballon und Stent. Das wären pro Jahr knapp 3000 Menschen. Die 500 000 Patienten, bei denen der Katheter nur aus diagnostischen Gründen durchgeführt wird, sind in dieser AOK-Statistik nicht berücksichtigt. Man muss also gegenwärtig in unserem Land mit gut 3000 „Kathetertoten“ pro Jahr rechnen. Eine Zahl, die etwa so groß ist wie die Anzahl der Verkehrstoten in Deutschland. Diese Verkehrstoten sind im öffentlichen Bewusstsein präsent. Von den Todesfällen, die in Folge von Katheteruntersuchungen auftreten, spricht niemand.

Durch den Kathetereingriff werden bei etwa 1 Prozent der Patienten Schlaganfälle ausgelöst.[79] Vor allem aber werden Herzinfarkte produziert. Eine sehr sorgfältige Studie aus Amsterdam beschreibt, dass der Kathetereingriff bei Patienten mit akuten Beschwerden in etwa 10 Prozent der Fälle einen Herzinfarkt ausgelöst hat.[80] In einer sehr großen britischen Studie aus den Neunzigerjahren zeigte sich, dass auch KHK-Patienten *ohne* akute Beschwerden durch den Eingriff schweren Schaden nehmen können. In dieser Untersuchung fanden sich unter den mit einem Katheter behandelten Patienten beinahe doppelt so viele Todesfälle und Herzinfarkte (in den nachfolgenden Jahren) wie bei einer lediglich medikamentösen Behandlung. Es war vor allem die Anzahl der eingriffsbedingten Herzinfarkte, die in dieser Studie auffiel.[81]

In der AOK-Untersuchung werden Herzinfarkte als Schadensfolge des Katheters nicht erwähnt. Die Studie gründet auf den Abrechnungsdaten der 24 Millionen AOK-Versicherten. In den Abrechnungsdaten der Ärzte und Krankenhäuser in Deutschland wird die Komplikation Herzinfarkt im Zusammenhang mit einem Kathetereingriff nicht erwähnt.

Sicher haben die Katheterspezialisten seit den Neunzigern dazugelernt. Auch hat sich in der internationalen kardiologischen Welt durch Intervention der *Harvard University* die Auffassung durchgesetzt, Herzinfarkte erst dann als direkte Komplikation einer Katheteruntersuchung anzuerkennen, wenn es sich um *große* Infarkte, also um *erhebliche* Schädigungen handelt.[82] Alles andere fällt unter den Tisch. Dennoch verwundert es, dass die Komplikation Herzinfarkt hierzulande nicht auftaucht.

Jeder Kathetereingriff birgt das Risiko, einen Infarkt zu produzieren: Wenn mit dem Ballon die arteriosklerotischen Vorwölbungen oder Plaques plattgequetscht werden, lösen sich immer mal Gewebebrocken, die mit dem Blutstrom verschleppt werden und das Gefäß „flussabwärts" an anderer Stelle verschließen. Der Ursprungsort dieser Gewebeteile, der Engpass, war durch Kollateralen geschützt. Dieser Schutz fehlt am Ort des plötzlichen neuen Verschlusses, sodass es dort zum Infarkt mit absterbendem Muskelgewebe kommt.

Heute werden bei fast jedem therapeutischen Eingriff Stents gesetzt. Die Vorstellung, sich dadurch ein oder mehrere Stücke Metall in der Brust eingefangen zu haben, ist nicht gerade angenehm. Ist erst einmal ein *Drug-eluting Stent*, also ein Medikamente freisetzender Stent, platziert, wie heute allgemein üblich, wird man zum künstlichen Bluter. Dann muss man bis zu zwölf Monate lang blutverdünnende Medikamente einnehmen. Damit steigt besonders bei Älteren das Blutungsrisiko und es kann vermehrt zu Hirnblutungen kommen.

Außerdem geraten die Patienten mit diesem Eingriff in eine lebenslange Abhängigkeit vom Medizinbetrieb. Die Menge an täglich zu schluckenden Medikamenten ist beträchtlich, und vieles wird schlecht vertragen. Häufig folgen weitere Eingriffe und immer geht es um das Herz. Angst und Sorgen lassen sich nur schlecht vertreiben. Man ist gezwungen, sich auf Dauer der Kontrolle durch einen Kardiologen zu unterwerfen, und ist dem medizinisch-industriellen Komplex ausgeliefert.

Wenn wir über Schädigungen durch Katheter sprechen, muss auch der volkswirtschaftliche Schaden genannt werden, den diese Behandlungsmethode verursacht. Der Eingriff mit einem Ballonkatheter und zwei Stents kostet etwa 3000 bis 5000 Euro. Bei 400 000 derartigen Eingriffen –

Tendenz steigend – ergibt sich eine erhebliche finanzielle Dimension. Es geht um Milliarden.

Angesichts des fehlenden substanziellen Nutzens zur Infarktverhütung und Lebensverlängerung stellt sich die Frage, ob man solche enormen finanziellen Mittel nicht *besser* anlegen könnte, schließlich ist es ja das Geld der Krankenkassen und der Versicherten. Im gesundheitlichen Bereich böten sich verschiedene sinnvollere Alternativen an:

Vor Jahren hieß es, dass die Kathetereingriffe etwa 20 Prozent der gesamten Kassenausgaben im Bereich der niedergelassenen Praxen verschlingen würden. Heute dürfte der Anteil noch deutlich größer sein. Ein qualifiziertes hausärztliches Gespräch über 45 Minuten hilft einem Herzpatienten häufig wesentlich besser als alle Eingriffe und Medikamente. Ein solches Gespräch müsste allerdings ordentlich honoriert werden, andernfalls kann der Arzt seine Praxis bald schließen. Wie intensive, in die Tiefe gehende ärztliche Beratungsgespräche heutzutage honoriert werden, ist ein schlechter Witz.

Für so wichtige Dinge wie Zahnersatz und Brillen, die den Geldbeutel vieler Mitbürger überfordern, ist oft kein Geld da. Für so sinnvolle Maßnahmen wie Physiotherapie oder auch für Akupunktur steht nur knappes Geld zur Verfügung. Methoden zum Stressabbau, Atem- und Meditationstechniken und auch Psychotherapie werden stiefmütterlich behandelt. Für viel Sinnvolles fehlt den Kassen das Geld, weil sie sich in erster Linie den technologischen Prozeduren verpflichtet fühlen. Die Kathetermilliarden sollten dringend besser angelegt werden.

Katheter bei *drohendem* Herzinfarkt

Je früher es gelingt, ein sich verschließendes Kranzgefäß wieder zu eröffnen, desto besser sollten nach dem koronaren Konzept die Chancen stehen, einen drohenden Herzinfarkt zu verhindern und lebensrettend zu wirken. Nach der Logik der KHK kann man nicht früh genug zum Katheter greifen.

In den letzten 20 Jahren wurde in mehreren großen Studien untersucht, inwieweit ein sofortiger Kathetereingriff bei drohendem Herzinfarkt oder einem NSTEMI-Herzinfarkt eine lebensrettende Wirkung entfaltet.

2016 wurden alle diesbezüglichen Studien von der *Cochrane Library* in einer zusammenfassenden Analyse ausgewertet.[83] Die *Cochrane Library* ist ein von der Industrie unabhängiges internationales Netzwerk von Ärzten und Wissenschaftlern, das für Objektivität bürgt. Alle 9000 in diesen Studien erfassten Patienten hatten wegen plötzlicher Herzbeschwerden ein Krankenhaus aufgesucht. Bei einem Großteil fanden sich Troponinwerterhöhungen, sodass die Diagnose eines akuten NSTEMI-Herzinfarkts gestellt wurde.

Nach Zufallskriterien wurde die Hälfte der Patienten einem sofortigen Kathetereingriff zugeführt, bei der anderen Hälfte wartete man ab und behandelte lediglich mit Medikamenten. Wenn dies nach Tagen erfolglos war, konnte bei Patienten mit anhaltenden starken Herzbeschwerden ebenfalls ein Kathetereingriff durchgeführt werden.

Die Cochrane-Analyse kam zu dem Ergebnis, dass der sofortige Kathetereingriff plus Stents (und gar nicht selten plus anschließender Bypass-OP) im Vergleich mit dem abwartenden Verhalten *nicht* zur Folge hatte, dass das Sterberisiko im Jahr nach dem Ereignis sank. Anders formuliert: Der Kathetereingriff hat auch im Fall eines drohenden oder eines beginnenden Herzinfarkts keinen lebensrettenden Effekt.

In den großen Studien, die der Cochrane-Analyse zugrunde lagen, ging es um akute Beschwerden und um Herzinfarkte im Frühstadium. Wenn der Kathetereingriff bei einem sich entwickelnden Herzinfarkt wirklich lebensrettend wirkte, dann hätte dieser Effekt in genau diesen Studien deutlich werden müssen.

Die Cochrane-Analyse war so etwas wie die Stunde der Wahrheit. Den Patienten in unseren Krankenhäusern wird diese Wahrheit leider nicht vermittelt. Wer im Fall plötzlich aufgetretener akuter Herzschmerzen nicht einem sofortigen Kathetereinsatz zustimmt, dem wird energisch zugesetzt. Wer den Katheter verweigert, dem wird angedroht, dass er damit rechnen müsse zu sterben. Es ist schon ein sonderbares Phänomen, wie es dem herrschenden Medizinbetrieb gelingt, die verschiedensten kritischen Einwände abzublocken, objektive Fakten zu ignorieren und mühelos zu übergehen und immer so weiterzumachen wie bisher.

Katheter bei *gesichertem* Herzinfarkt

Wie verhält es sich nun bei einem gesicherten Herzinfarkt, bei einem STEMI mit eindeutigen diagnostischen Infarktzeichen im EKG und bei den Laborwerten? Was bringt in einem solchen Fall eine Katheteruntersuchung?

In ihren „Neuen Leitlinien zur Infarkt-Behandlung“ von 2012 äußerte sich die *Deutsche Gesellschaft für Kardiologie* (DGK) zum Thema Katheter beim STEMI.[84] Als wichtiger Qualitätsindikator für den Kathetereingriff gilt die Sterblichkeit im Krankenhaus. Die DGK schrieb dazu, dass die Krankenhaussterblichkeit von STEMI-Patienten zwischen 4 und 6 Prozent liegt, wenn ein Patient in einem Zentrum mit Katheterlabor behandelt wird, und zwischen 14 bis 16 Prozent in einem Krankenhaus *ohne* Katheterlabor. Bei einer derartigen Verbesserung der Überlebensrate würde sich jegliche Diskussion um Sinn oder Unsinn des Herzkatheters erübrigen.

In einem Pressetext der DGK vom April 2017 werden konkrete Zahlen genannt.[85] In der hier abgedruckten (ursprünglich dort veröffentlichten) Abbildung 17 wird die Entwicklung der Krankenhaussterblichkeit (IHM = *In Hospital Mortality*) nach einem Kathetereingriff bei Infarktpatienten mit einem STEMI gezeigt.

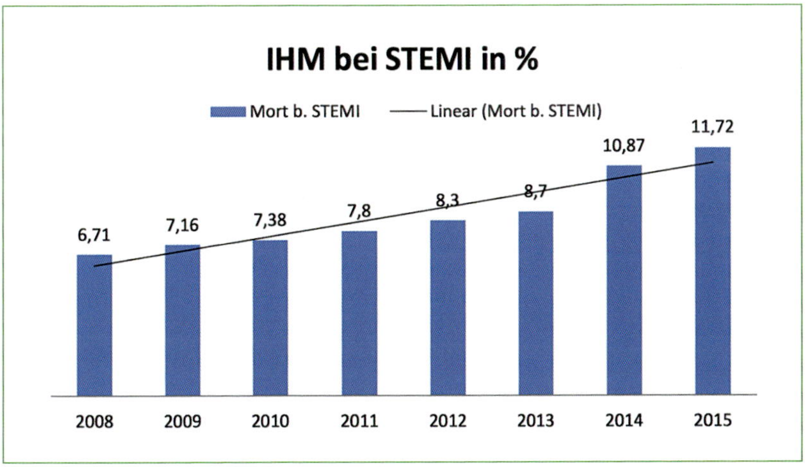

Abbildung 17

Was erkennt man in dieser Grafik? Die Sterblichkeit im Krankenhaus nach einem Kathetereingriff bei gesichertem Herzinfarkt hat sich in den zurückliegenden Jahren fast verdoppelt. Man sieht aber auch, dass von den in den Leitlinien von 2012 behaupteten 4 bis 6 Prozent keine Rede sein kann.

Worauf wird der Anstieg der Todesfälle zurückgeführt? Es wird argumentiert, dass immer mehr Ältere und immer mehr Patienten mit erhöhtem Risiko dem Kathetereingriff zugeführt würden. Das ist zweifellos richtig. Während man sich noch vor wenigen Jahren bei Risikopatienten und solchen mit schweren Komplikationen zurückhielt, nähert man sich heute in den Katheterzentren der Wirklichkeit in einem Kreiskrankenhaus *ohne* Katheterlabor an. Dort in der Provinz hatte man schon immer mit *allen* Patienten zu tun, mit den leichten Fällen und den Schwerkranken und mit allen Arten möglicher Komplikationen. Die behaupteten 14 bis 16 Prozent Todesfälle in der Provinz waren allerdings lediglich eine Vermutung. Eine landesweite verlässliche Statistik darüber existiert nicht.

Ein Wert von 12 Prozent Todesfällen mit ansteigender Tendenz in Folge eines Kathetereingriffs beim STEMI ist aus meiner Sicht erschreckend. Auch beim gesicherten Herzinfarkt kann dem Kathetereingriff kein lebensverlängernder Effekt abgewonnen werden, genauso wie beim drohenden Infarkt und beim NSTEMI. In der Meldung der DGK aus dem Jahr 2017 heißt es weiter, dass auch die Rate der eingriffsbedingten Komplikationen in den zurückliegenden Jahren zugenommen habe. Das wären: größere Blutverluste, Nierenversagen, womöglich Verschlimmerung des Infarktes, Todesfall inklusive.

In der westlichen Welt wurden in den zurückliegenden Jahren erhebliche Anstrengungen unternommen, um Herzpatienten möglichst schnell einem Katheter zuzuführen, in der Erwartung, damit mehr Infarktpatienten das Leben zu retten. Wie bereits erwähnt, spricht man von der *Door-to-Balloon Time*, also der Zeitspanne, die im Intensivkrankenhaus vom Eintreffen des Patienten bis zum Einführen und Vorschieben des Ballonkatheters vergeht.

Das größte Herzkatheterregister in den Vereinigten Staaten hat die Daten von 100 000 Patienten mit einem STEMI-Herzinfarkt in über

500 Krankenhäusern der USA ausgewertet (86). Man war landesweit bemüht, eine Door-to-Balloon-Zeit unter 90 Minuten zu erreichen, da ein Überschreiten dieser Zeitspanne als kritisch gilt. Das ist weitgehend gelungen. Der Anteil an Patienten, der in weniger als 90 Minuten einem Katheter zugeführt wurde, stieg zwischen 2005 und 2009 von knapp 60 auf über 80 Prozent.

Auf die Sterblichkeit der Infarktpatienten hatte dies allerdings überhaupt keinen Einfluss. Die Sterblichkeit im Krankenhaus blieb bei diesen Patienten mit gesichertem STEMI-Herzinfarkt konstant bei knapp 5 Prozent.

Wenn man die Hochrisikopatienten gesondert betrachtete, also auch Ältere über 75 Jahre oder Patienten, die im Schock eingeliefert wurden, denen es also besonders schlecht ging, kam man stets zum gleichen Ergebnis: Der frühe Kathetereingriff konnte das Leben in keiner dieser Gruppen verlängern.

Auch die Sterblichkeit 30 Tage nach dem Infarkt konnte durch einen immer frühzeitigeren Eingriff um keinen Deut verbessert werden. Wer nach einem Herzinfarkt die ersten 30 Tage überlebt hat, hat das Wichtigste geschafft. Die Bilanz nach 30 Tagen zeigt am Konsequentesten, inwieweit eine therapeutische Maßnahme beim Herzinfarkt erfolgreich oder eben erfolglos ist.

Diese Ergebnisse belegen anschaulich, dass die Sterberate von Infarktpatienten durch einen frühzeitigen Kathetereingriff nicht beeinflusst wird. Die Erfolglosigkeit der Katheterbehandlung hat ihre Gründe. Das Konzept der KHK basiert auf trügerischem Augenschein. Kranzgefäßverschlüsse finden sich bei etwa einem Drittel aller akuten Herzinfarkte als *Folge* des aufgetretenen Infarkts und haben keine Auswirkungen auf dessen Verlauf. Alle Bemühungen an diesen Verschlüssen zielen ins Leere.

Hilft die Bypass-OP am Herzen?

Die ersten Bypass-Operationen am Herzen liegen mehr als 50 Jahre zurück. Nach zehn Jahren Bypass-Chirurgie zogen 1977 die Spezialisten aus der damaligen Hochburg der Herzchirurgie in Houston/Texas diese Bilanz: „Die vorliegenden Daten sprechen nicht dafür, dass durch die Bypass-OP ein Herzinfarkt, Herzrhythmusstörungen oder die Entwicklung einer Herzschwäche verhindert wird. Bei der überwiegenden Mehrheit der operierten Patienten wird das Leben nicht verlängert.“[87]

Sinn und Zweck einer Bypass-Operation liegen darin, den schädigenden Einfluss verengter Kranzgefäße auszuschalten. Das war nach den Erkenntnissen aus zehn Jahren Erfahrung offenkundig nicht gegeben. Die Umgehung schwerer Kranzgefäßverengungen durch operativ eingesetzte Bypässe war nicht in der Lage, dem Herz eine effektive Hilfe zu bieten.

Die wichtigsten kontrollierten Studien zur Wirksamkeit der koronaren Bypass-OP stammen aus den Achtzigerjahren und haben nichts von ihrer Aktualität eingebüßt. Damals wurde in drei großen und mehreren kleinen Untersuchungen der Effekt einer Bypass-OP im Vergleich zu einer rein medikamentösen Behandlung untersucht. Die Bilanz war vernichtend: Dieser Eingriff an den Kranzgefäßen verhindert keinen einzigen Herzinfarkt. Von den sieben bedeutendsten Studien kamen sechs zu dem Ergebnis, dass die Bypass-OP nicht in der Lage sei, das Leben der Patienten zu verlängern.

Danach war erst einmal für längere Zeit Funkstille. 2004 sorgte eine Studie aus der Mayo-Klinik in Zusammenarbeit mit dem Herzzentrum der Universität in Sao Paulo noch einmal kurzfristig für Aufregung.[88] Es hatte sich erneut gezeigt, dass im Vergleich mit einer rein medikamentösen Behandlung weder Katheter plus Stents noch die Bypass-OP in der Lage sind, den Patienten effektiv zu helfen. Seitdem wird die Bypass-OP nur noch mit Kathetereingriffen verglichen. Die Wahrheit, die nur durch einen Vergleich von Eingriff und Nichteingreifen ermittelt werden kann, ist nicht mehr gefragt. Die Bilanz der bisherigen Bemühungen spricht eine allzu deutliche Sprache.

Die umfangreichste Studie wurde an den renommiertesten Herzkliniken der USA und Kanadas durchgeführt.[89] Knapp 800 Patienten mit koronarer Herzkrankheit wurden entweder operiert oder ausschließlich medikamentös behandelt. In der Mehrzahl hatten die Patienten hochgradige Verengungen in allen drei Kranzarterien. Sie klagten über eher geringe Herzbeschwerden oder waren nach einem Herzinfarkt beschwerdefrei.

Nach fünf und auch nach zehn Jahren fand sich zwischen den beiden Gruppen kein Unterschied in der Überlebensrate und auch nicht in der Häufigkeit neu aufgetretener Infarkte. So war die Wahrscheinlichkeit, nach fünf Jahren infarktfrei noch am Leben zu sein, in beiden Gruppen identisch (82 Prozent bzw. 83 Prozent).

Eine ebenfalls große, in Europa durchgeführte Studie war die einzige, die leichte Überlebensvorteile für KHK-Patienten *mit* Bypass-OP aufwies.[90] Die europäischen Patienten unterschieden sich im Schweregrad ihrer koronaren Verschlüsse nicht von den amerikanischen. Ein wichtiger Unterschied bestand darin, dass in der europäischen Studie nur Patienten operiert wurden, die über *stärkere* Herzbeschwerden klagten.

Die Bedeutung der Beschwerden für Erfolg oder Nichterfolg dieser Operation wurde in einer kleinen Studie aus Neuseeland bereits 1981 auf den Punkt gebracht. Man wählte für diese Untersuchung 100 Patienten, die bereits zwei oder drei Herzinfarkte hinter sich hatten und die trotz dieser Vorgeschichte praktisch beschwerdefrei waren. Durchweg fanden sich bei diesen Patienten mittelschwere bis schwere Kranzgefäßveränderungen. Nach Zufallskriterien wurden 50 einer Bypass-OP unterzogen, die anderen 50 nicht.[91]

Während der knapp fünf Jahre dauernden Studie starben von diesen Patienten jährlich 3 bis 4 Prozent, ohne jeden Unterschied in den beiden Gruppen. Die Infarkthäufigkeit war ebenfalls identisch. Bei Patienten *ohne* Beschwerden war die operative Umgehung von Kranzgefäßverschlüssen also völlig nutzlos.

Eine Ausnahme kristallisierte sich bald heraus: Patienten mit einer Hauptstammstenose leben dank der OP länger. Unter Hauptstammstenose ist eine Verengung der linken Kranzarterie direkt nach ihrem Abgang aus der Aorta, der Hauptschlagader, zu verstehen.

Als sich die Krankenhäuser der US-amerikanischen Kriegsveteranen während des Vietnamkrieges in den Siebzigerjahren füllten, wurde an diesen Patienten der Effekt der Bypass-OP umfassend untersucht.[92] Dabei wurde erstmals die positive Wirkung bei einer Hauptstammstenose deutlich.[93] Doch eines blieb rätselhaft: Durch die OP konnte auch bei den Hauptstammstenose-Patienten die Infarkthäufigkeit nicht gesenkt werden. Der leichte Überlebensvorteil bei diesen Patienten aufgrund der Bypass-OP konnte nicht auf die Beseitigung einer möglichen Mangeldurchblutung zurückgeführt werden.

Die Bypass-OP am Herzen war angetreten, um Herzinfarkte zu verhüten, indem Kranzgefäßverschlüsse mithilfe von eingepflanzten gesunden, durchgängigen Adern umgangen werden sollten. Dieses Ziel wird verfehlt, die Bypass-OP wirkt nicht infarktpräventiv, durch sie wird kein Herzinfarkt verhindert. Das ist hinreichend erwiesen.[87–92] Wenn das umfangreiche Gefäßnetz innerhalb des Herzmuskels zur Kenntnis genommen und die Fähigkeit unseres Herzens berücksichtigt wird, auf Gefäßverschlüsse mit zahllosen natürlichen Bypässen zu reagieren, dann wird deutlich, wie sinnlos es ist, diesen natürlichen Bypässen noch einen künstlichen hinzuzufügen. Vom Ansatz her ist die Bypass-OP am Herzen ein Irrweg, der in seinem zentralen Anliegen, vor einem Herzinfarkt zu schützen, scheitern muss.

Auch die Entwicklung einer Herzschwäche kann durch die koronare Bypass-OP nicht beeinflusst werden.[94] Das einzig Positive: Herzbeschwerden werden durch die Bypass-OP deutlich verringert. Die meisten Patienten sind direkt nach dem Eingriff schmerzfrei und ihre körperliche Belastbarkeit bessert sich. Dieser Zustand ist allerdings nicht immer von Dauer.

Bei Nachuntersuchungen neun Monate nach Bypass-Operationen in Seattle/USA entdeckte man, dass bei einer Reihe von Patienten sämtliche Bypässe verschlossen waren.[95] Ein solches Ereignis, der Verschluss eines operativ gelegten Bypasses, ist gar nicht so selten und geht unbemerkt über die Bühne. Der Patient spürt nichts davon.

Die Mehrheit dieser Patienten war neun Monate später besser belastbar als vor der OP, hatte weniger Beschwerden und auch im Belastungs-EKG waren zuvor anzutreffende Zeichen von Durchblutungsstörung nicht mehr nachweisbar. Die Bypässe waren alle verschlossen.

Für die Abnahme von Beschwerden nach einer Bypass-OP gibt es zwei Erklärungen. Ich habe bereits darauf hingewiesen, dass beim Kathetereingriff die schmerzleitenden Nervenfasern, die die Koronargefäße umranken, nachhaltig betäubt werden können. Bei der Bypass-OP tritt ein ähnlicher Effekt auf, allerdings in viel größerem Ausmaß. Bei einem solchen operativen Gefäßeingriff werden diese Nervenbahnen durchgetrennt.

Wenn auf alle drei Kranzarterien Bypässe gelegt werden, dann werden dadurch die Schmerzsignale aus einem großen Teil des Herzmuskels zumindest für eine längere Zeit ausgeschaltet. Bei einer Hauptstammstenose durchtrennt man die zentrale Leitung des Sympathikus der linken Herzseite. Diese durchtrennten Nervenbahnen können über Monate oder Jahre keine Schmerzsignale weiterleiten.

In der Durchtrennung der sympathischen Nervenfasern dürfte die Erklärung für den lebensverlängernden Effekt der Bypass-OP bei einer Hauptstammstenose liegen. Auch die Betablocker, die den Sympathikus blockieren (und auf die ich noch eingehen werde), haben bei Herzkranken speziell nach einem Infarkt vor allem durch die Abnahme lebensbedrohlicher Herzrhythmusstörungen eine leichte lebensverlängernde Wirkung. Da das kollaterale Sicherungssystem auch bei einer Hauptstammstenose wirksam ist und von einer Einschränkung der Durchblutung nicht auszugehen ist, dürfte die Durchtrennung der zentralen Sympathikusleitung im Rahmen einer Bypass-OP von entscheidender Bedeutung sein. Der dadurch gegebene Schutz vor lebensbedrohlichen Herzrhythmusstörungen hat allerdings einen hohen Preis, denn diese OP ist wahrlich kein Spaziergang.

Natürlich ist auch der *Glaube* an die Wirksamkeit dieser OP von großer Bedeutung. Je größer ein Eingriff, desto größer die Berge, die dieser Glaube versetzen kann – und die Bypass-OP am Herzen ist ein riesiger Eingriff. Wenn dann sofort nach der OP die Beschwerden völlig verschwunden sind, ist die Erleichterung groß. Die gewonnene Lebenszuversicht kann stark beruhigen, innerlich ausgleichen, erneuten Beschwerden vorbeugen und durchaus zur Lebensverlängerung beitragen.

KHK-Patienten *ohne* Beschwerden haben überhaupt keinen Vorteil von der OP. Der leichte Überlebensvorteil von Patienten mit stärkeren Herzbeschwerden dürfte im Wesentlichen auf dem *Glauben* an diese Spitzenleistung der Hightech-Medizin beruhen.

Interessanterweise haben alle diese Erkenntnisse den Eingriff nicht in Misskredit gebracht. Im Gegenteil, die Bypass-OP hat die ganze Welt erobert: Unter Ausblendung der Selbstheilungskräfte verlangen die drohenden Kranzgefäßverschlüsse vermeintlich nach einer sofortigen energischen Intervention. Das Blendwerk der KHK hat sich als stärker erwiesen.

Der „OP-Markt" ist hierzulande friedlich aufgeteilt. Die Ein- und Zweigefäß-Erkrankungen werden von den Kardiologen mit Katheter und Stent behandelt, die Patienten mit schweren Stenosen in allen drei Kranzgefäßen werden in der Regel den Chirurgen überlassen. Heute geht es nur noch um die Alternative Katheter oder Bypass-OP. Beide Seiten ringen dabei um Arbeitsfelder und wirtschaftliche Vorteile.

Die umfassendste Studie zum Vergleich dieser beiden Eingriffe stammt aus dem Jahr 2013 und wurde in 85 kardiologischen Zentren der USA und Europas durchgeführt.[96] Es handelte sich durchweg um Patienten mit schwerer KHK, mit hochgradigen Verengungen in allen drei Kranzarterien und auch mit Hauptstammstenosen.

Die wichtigsten Ergebnisse: Hinsichtlich der Todesfälle fanden sich keine Unterschiede zwischen Katheter und OP. Bei den Schlaganfällen gab es ebenfalls keine Unterschiede; Herzinfarkte traten vermehrt bei den Katheterpatienten auf.

Wenn wir auf die COURAGE-Studie schauen, die ich im letzten Abschnitt ausführlich beschrieben habe, wissen wir, dass Herzkatheter plus Stent bei KHK-Patienten kein Leben verlängern. Anscheinend kann die Bypass-OP es auch nicht besser. Schlaganfälle werden durch beide Eingriffe produziert, offenbar etwa in gleichem Umfang. Herzinfarkte werden weder durch Katheter noch durch Bypass-OP verhindert. Bei beiden Eingriffen werden jedoch Herzinfarkte ausgelöst, beim Katheter häufiger als bei der Bypass-OP.

In diesen Resultaten wird das Scheitern des koronaren Konzepts augenfällig. Der Vergleich von Katheter und Bypass-OP mutet an wie der Wettstreit zwischen zwei Blinden, die beide behaupten, besser sehen zu können als der andere.

Schäden als Folge der Bypass-OP

Zunächst einmal: Wie läuft eine solche Bypass-OP ab? Nachdem man den Patienten in tiefe Narkose versetzt hat, wird bei der klassischen OP als erstes das Brustbein der Länge nach aufgesägt und der Brustkorb eröffnet. Als Bypass-Gefäße werden heute zumeist Arterien aus dem Brustkorb verwendet, früher waren es vor allem Beinvenen. Um die Bypass-Gefäße um die Kranzgefäßverengungen herum einnähen zu können, wird das Herz an eine Herz-Lungen-Maschine angeschlossen und stillgelegt. Solch eine OP dauert in der Regel drei bis fünf Stunden.

Minimal eingreifende Verfahren ohne Spaltung des Brustbeins kommen ebenfalls zur Anwendung. Hierbei kann allerdings nur die Vorderwand des Herzens erreicht werden. Auch wird zunehmend am schlagenden Herzen operiert, was den Vorteil hat, dass auf die Herz-Lungen-Maschine und deren Belastungen für den Organismus verzichtet werden kann.

Offiziell verlautet, dass etwa 1 bis 3 Prozent der Patienten die OP nicht überleben. Auf seine Zahlen angesprochen, teilte der Leiter der kardiochirurgischen Abteilung eines Hamburger Zentralkrankenhauses kürzlich in einer Fachdiskussion mit, dass die Sterberate als Folge der Bypass-OP am Herzen in seiner Abteilung bei 3 Prozent liege.[97] 3 von 100 operierten Patienten verlassen das Krankenhaus nicht mehr lebend. Und diese Abteilung arbeitet qualitativ auf höchstem Niveau.

Der Herzmuskel *leidet* bei den meisten Bypassoperationen. Die Experten streiten auch hier, wie groß der Schaden sein muss, um als „perioperativer Infarkt“ (sprich: als ein durch die OP verursachter Infarkt) gewertet zu werden. Eine repräsentative Studie kam auf 10 Prozent Herzinfarkte als unmittelbare Schäden des operativen Eingriffs.[98] In 3 bis 5 Prozent der Fälle treten schwere neurologische Komplikationen auf, etwa Schlaganfälle oder vorübergehende starke Durchblutungsstörungen des Gehirns. Dazu können weitere gravierende Komplikationen in Form von Nachblutungen, Herzrhythmusstörungen, Herzversagen, Nierenversagen oder Wundinfektionen kommen.

In diesem Zusammenhang muss auch das „postoperative Delirium" erwähnt werden. Etwa 15 bis 50 Prozent aller operierten Patienten rutschen im Anschluss an die Bypass-OP in eine psychotische Störung. Die Symptome sind vielfältig und reichen von leichten Störungen in der Orientierung, im Denken und Sprechen bis hin zu optischen Halluzinationen, Wahnvorstellungen, schweren Ängsten und Unruhezuständen, in denen sich die Patienten die Überwachungssensoren herausreißen und aus dem Bett steigen.

Der Schauspieler Rainer Basedow hat einmal in einer Talkshow darüber gesprochen, wie er die ersten Tage nach einer achtstündigen Herzoperation erlebte. Nachdem er aus der Narkose erwacht war, sah er die Welt gewissermaßen mit anderen Augen. Er sah „goldene Fische an den Wänden" und „russische Zwillinge", die mit ihm redeten.

Dieser Zustand dauert zum Glück nicht ewig. Die geistigen Fähigkeiten der meisten Menschen erholen sich nach der OP wieder; dies kann jedoch einige Tage oder Wochen, manchmal sogar Monate dauern.

Die Bypass-OP am Herzen ist ein großer, riskanter chirurgischer Eingriff. Zum Schutz vor einem Herzinfarkt trägt sie nicht bei. Bei der ganz überwiegenden Mehrzahl der Patienten, die gegenwärtig in unseren Krankenhäusern operiert werden, ist kein substanzieller Gewinn hinsichtlich ihrer Lebenserwartung zu erkennen. Der Zugewinn an Lebensqualität durch die prompte Beschwerdelinderung nach der OP wird mit einem unverhältnismäßig hohen Risiko erkauft. Als würde man Herzbeschwerden nur mit einem solch monströsen Eingriff wirksam behandeln können! Sehr gute medikamentöse Möglichkeiten, von der Schulmedizin ungenutzt, liegen brach, aber dazu später mehr.

Herzpatienten im Griff ökonomischer Interessen

Unzählige Menschen sind von Arteriosklerose betroffen. Die Mehrzahl aller westlichen Menschen trägt Kranzgefäßverengungen mit sich herum. All diese Menschen aufzuspüren und ihre Engpässe mit Katheter und Stent aus der Welt zu schaffen oder mit operativ gesetzten Bypässen zu umgehen, ist ein schier unendliches Betätigungsfeld. Zur Vorbeugung und zur Behandlung der Gefäßverkalkungen schlucken zigmillionen Menschen Cholesterinsenker und Hochdruckmittel. Es ist aber nicht unbekannt, dass alle diese Behandlungsmaßnahmen sehr viel Geld kosten. Die Verbindungen zwischen der universitären Medizin, die für die Lehrmeinungen verantwortlich ist, und den Industriekonzernen sind eng gestrickt. Es existiert ein medizinisch-industrieller Komplex, dessen ökonomische Interessen die Herzmedizin entscheidend beeinflussen. Es geht um Geld.

Die koronare Bypass-OP wurde Ende der Sechzigerjahre auf den Weg gebracht. Als bald deutlich geworden war, dass diese große, mit erheblichen Risiken belastete OP im Wesentlichen nur Beschwerden bessert, aber kaum ursächliche Hilfe anbietet, verschwand dieser Eingriff jedoch nicht von der Bildfläche. Im Gegenteil, unangefochten von jeglicher Kritik begann ein regelrechter Siegeszug der koronaren Bypass-OP.

Ein paar Zahlen: Im Jahr 2000 wurden allein in den USA 500 000 derartige Eingriffe durchgeführt. In Deutschland sind es gegenwärtig etwas mehr als 50 000 pro Jahr. Die ökonomischen Interessen an dieser OP werden deutlich, wenn man bedenkt, dass eine koronare Bypass-OP hierzulande etwa 20 000,- Euro kostet.

Anfang der Siebzigerjahre kam erstmals ein Ballonkatheter zum Aufdehnen von Verengungen der Beinarterien zur Anwendung. Dann war es 1977 der Dresdener Andreas Grüntzig, der in Zürich den ersten Ballonkatheter zur Weitung verengter Koronararterien am Patienten einsetzte. Anfangs mit Skepsis aufgenommen, fand der Herzkatheter schnell regen Zuspruch.

Da von den Kollateralen kaum etwas zu erkennen ist, ergibt die Kathetermethode scheinbar einen Sinn. Das Auge freut sich, wenn das Blut nach Aufdehnung der Stenose den Engpass wieder passiert. Der Augenschein triumphiert, alles wirkt, als wäre eine echte Hilfestellung erfolgt.

Damit eröffnete sich für den Herzkatheter ein ungeahntes wirtschaftliches Potenzial. Der heute weltgrößte Pharmakonzern Pfizer hatte schon damals ein feines Gespür für profitable Entwicklungen und kaufte Anfang der Achtzigerjahre die kleine Schweizer Firma, die die ersten Herzkatheter auf den Markt brachte.

Die jährlich 900 000 Herzkathetereingriffe hierzulande sind zu einem beachtlichen gesellschaftlichen Phänomen geworden. Bei annähernd 400 000 dieser Eingriffe wird zum Ballonkatheter gegriffen und es werden Stents gesetzt. Auf dem Marktplatz der Herzkatheter werden jährlich viele Milliarden Euro ausgegeben.

Die Auslastung der Katheterlabore ist in Deutschland mittlerweile ein wichtiger Überlebensfaktor für kleine und mittlere Krankenhäuser geworden. In einem Interview in der Wochenzeitung *Die Zeit* hieß es: „'Jedes Krankenhaus ohne Katheterlabor ist auf der Abschussliste', bemerkt ein Kardiologe: 'Es wird von der Klinik und der Abteilung erwartet, dass soundso viele Katheteruntersuchungen gemacht werden, offen gesagt, und wenn man weniger durchführt, gehen natürlich die Zahlen runter. Es gibt schon einen spürbaren Druck zu sagen, wir müssen zumindest auf dem Niveau bleiben, auf dem wir waren. Und das bekommt man heute nicht mehr so leicht hin, weil es sich herumgesprochen hat, dass zu viel kathetert wird, die Patienten fragen kritischer nach, ob das wirklich sein muss … Man leitet eine Klinik und die macht pro Jahr 2800 Katheteruntersuchungen und -eingriffe; man möchte nicht im nächsten Jahr nur noch 2700 haben, das hieße, es ginge abwärts.'" (ZEIT ONLINE, 7. 2. 2016) Die Abteilung wird also darauf getrimmt, doch ja die notwendigen Zahlen zu bringen. Und die eingelieferten Patienten werden die neu entfachte Katheterfreudigkeit zu spüren bekommen.

Den ökonomischen Interessen folgte die offizielle Theoriebildung. Hierbei spielte die *Harvard Medical School* in Boston eine unrühmliche führende Rolle. Ende der Achtzigerjahre wurde dort mit der „*Unifying Theory*" das „koronare Dogma" festgeklopft: Der akute Kranzgefäßverschluss wurde zum Ein und Alles erklärt, zur entscheidenden Ursache für den akuten Herzanfall, den Herzinfarkt und auch für den plötzlichen Herztod. Die Befunde der Pathologen, die ein verschlossenes Kranzgefäß nur bei etwa einem Drittel aller Herzinfarkte angetroffen hatten und beim plötzlichen Herztod noch viel seltener, waren nicht mehr von Interesse.

Dann wurde die offizielle Klassifikation zur Beurteilung der Kranzgefäßdurchblutung entwickelt, die heute weltweit gilt. Da man sich dabei ausschließlich auf die Katheteruntersuchung bezog, wurden die Kollateralen mit keinem Wort erwähnt. Die Umgehungsgefäße, das körpereigene Bypass-System, wurden damit offiziell zu Grabe getragen.

Schließlich wurde der NSTEMI geboren. Auch bei dieser Kreation waren die führenden Köpfe der *Harvard Medical School* tonangebend. Mit diesem Wortungeheuer wurde die Diagnose Herzinfarkt in einen großen Graubereich hinein erweitert, bei dem es häufig nicht um einen Infarkt und in vielen Fällen überhaupt nicht um das Herz geht. Das große Geld lenkt offenbar die wichtigen wissenschaftlichen Schaltstellen in der Herzmedizin. Der NSTEMI, dieses Kunstprodukt eines Herzinfarkts, hält den kardiologischen Betrieb unserer Tage hochtourig am Laufen.

Ende der Achtzigerjahre war eine heftige Diskussion um die medikamentöse Cholesterinsenkung im Gange. Man überlegte, ein Moratorium für diese Behandlungsmaßnahme einzuführen, ein Stillhalteabkommen, um möglichen Schaden von den Patienten fernzuhalten. In den Studien zur Wirksamkeit der Cholesterinsenker hatten sich krebserzeugende und andere schädliche Effekte gezeigt.

Doch dann kamen die Statine und eroberten den Markt. Mit diesen Tabletten wird der Cholesterinspiegel im Blut energisch gesenkt und in den Behandlungsstudien zeigte sich eine geringfügige Abnahme der Infarkthäufigkeit. Dieser positive Effekt erwies sich jedoch als unabhängig vom Cholesterinspiegel. Er trat bei hohen und bei extrem niedrigen Cholesterinwerten auf, ganz gleich, ob das Cholesterin nur wenig oder sehr stark abgesenkt wurde. Kurz, die minimale günstige Wirkung der Statine hat nichts mit dem Cholesterin zu tun.

Vor allem aber: Der positive Effekt auf das Herz schlägt nicht auf die Lebenserwartung durch. In allen modernen Studien zur Cholesterinsenkung, in denen stets Statine verwendet wurden, entweder allein oder in Kombination mit anderen Neuentwicklungen, ist niemals ein Zugewinn an Lebenszeit festgestellt worden. Wenn man statt am Herzen vermehrt an anderen Ursachen stirbt, ist das kein Gewinn. Ganz abgesehen von den gravierenden Nebenwirkungen dieser Substanzen, die bis zur Auflösung der Muskulatur und auf diesem Weg zum Nierenversagen führen können. Vor allem schwächen die Statine unsere Muskelkraft und Leistungsfähigkeit und fördern den Alterungsprozess.

Diese Tabletten wurden so etwas wie eine Lizenz zum Gelddrucken für die pharmazeutische Industrie. So bescherte das Medikament *Sortis* der Herstellerfirma Pfizer 2004 einen Jahresumsatz von 10 Milliarden Dollar. Dabei ist die Bedrohung durch das Cholesterin ein Popanz. Die koronaren Plaques, die Vorwölbungen der Kranzgefäße, reichern im Laufe ihrer Entwicklung neben anderem „Müll" eben auch Cholesterinmüll an. Der augenscheinliche Fettgehalt der Plaques dient dazu, die Welt zu verdummen und den Patienten die Einnahme der Statine schmackhaft zu machen.

Das größte finanzielle Volumen haben jedoch die blutdrucksenkenden Mittel. Die neue US-Richtlinie von 2017, die die Obergrenze für normalen Blutdruck bei 130/80 festgesetzt hat, bedeutet, dass 46 Prozent aller erwachsenen US-Amerikaner, das sind über 100 Millionen Menschen, für behandlungsbedürftig erklärt werden. Die Strategie des medizinisch-industriellen Komplexes, Gesunde zu Kranken zu stempeln und möglichst die ganze Menschheit mit Medikamenten vollzustopfen, hat damit alle vorstellbaren Dimensionen gesprengt.

All diese Maßnahmen wären längst auf dem Müllhaufen der Geschichte gelandet, wenn es nicht um Geld ginge. Man verbittet sich jegliche noch so berechtigte Kritik, weil an den Hightech-Angriffen auf die Kranzgefäße und an den eingreifenden Medikamenten unermesslich viel Geld verdient wird. Der KHK-Patient befindet sich fest im Griff ökonomischer Interessen.

Patientengeschichte: „Schwere Verletzungen durch übereifrige Ärzte"

Herr Wolff schaut freundlich und aufgeschlossen in die Welt, ist von etwas rundlicher Statur, hat eine warme Stimme und wirkt gemütvoll. Er ist Mitte 60 und als Enkelkind hätte man ihn gern zum Opa.

2012 hatte er einen Herzinfarkt, nahm seitdem jeden Tag den üblichen umfangreichen Medikamentenmix aus fünf unterschiedlichen Tablettensorten und hielt sich brav an die empfohlenen kardiologischen Kontrolltermine. Bei einer dieser Nachuntersuchungen stellte der Kardiologe Auffälligkeiten im Belastungs-EKG fest und bestellte ihn zum Herzkatheter. Es fand sich eine neue Engstelle, ein Stent wurde implantiert.

Anschließend ging es Herrn Wolff sehr schlecht: Schon wenn er nur wenige Meter lief, bekam er kaum noch Luft. Es folgte ein weiterer Kathetereingriff, der keine neuen Aspekte erbrachte und auch keine Besserung. Herr Wolff brauchte anschließend Monate, um sich zu erholen, um wieder einen körperlichen Zustand wie vor diesen Eingriffen zu erreichen.

In dieser Zeit informiert er sich gründlich über seine Erkrankung und landet schließlich in meiner Sprechstunde. Er wohnt im Bergischen Land, sein Arbeitsplatz ist ein riesiges Industrieunternehmen im Raum Ludwigshafen. Er ist in der Produktion tätig, leitend. Sonntagnachmittags fährt er von zu Hause Richtung Ludwigshafen, sein Arbeitstag dort dauert ohne Ausnahme zehn Stunden. Abends fällt er müde ins Bett und trifft erst am Freitagnachmittag erschöpft wieder zu Hause ein. Dort warten neben Haus und Garten seine Ehefrau und seine 14-jährige Tochter. Ein Sohn von Anfang 20 ist aus dem Haus. Es ist seine zweite Ehe.

Er sitzt voll in der Stressfalle und freut sich, dass in einem Vierteljahr die Rente winkt. Seine HRV-Analyse fällt schlecht aus: sehr viel Unruhe und innere Anspannung und ein eingeschränkter Schutz von Herz und Kreislauf. Wir sprechen seine Lebenssituation durch, ich kann ihm hier und da einen Wink geben, verkleinere seine Tablettenration und verordne ihm Strophanthin.

Als er ein halbes Jahr später wieder bei mir auftaucht, sitzt mir ein veränderter Mensch gegenüber. Er wirkt wie befreit! Die Anspannung, die er beim ersten Mal mit sich herumtrug, ist verschwunden. Er strahlt. Er macht jetzt den Hausmann, kauft ein, kocht, verwöhnt die Tochter und vor allem: Er muss nicht mehr los auf die Autobahn und in die Knochenmühle in der Pfalz.

Seine HRV-Analyse zeigt sich sprunghaft verbessert. Er hat abgesehen von ASS zur Blutverdünnung alle früheren Herzmittel abgesetzt, nimmt nur noch Strophanthin und fühlt sich wohl auf der Welt. Er bewegt sich auch mehr und fühlt sich körperlich recht fit. Doch diese schöne Entwicklung nimmt kurz darauf ein ziemlich jähes Ende. Auch dieser Rückschlag, wie schon zuvor nach den Herzkathetern, hat entscheidend mit ärztlichen Eingriffen zu tun.

Wegen seiner Kniebeschwerden rät man ihm zu einem künstlichen Kniegelenk. Die OP verläuft problemlos, doch zehn Tage später, in der

Reha, verspürt er beim Atmen plötzlich Schmerzen in der Brust. Sofort wird er in eine nahegelegene Fachklinik verlegt. Dort wird ein Herzinfarkt ausgeschlossen, es handelt sich um kleine Lungenembolien. Offenbar hat sich im Operationsgebiet eine Thrombose gebildet und dieses Gerinnsel hat ein paar Bröckchen in beide Lungenflügel befördert. Zum Glück ist es keine lebensbedrohlich große Embolie.

In der kardiologischen Fachklinik fällt den Ärzten eine Verengung einer Herzklappe, der Aortenklappe, auf. Ihre Beurteilung lautet: Es handele sich um eine „noch mittelgradige" Stenose und man empfehle eine Kontrolluntersuchung.

Wieder zu Hause unterzieht er sich einer solchen Untersuchung in einer bekannten Herzklinik, in nicht allzu großer Entfernung von seinem Heimatort. Anschließend wird nichts mit ihm besprochen. Im Brief an seinen Hausarzt heißt es dann: „Hochgradige Aortenklappenstenose. Notwendigkeit zum operativen Klappenersatz. Ein OP-Termin wird schriftlich mitgeteilt." Nun ja, was kann Herr Wolff dazu schon sagen? Er ist doch eigentlich recht fit. Die defekte Herzklappe hat ihm bisher nicht zu schaffen gemacht. Er fühlt sich überrumpelt, aber er gibt nach und fährt zum OP-Termin in die Klinik.

Dort macht man erst einmal eine erneute Katheteruntersuchung, die bestätigt, dass alle Stents frei durchgängig sind und die Durchblutung der Kranzgefäße nicht gestört ist. Die Klappen-OP ist ein Eingriff am offenen Herzen mit Herz-Lungen-Maschine. Dem OP-Bericht ist zu entnehmen, dass es Probleme gibt, den Patienten nach Einsetzen der neuen Klappe von der Herz-Lungen-Maschine abzunehmen. Der Kreislauf will nicht so recht in Gange kommen. Deshalb entschließt sich der Herzchirurg, Herrn Wolff einen Bypass zu legen. Er vergrößert das OP-Feld, sägt das Brustbein weiter auf und pflanzt ein Bypassgefäß von der Hauptschlagader in die rechte Kranzarterie.

Direkt vor der OP ist dokumentiert worden, dass alle Kranzarterien gut durchströmt waren, die rechte Kranzarterie also keine Not litt. Das laufende EKG während der OP zeigt laut Bericht keine Auffälligkeiten. Der Entschluss, Herrn Wolff in dieser Situation mit einem Bypass zu beglücken, ist also sachlich nicht nachzuvollziehen.

In den Tagen nach der OP fragt Herr Wolff alle verfügbaren Ärzte und Schwestern, wieso er eine Bypass-OP bekommen habe. Niemand kann ihm Auskunft geben. Der Operateur erscheint nur zweimal an der

Schwelle zu seinem Zimmer, flötet: „Alles gut? Schön!" und verschwindet wieder.

Vier Tage nach der OP merkt Herr Wolff plötzlich, dass alles dunkel wird, wenn er nach links schaut. Dann wird es auch rechts ganz dunkel ... Als er wieder aufwacht ist sein Zimmer voll von Menschen und Apparaten. Er ist reanimiert worden. Er war offenbar ganz weggetreten und konnte glücklicherweise erfolgreich wiederbelebt werden. Von diesem Ereignis ist im abschließenden Bericht kein Wort des Herzchirurgen zu lesen.

Als er nach seiner Entlassung langsam beginnt, sich von diesen Torturen wieder zu erholen, überfallen ihn plötzlich Attacken von Vorhofflimmern. Es poltert in seiner Brust, wie er es von früher nicht kennt, mal nur Minuten, mal Stunden, jeden Tag mehrfach. Der Hausarzt und der Kardiologe vor Ort finden dafür keine rechte Erklärung. Die neue Herzklappe sollte einwandfrei funktionieren. Vielleicht ist während der OP empfindliches Gewebe verletzt worden und dadurch die Flimmerbereitschaft entstanden. Am ehesten dürfte die extreme Anspannung sein Nervenkostüm maximal belastet und darüber die Bereitschaft zum Flimmermodus begünstigt haben.

Bei seinem dritten Besuch empfange ich einen ängstlich verunsicherten, jedoch in seiner Moral nicht eingeknickten Herrn Wolff. Ich versuche, ihm Mut zu machen. Ich rate ihm, seine Gefühle nicht zu verstecken: weder seinen Zorn über das, was ihm angetan wurde, noch seine Trauer über den Verlust von Gesundheit. Zu juristischen Auseinandersetzungen rate ich ihm nicht. So etwas kostet unglaublich viel Nervenkraft, die er besser zu seiner Gesundung einsetzen kann. Er solle sich Zeit lassen, bei seinem unzerstörbaren Lebensmut würde er auch diese Krise erfolgreich hinter sich bringen.

Und er schafft es tatsächlich, seine ihm eigene Lebenszuversicht zurückzugewinnen. Ein halbes Jahr später haben sich die Flimmerattacken weitgehend beruhigt. Er selbst ist wieder zur Ruhe gekommen. In seiner HRV-Analyse findet sich zwar immer noch viel Anspannung, jedoch zeigt sich eine kräftige Erholung seines parasympathischen Potenzials. Neben der notwendigen Blutverdünnung wegen der Flimmerepisoden nimmt er nur noch Strophanthin ein und fühlt sich damit gut.

Ein weiteres halbes Jahr später hat Herr Wolff ganz zu sich gefunden. Er ist wieder der glückliche Hausmann und Rentner wie beim zweiten

Besuch. Flimmern gibt es nicht mehr, er ist körperlich und psychisch belastbar und die gemütvolle, warmherzige Freundlichkeit seines Wesens ist wieder zurückgekehrt.

Es ist ja auch nicht wenig, was er durchleiden musste, angefangen bei dem Katheter, der ihm für Monate Luft und Kraft raubte. Es folgte eine Lungenembolie, dann die Klappen-OP, die bei seiner körperlichen Fitness auch noch fünf oder zehn Jahre oder noch länger hätte warten können. Danach eine sinnlose Bypass-OP, ein Herzstillstand und anschließend bei hoher nervlicher Anspannung und Erschöpfung die lästigen Flimmerattacken.

In jedem Fall hat Herr Wolff viel gelernt in dieser Zeit. Er ist nicht mehr bereit, den ärztlichen Autoritäten mit geschlossenen Augen zu vertrauen. Alle ärztlichen Eingriffe, abgesehen vom Knie, haben ihm gesundheitlich schwer geschadet. Von den Rechnungen, die er erhalten hat, will er gar nicht reden. Er weiß, dass etwas mehr Mut zur Verweigerung ihm gut getan hätte. Daran soll es in Zukunft nicht mangeln. Und er hat auch gelernt, auf welches großartige Fundament in sich selbst er vertrauen kann.

7. Was hilft wirklich? Was kann ich tun?

Vertrauensvolle Arzt-Patient-Beziehung

Einen Arzt seines Vertrauens zu haben ist für jeden Menschen gut. Einen Arzt zu haben, der zuhören kann und tatsächlich auch zuhört, ist allerdings ein seltenes Glück geworden. Der Hausarzt alten Zuschnitts, der wäre so einer gewesen. Aber der ist schon fast ganz von der Bühne abgetreten, weil er heute wirtschaftlich keine Zukunft mehr hat.

Über die jüngeren Arztgenerationen zu lamentieren, steht mir nicht zu. Doch mir fällt auf, dass die jüngeren Kolleginnen und Kollegen ganz anders als ihre älteren Vorgänger auf die Leitlinien der medizinischen Fachgesellschaften getrimmt sind. Das leitlinienkonforme Vorgehen richtet sich nach statistischen Werten und ist stets in Gefahr, dem jeweiligen Patienten als Individuum nicht gerecht zu werden.

Ärztliche Leitlinien sind Produkte des medizinisch-industriellen Komplexes. Dementsprechend sparen die Behandlungsrichtlinien nicht mit Pharmaka und Eingriffen. Bei der KHK ist alles „wohlgeordnet", vom Betablocker bis zum Statin, vom diagnostischen Katheter bis zur OP.

Für ein Gespräch zwischen Arzt und Patient bleibt in der Regel nicht allzu viel Zeit. Mit dem Herzpatienten wird in erster Linie über seine Medikamente geredet, verbunden mit den Aufforderungen, das Cholesterin in Butter, Ei und Käse zu meiden, sich möglichst etwas mehr zu bewegen und den Stress zu senken. Alles ist auf die Kranzgefäße ausgerichtet.

Aus ganzheitlicher Sicht muss es bei einem solchen Gespräch um andere Schwerpunkte gehen. Vor allem gilt es, zusammen mit dem Patienten einen Weg zu finden, seine innere Balance wiederzuerlangen und die Blockade seines vegetativen Gleichgewichts zu überwinden. Ausführlich sollte die Lebensführung und die damit verbundene Radikalenbelastung erörtert werden. Das wankende Gefüge der kardialen Schutzfaktoren muss wieder stabilisiert werden.

Es erfordert viel Zeit, in sehr persönlich gehaltenen Gesprächen zwischen Arzt und Patient den inneren Faden aufzuspüren, der zum Infarkt geführt hat. Und es braucht Vertrauen. Der Arzt muss die wirtschaftliche Freiheit haben, sich diese Zeit zu nehmen. Das ist eine Forderung ans System. Und es ist wichtig, dass der Arzt fachlich in der Lage ist, solche Gespräche produktiv zu führen und sich auf psychologischem Terrain sicher zu bewegen. Das will erlernt sein und muss trainiert werden.

Mit den schlichten, in der ärztlichen Praxis gängigen Fragen: „Gibt es Stress? Haben Sie Probleme?“, landet man bei den meisten Patienten und bei allen Herzkranken total im Abseits. Der Patient verschließt sich, macht dicht und lässt sein Gegenüber ins Leere laufen. So einfach darf man diesen unter einer forschen Abwehr sensiblen Menschen nicht kommen. Auf der anderen Seite ist bekannt, dass psychologische Interventionen, in denen sich Herzpatienten bedrängt fühlen, ins Gegenteil umschlagen und den Krankheitsverlauf verschlimmern können.[99] Am Wichtigsten ist es, dass der Arzt vertrauenswürdig ist und weiß, was er tut.

Ein sinnvoller Ausgangspunkt ist, die Lebensumstände des Patienten in der Zeit direkt vor dem Infarkt intensiv zu beleuchten. Welche emotional bedeutsamen Geschehnisse gab es unmittelbar vor dem Infarktereignis? Wie ist die berufliche Situation? Was spielt sich auf der Beziehungsebene ab? Und es gilt zu klären: Über welche Ressourcen verfügt dieser Patient? Wo liegen seine Kraftquellen, um das innere Korsett zu lösen und um seine Lebensentwicklung zum Besseren zu wenden?

Darüber hinaus muss die Lebensführung unter die Lupe genommen werden. Die Belastungsfaktoren im Alltag, die Ernährungsgewohnheiten, das häufig viel zu zwanghaft durchgeführte körperliche Training, die unliebsamen, aber liebgewordenen persönlichen Angewohnheiten müssen im Einzelnen angesprochen werden. Der Patient muss auf die Spur kommen, sich ohne Ausflüchte zu fragen: Was kann ich im Alltag besser machen? Weniger Zeit vor dem Computer verbringen? Mich weniger abschotten? Weniger Alkohol trinken? Früher ins Bett gehen? Yogaübungen machen? Mich aufs Fahrrad setzen? Mit meiner Frau etwas unternehmen? Mit meinem Mann tanzen gehen? Im Alltag und im Lebensplan müssen andere Weichenstellungen erfolgen, denn eine Fortsetzung des alten Trotts kann tödlich sein.

Ernährung

Wenn etwas aus den Köpfen der Menschen nicht herauszukriegen ist, dann dies: Eier, Butter und Käse seien von Übel. Sie steigerten den Cholesterinspiegel und zu viel Cholesterin führe zum Herzinfarkt. Dieser Unsinn wurde in den Sechzigern auf Betreiben der Margarineindustrie (im Verbund mit erlesenen Medizinprofessoren) derart nachhaltig propagiert, dass er noch heute Wirkung zeigt.[100] Aber: Der Verzicht auf Butter und ihr Ersatz durch Pflanzenfette in der Margarine senkt den Cholesterinspiegel im Blut um circa 5 bis 10 Prozent, das ist unerheblich. Die konsequente Anwendung dieser Ernährungslinie, die darauf beruht, gesättigte tierische Fette auszuschalten und durch hoch ungesättigte Pflanzenfette zu ersetzen, konnte in keiner seriösen Studie überzeugen. Ein positiver Einfluss auf das Auftreten von Infarkten oder auf den Lebensverlauf nach einem Infarkt konnte in der überwältigenden Mehrheit aller diesbezüglichen Studien ausgeschlossen werden.

Auf dem Boden des koronaren Modells ist das Cholesterin zum großen Schurken stilisiert worden. Das liegt daran, dass die Kranzgefäßverschlüsse als entscheidende Infarktursache angesehen werden und dass diese Verschlüsse neben vielem anderen auch Cholesterin enthalten, zumindest, wenn sie älteren Datums sind.

Dabei handelt es sich um eine Aneinanderreihung von Fehlannahmen. Zunächst: Der Einfluss der Ernährung auf den Cholesterinspiegel im Blut wird völlig überschätzt. Sodann wird der Cholesterinspiegel im Blut in seinen Auswirkungen auf die Arteriosklerose falsch eingeschätzt. Cholesterin für sich, „LDL“, das „böse“ Cholesterin, hat viele nützliche Aufgaben im Organismus und ist nicht schädlich. Nur wenn es bei hoher Radikalenbelastung durch Superoxidradikale oxidiert wird, kann Cholesterin selbst aggressiv werden. Dann sollte aber nicht eine Senkung des Cholesterinspiegels, sondern primär eine Senkung der Radikalenbelastung angestrebt werden. Die dritte Fehlannahme besteht darin, dass das Konzept der KHK, das den arteriosklerotischen Schädigungen der Kranzgefäße eine zentrale Bedeutung zuweist, falsch und überholt ist.

Trotzdem wird der „Schurkenstatus“ des Cholesterins aufrechterhalten und gepflegt. Warum? Die Fantasie, dass die cholesterinhaltigen

Fettpartikel die Adern verstopften, ist in den Köpfen der Menschen fest verankert. Der Gedanke an das Cholesterin hält die vermeintliche Bedrohung durch sich verschließende Kranzgefäße wach; aber „zum Glück" kann der Herzkatheter diese Bedrohung aus der Welt schaffen. An diesen offiziell verbreiteten, aber irrtümlichen Vorstellungen soll nicht gerüttelt werden. Das ganze Theater um das „böse" Cholesterin bindet die Patienten ein in das überholte koronare Modell.

Cholesterin ist eine extrem wichtige Substanz im menschlichen Organismus. Es ist ein elementarer Baustoff für die Zellmembran aller Körperzellen. Cholesterin schützt den Organismus vor zerstörerischen Angriffen von Radikalen. Cholesterin ist Ausgangssubstanz des körpereigenen Kortisons und der Sexualhormone, der männlichen wie der weiblichen. 20 Prozent unseres Gehirns bestehen aus Cholesterin, Nerven- und Gehirnfunktion sind vom Cholesterin abhängig. Es ist keine gute Entscheidung, diese wichtige Substanz dem Körper nur noch in Kleinstportionen vorzuhalten.

Die Absenkung des Cholesterinspiegels im Blut, die heute praktisch jedem Herzpatienten auferlegt wird, muss als schädlich eingestuft werden. In verschiedenen Studien fanden sich bei niedrigen Cholesterinwerten auffallend viele Krebstote. Umgekehrt: Je höher der Cholesterinspiegel, desto geringer die Krebssterblichkeit.[101] Besonders ältere Menschen scheinen lebensnotwendig auf höhere (!) Cholesterinwerte angewiesen zu sein. Es konnte gezeigt werden, dass niedrige Werte mit einem gesteigerten Risiko einhergingen, zu sterben (besonders an Krebs oder Infektionen).[102]

Welche Ernährungsform einem Herzpatienten besonders gut tut, ist inzwischen ja bestens bekannt: die sogenannte Mittelmeer-Diät, ursprünglich Kreta-Diät genannt. Sie basiert auf dem täglichen Konsum von frischem Gemüse und viel Obst, dazu Vollkornprodukte, Hülsenfrüchte und Fisch. Nüsse gehören ebenso dazu wie Knoblauch und Olivenöl als Hauptfettquelle. Fleisch muss keineswegs fehlen, am besten isst man es in Form von Geflügel, weniger als rotes Fleisch. Das cholesterinhaltige Eigelb wird geschätzt. Und zur Mittelmeer-Diät gehört bekanntlich auch ein Glas Wein.

Im Rahmen einer Studie wurden 300 Infarktpatienten nach ihrem ersten Herzinfarkt in die mediterrane Diät eingewiesen, während 300 weiteren Patienten die übliche fett- und cholesterinarme Ernährung empfohlen wurde. In der cholesterinarmen Gruppe kam es innerhalb von gut zwei Jahren zu 16 Todesfällen, in der mediterranen Gruppe waren es dagegen nur drei. Die mediterrane Ernährung schützt das Herz.[103]

Dieser köstliche Speiseplan sorgt für eine ausreichende Versorgung des Organismus mit Ballaststoffen, antioxidativen Vitaminen, Spurenelementen, pflanzlichen Proteinen, B-Vitaminen, Omega-3-Fetten – mit allem, was wir täglich gut gebrauchen können und was das Herz des Herzkranken dringlich begehrt.

Omega-3-Fette in Fisch und Nüssen stärken den Parasympathikus und steigern die Verfügbarkeit von NO mit seinen das Herz schützenden Wirkungen.[104] B-Vitamine (B_6, B_{12} und Folsäure), zum Beispiel aus frisch gepresstem Orangensaft, behindern die Radikalenbildung. Knoblauch steigert ebenfalls das Duo aus Parasympathikus und NO.[105,106] Dass Wein in Maßen gesund ist, ist altbekannt. Vor allem Rotwein und ebenso ein gutes Bier verringern die oxidative Stressbelastung[107], regen Entspannung an und erfreuen die parasympathische Herzaktivität.

Wein als Bestandteil der mediterranen Diät weist noch auf etwas anderes hin: Wein zum Essen bedeutet im Allgemeinen Geselligkeit und verspricht Freude am Essen. Geselligkeit, emotionale Öffnung, Lebensfreude sind Faktoren, die das Herz in hohem Maß vor einem Infarkt schützen. Der Schutz, den die Mittelmeer-Diät seit Generationen den Menschen auf Kreta und anderswo am Mittelmeer bietet, beruht offenbar auf beidem: auf der Zusammensetzung der Nahrung und den mit ihr verbundenen seelischen Wohltaten.

Nur wenn eine abwechslungsreiche, möglichst schonend zubereitete Kost frisch auf den Tisch kommt, ist eine ausreichende Versorgung mit Spurenelementen, Vitaminen und den ebenfalls wichtigen sogenannten sekundären Pflanzeninhaltsstoffen gewährleistet. Dabei handelt es sich um einen Komplex von etwa viertausend pflanzlichen Stoffen, die miteinander im Konzert antioxidativ wirken und im mediterranen

Speiseplan überreichlich angeboten werden.[107] Für den Schutz gegen die Radikalenbelastung ist die Frische des Speisenangebots von zentraler Bedeutung.

Doch Frische allein hilft nichts, wenn die Nahrung wie so häufig mit Pestiziden belastet ist. Bioprodukte sind arbeitsintensiv und teurer, aber wesentlich gesünder. Der Glyphosatskandal zeigt, dass das Thema „vergiftete Nahrung“ von der Politik nicht in ausreichendem Maße aufgegriffen wird. Die Interessen der Industrie sind offenbar wichtiger als die Gesundheit der Bürger. Die Steigerung des Herzinfarktrisikos sollte in diese Diskussion einfließen und ein weiteres wichtiges Argument im Kampf gegen die Verseuchung unserer Lebensmittel durch Pestizide darstellen.

Bewegung

Bis in die späten Achtzigerjahre hieß das Therapiekonzept bei Patienten nach einem Herzinfarkt: Ruhe und Schonung. Seitdem setzt man glücklicherweise auf Mobilisation. Bewegung und körperliches Training stimulieren intensiv die NO-Bildung in den Blutgefäßen.[108] Brachliegende Schutzeffekte von NO für Herz und Kreislauf werden mobilisiert.

Bewegungstraining dämpft den Sympathikus und stärkt den Parasympathikus. In einer Vielzahl von Studien ist mit Hilfe von HRV-Analysen gezeigt worden, dass alle positiven Effekte vermehrter körperlicher Aktivität mit gesteigerter parasympathischer Herz-Kreislauf-Aktivität verbunden sind.[109]

Durch regelmäßiges körperliches Training wird die physische Belastbarkeit und damit auch die Belastbarkeit mit Stress deutlich gesteigert. Dies gilt für Jung und Alt, für Gesunde und Kranke, für intensives wie auch für moderates Training.

Sich zu bewegen ist ein natürliches Bedürfnis und erfreut Körper, Geist und Seele. Sportliche Betätigungen wie Walken, Joggen, Schwimmen, aber auch regelmäßiges Spazierengehen, leichte Gartenarbeit, Fahrradfahren oder Tanzen – alles steigert den Parasympathikus und aktiviert NO. Unser alltägliches Leben ist voller Möglichkeiten, durch Bewegung unser Wohlbefinden zu fördern und unserem Herz einen guten Schutz zu verschaffen. Auf der anderen Seite ist es ein Herzrisiko, nur herumzusitzen.

Patienten mit Übergewicht und Fettsucht, hoher Radikalenbelastung und minimalem parasympathischem Herzschutz haben durch regelmäßiges Bewegungstraining eine Chance, wieder in die Spur gesunden Lebens zurückzufinden.[110] Bewegungstraining bessert bei Herzkranken die Beschwerden. Die Belastbarkeit wird gesteigert, Herzanfälle gehen zurück, Herzschwäche wird gebessert.[111,112]

Eine spannende Arbeit wurde 2004 von der Kardiologie der Uni Leipzig veröffentlicht.[113] Darin wurde der Effekt von Katheter und Stent mit dem eines Bewegungstrainings verglichen. Die Patienten hatten alle eine über 75-prozentige Kranzgefäßstenose und Angina-pectoris-Beschwerden bei geringerer oder stärkerer körperlicher Anstrengung. In der einen Gruppe erhielten die Patienten einen Kathetereingriff samt Stent, in der anderen mussten sie ein intensives Bewegungstraining auf dem Fahrradergometer leisten.

Beide Gruppen bestanden aus 50 Patienten. Nach einem Jahr wurden die Auswirkungen verglichen. Es wurde untersucht, wie viel schwerwiegende Ereignisse in den beiden Gruppen aufgetreten waren, also Herztod, Herzinfarkt, Schlaganfall, erneuter Katheter, Bypass-OP, erneuter Krankenhausaufenthalt. Das alles zusammengenommen trat in der Kathetergruppe im Verlauf des Jahres einundzwanzig Mal auf, in der Trainingsgruppe nur sechs Mal. Von den mit Katheter und Stent behandelten Patienten waren es nach einem Jahr 70 Prozent, in der Trainingsgruppe waren es 88 Prozent der Patienten, die von derartigen unguten Ereignissen verschont geblieben waren.

In dieser Studie traten also zwei sehr unterschiedliche Therapieformen gegeneinander an: die mechanische Beseitigung eines Kranzgefäßverschlusses im Vergleich mit der Stärkung der kardialen Schutzfaktoren NO und Parasympathikus. Das koronare Konzept KHK traf auf die ganzheitliche Perspektive GHK. Das Ergebnis dieser Studie spricht für sich.

Die *Cochrane Heart Group* legte 2001 eine große Analyse vor, in der der Effekt des Bewegungstrainings als Teil einer kardiologischen Reha untersucht worden war. Es zeigte sich in harten Zahlen, dass die

Bewegungstherapie eine lebensverlängernde Wirkung hat.[114] Wobei nicht zu vergessen ist, dass es sich dabei um eine natürliche, schonende und wohltuende Maßnahme handelt.

Frische Luft und Sonnenlicht

In fast allen großen deutschen Städten ist die Atemluft verschmutzt. Der Stuttgarter Kessel ist Spitzenreiter, doch auch in Städten wie Kiel, in denen immer mal ein frischer Wind weht, ist die Luft gefährlich mit Stickoxiden belastet. Stickoxide sind unsichtbar, sie verursachen Kopfschmerzen, Müdigkeit und Abgeschlagenheit, Schwindel und Luftnot – so weit ist das bereits bekannt. Die vermehrte Aufnahme von Stickoxiden und Feinstaub ist aber auch ein eindeutiges Herzinfarktrisiko: Die Schadstoffbelastung unserer Atemluft führt zu gesteigerter Radikalenbildung in unserem Körper. Superoxid und andere Radikale zerstören NO und vernichten damit einen Schutzfaktor für das Herz.

Mitte der Neunzigerjahre wurden im Großraum Boston über 700 Patienten direkt nach einem akuten Herzinfarkt über ihren Aufenthaltsort an den Tagen zuvor befragt. Zur Schadstoffbelastung der Luft wurden in Boston über die gesamte Dauer der Studie minutiöse Daten erfasst. Somit konnte die Belastung dieser Patienten mit Feinstaub, CO_2 und Stickoxiden an den dem Infarkt vorausgehenden Tagen erfasst werden.

In dieser Untersuchung zeigte sich, dass bei erhöhten Konzentrationen an Feinstaub in der Luft innerhalb eines Zeitraums von wenigen Stunden bis zu einem Tag nach den Staubbelastungen vermehrt Herzinfarkte auftraten.[115] Zur gleichen Zeit wurde auch erkannt, dass eine akute Feinstaubbelastung in den darauffolgenden Stunden die parasympathische Herzaktivität deutlich einschränkt.[116] Ozon wirkt genauso.[116]

Diese Zusammenhänge sind mittlerweile vielfach bestätigt worden.[57] Der Parasympathikus leidet und bei der hohen Radikalenbelastung fehlt es an NO. Der Schmutz in der Luft greift das Herz an, indem er dessen wichtigste Schutzfaktoren attackiert.

Leider versagt die Politik immer noch im Kampf gegen die Luftverschmutzung, trotz unaufhörlich fließender schöner Worte. Dazu ein aktuelles Beispiel aus meiner Hamburger Nachbarschaft: In seiner vorausschauenden Vision für den Weg in das Jahr 2040 erklärt der Amtsleiter des Bezirks Eimsbüttel die Grünflächen zum Rückgrat der Entwicklung. Doch in der Realität wird der Schutz des Grüns sträflich missachtet. Zig Hektar Kleingarten- und Wiesenflächen sind in diesem Bezirk in den letzten Jahren unter Beton und Asphalt verschwunden. Die nächsten Projekte laufen bereits und gerade hat der Senat der Hansestadt Hamburg zwölf Hektar Gartengelände an die Beiersdorf AG verkauft. Politik und Verwaltung umschmeicheln Investoren, die aus ihrem Geld mehr Geld machen wollen. Der kostbare Grund und Boden in diesem zentral gelegenen Teil Hamburgs erscheint den staatlichen Entscheidungsträgern einfach zu schade, um ihn Kleingärtnern, Spaziergängern und anderen Erholung suchenden Menschen zu ihrem Wohlbefinden und unser aller Gesundheit zu überlassen.[117]

Was bleibt also zu tun? Zum einen: den Mut nicht zu verlieren und sich als Bürger dieser unheilvollen Entwicklung entgegenzustellen. Zum anderen: immer mal raus aus der Stadt, ins Grüne oder auch mal an die See. Wandern, schwimmen, durchatmen und sich des Lebens freuen – das stärkt die Schutzfaktoren des Herzens, allen voran die parasympathischen Herzimpulse.

„Wär' nicht das Auge sonnenhaft/Wie könnten wir das Licht erblicken?/ Lebt' nicht in uns des Gottes eigene Kraft,/Wie könnt' uns Göttliches entzücken?“ Goethes Worte aus der Einleitung zu seiner Farbenlehre spiegeln die unendliche Freude wider, die uns das Sonnenlicht bereiten kann. Anhaltende graue Tage können bedrücken und können depressive Stimmungen fördern. Das Licht bringt die Seele und darüber unser vegetatives Nervensystem zum Schwingen.

Sonnenlicht ist unsere wichtigste Quelle für Vitamin D. Vitamin D wird mit Hilfe des Sonnenlichts in der Haut gebildet. Diese Substanz ist ein wichtiger Signalgeber in unserem Organismus, mit einem breiten Wirkungsspektrum. Am bekanntesten ist der Einfluss von Vitamin D (im Zusammenspiel mit Calcium) auf die Knochenfestigkeit; ein Mangel an Vitamin D führt zur Knochenerweichung. In lichtarmen Slumgebieten der Entwicklungsländer grassiert die Rachitis wie einst im Frühkapitalismus in den dicht bewohnten Vierteln unserer Städte. Bei Mangel an Sonnenlicht leidet der Herzschutz! Denn ohne Vitamin D können die kardialen Schutzfaktoren nicht ausreichend funktionieren.

Kinder haben ein natürliches Bedürfnis, sich an frischer Luft und im Sonnenlicht zu bewegen. Diesem in uns angelegten Bedürfnis sollten wir als Erwachsene zwingend weiterhin nachgehen. Die spürbar geringere Häufigkeit von Herzinfarkten im Mittelmeerraum im Vergleich zu unseren Breitengraden liegt an der gesunden Ernährung und der Geselligkeit der Menschen und sicher auch am vermehrten Sonnenlicht.

Innere Anspannung lösen

Im allgemeinen Verständnis ist Stress die häufigste Ursache für einen Herzinfarkt. Das ist jedoch nur bedingt richtig. Akuter Stress, eine heftige Aufregung ist mitnichten dazu geeignet, einen Herzinfarkt auszulösen. Die damit einhergehende hochgradige Erregung des Sympathikus wird bei intaktem Parasympathikus von den Schutzfaktoren des Herzens abgefedert.

Stress ist keineswegs nur etwas Negatives. Stressbelastungen, die man bewältigt, können einen voranbringen und das innere Gleichgewicht stabilisieren. *Erschöpfende* Stressbelastungen jedoch schwächen die parasympathischen Herzimpulse und gefährden die innere Ausgeglichenheit. Aber solange das soziale Gefüge intakt ist und den Herzschutz stärkende Impulse aus dem zwischenmenschlichen Bereich ausreichend vorhanden sind, können die Menschen häufig viel ertragen, ohne herzkrank zu werden. In unserer von Vereinzelung und hohem oxidativem Stress geprägten Welt können ständiger mentaler Druck und innere Anspannung allerdings den Boden bereiten, auf dem ein heftiger Affektstau mittels einer kompletten Blockade des parasympathischen Inputs zu Herzsymptomen führt.

Der Stresspegel in unserer Gesellschaft ist hoch, sehr hoch. Die Zufriedenheit mit sich und der Welt nimmt ab. Was aber stresst die Menschen? In einer aktuellen Analyse aus Großbritannien, in der 2000 Personen nach ihrer Stressbelastung befragt wurden, stand die Sorge, den Job zu verlieren, mit 8,47 auf einer Stress-Skala von 0 bis 10 ganz oben. Geldprobleme rangierten bei 7,39 und der Verlust des Smartphones immerhin bei 5,79.[118]

Die zunehmende Digitalisierung unseres Alltags raubt immer mehr Zeit. Viele Menschen fühlen sich gehetzt und getrieben. Es fehlt an Ruhe, an Ausgleich und innerem Frieden. Auch mit ihrem Schlaf gehen die Menschen leichtfertig um. Nach einer DAK-Studie sehen 83 Prozent der Befragten vor dem Einschlafen Filme oder Serien, 68 Prozent erledigen Angelegenheiten am Laptop oder Smartphone. Etwa jeder Achte kümmert sich noch um berufliche Dinge wie E-Mails oder die Planung des nächsten Arbeitstages. So verwundert es nicht, dass nach dieser Untersuchung 80 Prozent (!) der deutschen Arbeitnehmer von Schlafstörungen betroffen sind.[119] Ein unruhiges vegetatives Nervensystem hindert an einem erholsamen Schlaf. Nach einem stressreichen Tag müssen sich Körper, Geist und Seele erholen. Die parasympathische Herztätigkeit regeneriert am stärksten zwischen elf Uhr abends und drei Uhr in der Frühe. Wer in dieser Phase in den Tiefschlaf kommt, tut sich Gutes. Wer dies versäumt, schädigt sein parasympathisches Potenzial.

Für alle und vor allem für Menschen nach einem Herzinfarkt, die ihrem Leben eine andere Wendung geben wollen, ist es unerlässlich, Auszeiten in den Alltag einzubauen. Ein Nickerchen nach dem Mittagessen, ein *power nap* zwischendurch, ist sehr erholsam und ein Muss für Herzpatienten, denn es schützt das Herz.

Ruhe und Entspannung sind nicht mit Trägheit zu verwechseln. Wer abends *ständig* vor dem Fernseher einschlummert, dem entschlummert auch sein Parasympathikus. Immobilität schwächt den Herzschutz und ist ein Risikofaktor.

Die alten asiatischen Heilmethoden sind von unschätzbarem Wert für Herzkranke. Yoga, Qi Gong und Tai Chi verlangen Übung, doch ihr Lohn besteht darin, mentale Anspannung zu lösen und innere Ausgeglichenheit zu vermitteln. Der Sympathikus wird gedämpft und der Parasympathikus in seiner Herz- und Kreislaufaktivität gekräftigt[120,121] und damit wird der Herzschutz gestärkt.

Ayurvedische Ölmassagen entschlacken, befreien von oxidativer Stressbelastung und regen den Parasympathikus zu Höhenflügen an.

Dean Ornish war einer der ersten, der Herzpatienten mit Yoga, einer streng vegetarischen Diät, Gewichtskontrollen und Rauchverbot behandelte. Seine Erfolge waren so durchschlagend, dass sich in den USA und auch hierzulande sogenannte Ornish-Gruppen bildeten. Die Patienten fühlten sich besser, Angina-pectoris-Anfälle gingen zurück, die körperliche Belastbarkeit stieg und die Stressanfälligkeit verringerte sich.

Ornish führte seine Erfolge auf einen Rückgang der Kranzgefäßstenosen zurück. In Zahlen: Nach einem Jahr war der durchschnittliche Stenosegrad in einer seiner Gruppen von 38,92 auf 37,17, also um 1,75 Prozent zurückgegangen.[122] Diesen kaum messbaren Rückgang der koronaren Verengungen für die dramatische Abnahme der Herzbeschwerden heranzuziehen, klingt eher wie ein schlechter Witz. Doch dieses Resultat besagt zweierlei. Zum einen: Verengt ist verengt oder besser, verkalkt ist verkalkt, daran ist nicht viel zu ändern. Zum anderen zeigt dieses Ergebnis, dass Herzpatienten unabhängig von allen koronaren Verengungen und Verschlüssen mit einem ganzheitlichen Behandlungskonzept erfolgreich geholfen werden kann.

Akupunktur hat einen starken Einfluss auf Herzbeschwerden. Ein Beispiel: Man hat KHK-Patienten, die aufgrund ihrer schweren Angina-pectoris-Beschwerden auf eine Bypass-OP vorbereitet wurden, zehn Mal am Ohr akupunktiert. Nach wenigen Behandlungen nahmen die Angina-pectoris-Anfälle rapide ab und nach zehn Behandlungen waren alle Patienten in Ruhe und unter moderater Belastung beschwerdefrei. Der Puls beruhigte sich, der Blutdruck sank und die Herzleistung verbesserte sich.[123,124]

Akupunktur stärkt bei Herzkranken den Parasympathikus.[123,124,125] Aus meiner jahrzehntelangen eigenen Erfahrung mit der Akupunktur kann ich sagen, dass sie für Herzpatienten eine sehr wirksame Hilfe ist. Die Patienten verlieren ihre Beschwerden, werden ruhiger und wieder sicherer in ihrem Leben.

Atemübungen sind ebenfalls von unschätzbarem Wert. In Holland wurden Patienten in der Reha nach einem Herzinfarkt in einer einfachen Atemtechnik trainiert. Sie lernten eine Zwerchfell- oder Bauchatmung, bei der sich beim Einatmen der Bauch vorwölbt und vor allem die Schultern unbewegt blieben. Das Ausatmen war sanft und langsam. Dadurch wurde die Atmung voller und erforderte weniger Anstrengung, und die Patienten wurden während dieser Übung zunehmend ruhiger und stiller. Anfangs wurde im Liegen geübt, später im Sitzen oder auch im Stehen. Die Patienten wurden angehalten, diese Atmung als tägliche Übung zu Hause und speziell bei Brustenge zu praktizieren.

Nach 30 Monaten wurden diese Patienten und auch eine Gruppe von Vergleichspatienten, die nicht in dieser Atemtechnik trainiert worden waren, zu einem Gespräch eingeladen. Es stellte sich heraus, dass in der auf diese spezielle Atmung trainierten Gruppe schwere Herzanfälle wesentlicher seltener aufgetreten waren und auch die Zahl erneuter Krankenhausaufenthalte drastisch rückläufig war.[126]

Vom Yoga her ist bekannt, dass die Atmung über das linke Nasenloch beruhigt und dass Atmung über das rechte anregt. Diese Zusammenhänge sind heutzutage per HRV-Analyse bestätigt worden. Wer also beim ruhigen Ein- und Ausatmen gelegentlich sein rechtes Nasenloch mit seinem rechten Daumen zuhält, der stimuliert vorzugsweise seine parasympathische Herztätigkeit.[127]

Rosenkranzbeten und das Rezitieren von Yoga-Mantras kann zu enormen Aktivierungen des Parasympathikus führen, wie in HRV-Analysen gezeigt wurde.[128] Meditation und Gebet können Herzbeschwerden bessern. Mit meditativen Übungen den Geist zu beruhigen ist vor allem bei Störungen des Herzrhythmus, der Herzschlagfolge, von heilsamer Wirkung.

Eine moderne Methode der Entspannungsförderung ist das Biofeedback. Hier wird dem Übenden über ein Gerät signalisiert, ob er sich auf einem guten Weg zur Entspannung befindet. Beim Atmen lernt man, seinen Atemrhythmus und seine Atemtiefe so zu gestalten, dass ein maximaler Effekt auf die HRV und damit auf den Parasympathikus ausgeübt wird. So kann man seine parasympathische Herzaktivität gezielt trainieren.[129]

Sich öffnen

Anhaltende Stressbelastungen beschweren das Leben. Insofern ist es wichtig, den Sack an Alltagsbelastungen zu entrümpeln. Es ist gut, regelmäßige Auszeiten einzuplanen, sich mehr Zeit für sich selbst zu nehmen, für mehr Ruhe und Schlaf zu sorgen und Techniken zu erlernen, die dabei helfen, sich wirklich zu entspannen.

Doch es braucht noch mehr. Sich zu öffnen, die innere Verschlossenheit zu überwinden, ist unerlässlich und bietet den besten Schutz vor Herzkrankheiten. Letztendlich geht es beim Thema Herz um innere Freiheit.

Vielen Infarktpatienten fällt es schwer, ihren Gefühlen freien Lauf zu lassen. Vor allem negative Emotionen, die im Alltag nicht ausbleiben, wenn es um Kränkung oder Enttäuschung geht, werden unterdrückt. Wut, Zorn und Ängste werden nicht zugelassen, sondern bleiben tief im Innern wohlverpackt hinter Schloss und Riegel. Die angestauten Emotionen nagen am Herzschutz.

Also ist es enorm wichtig, dass man sich an die Arbeit macht, Aufgestautes zu entrümpeln, seinen Gefühlen Luft zu verschaffen, seinen unterdrückten Lebensimpulsen und nicht gelebten Wünschen eine Chance zu geben. Wie alt man auch sei, diese innere Befreiung kann Impulse zu einem Aufbruch wecken und dem Leben neue Chancen eröffnen.

Inneren Frieden erlangt man nicht allein über Entspannungstechniken und Stressabbau. Das innere Korsett zu lösen, das ist das eigentliche Geheimnis auf dem Weg zur Heilung von Herzkrankheiten. Sich nicht alleine zu vergraben, die Nähe anderer Menschen zuzulassen ist Voraussetzung für ein intaktes Gefühlsleben. Sich zu öffnen oder – wie man sagt – sein Herz vertrauten Menschen gegenüber zu öffnen, dieses Wagnis wird belohnt. Zwischenmenschliche emotionale Schwingungen stärken das vegetative Nervensystem, Herzlichkeit bereichert das Leben und Lebensfreude schützt das Herz. Allzu beherrscht und verbissen mag es weder der Parasympathikus noch das Herz.

Hilfreiche Medizin

Strophanthin – ein Glücksfall für Herzkranke

Strophanthin ist ein ideales Mittel für Herzpatienten. Es hat drei wesentliche Wirkungen: Es macht ruhiger, kräftiger und es vermittelt ein wohliges Körpergefühl.

Die beruhigende Kraft des Strophanthins: Die Patienten fühlen sich nicht mehr so gestresst, verspüren weniger Herzunruhe, sind entspannter und schlafen besser. Strophanthin gibt Kraft: Es bessert die Belastbarkeit, körperlich wie mental. Patienten mit Herzschwäche kommen in der Regel besser die Treppen hoch. Auch das Arbeiten fällt leichter.

Ganz generell berichten Herzpatienten unter Strophanthin von einem freieren Gefühl im Brustkorb. Sie können besser durchatmen. „Strophanthin öffnet", formulierte es ein Patient. Anfälle von Angina pectoris gehen zurück. Auch Anfälle von Vorhofflimmern werden in der Regel schwächer und seltener.

Die Geburtsstunde des Strophanthins: Auf seiner Expedition zur Erkundung der Nebenflüsse des Sambesi stieß David Livingstone um 1860 auf ein Pfeilgift, das von den Einheimischen zur Jagd und im Krieg eingesetzt wurde. Der Botaniker John Kirk, der zum Expeditionsstab gehörte, verwahrte einige dieser Giftpfeile in seinem Gepäck, in einer Tasche, in der er auch seine Zahnbürste aufbewahrte. Eines Morgens verspürte er beim Zähneputzen einen bitteren Geschmack. Weil er fiebrig erkrankt war, war sein Herzschlag spürbar beschleunigt, beruhigte sich jedoch sofort nach dem Zähneputzen. Dieses Ereignis führte zur Entdeckung des Strophanthins durch die westliche Naturwissenschaft.

Für die Herstellung des Pfeilgifts wurden die Samen einer kräftigen Liane verwendet, die sich um die Stämme der Baumriesen bis in sechs oder acht Meter Höhe windet, immer dem Licht entgegen. Um die gurkenförmigen Früchte dieser Liane, die mehrere hundert Samen enthalten, zu ernten, müssen die Pflücker die Urwaldriesen emporklettern. Im Kamerun, das bis in die Neunzigerjahre tonnenweise Strophanthinsamen exportierte, übernehmen Pygmäen barfuß diese waghalsige Arbeit.[130]

Viele Volksstämme in Afrika haben dieses Pfeilgift benutzt. Doch auch den afrikanischen Heilern war diese Liane vertraut. Pflanzenextrakte wurden zur Wundheilung, bei Verstopfung, bei Herzleiden und speziell bei Schlangenbissen eingesetzt. Heute heißt diese Liane offiziell *Strophanthus*. Strophanthus war und ist zentralafrikanischen Völkern Gift und Heilmittel in einem.

Die Samen der Strophanthus-Liane enthalten zu etwa 5 bis 6 Prozent das herzwirksame Strophanthin. Intravenös gespritzt war Strophanthin im 20. Jahrhundert das Herzmittel der Wahl. Nach dem Zweiten Weltkrieg wurden verschiedene Tabletten und Lösungen entwickelt, die zu schlucken waren und bei denen der Wirkstoff über die Darmschleimhaut aufgenommen wird. Berthold Kern, der Stuttgarter Internist, machte sich besonders verdient um die Entwicklung und Verwendung derartiger Präparate.

Die intravenöse Behandlung mit Strophanthin blieb bis in die Achtziger- und Neunzigerjahre fester Bestandteil der klinischen Medizin in Deutschland. Die Ärzte in den Praxen führten bei ihren Patienten gern Strophanthinkuren durch. Das heißt, sie spritzten ihren Herzpatienten zwei Wochen lang einmal täglich Strophanthin. Weil sich dadurch das Befinden erheblich besserte, war die Nachfrage der Patienten nach einer solchen Strophanthin-Kur groß.

Die Tabletten fanden eine weitaus geringere Verbreitung. Dieser Form der Strophanthinbehandlung schlug von Anfang an das Misstrauen der Schulmedizin entgegen. Das gründete vor allem darauf, dass vom geschluckten Strophanthin nur ein kleiner Prozentsatz, etwa 5 bis 10 Prozent, vom Körper aufgenommen wird. Es wurde behauptet, dass es unsinnig sei, diese Tabletten zu schlucken, weil sie einfach unwirksam seien. Als junger Arzt lernte ich in den Siebzigerjahren noch, orales, also über den Mund aufzunehmendes Strophanthin als therapeutische Verirrung zu belächeln.

Natürlich ist diese Argumentation nicht stichhaltig. Von einer ganzen Reihe etablierter chemischer Medikamente wird prozentual nicht mehr vom Körper aufgenommen. Entscheidend ist der Wirkspiegel im Organismus und der ist schlicht eine Frage der zugeführten Dosis. Zudem entfaltet Strophanthin seine vorteilhaften Wirkungen in einem ausgesprochen niedrigen Dosisbereich. Und in genau diesem Dosisbereich bewegen sich die gegenwärtig verfügbaren Tinkturen und Kapseln.

Mit dem Aufkommen der modernen Herzmittel, der Betablocker, Calcium-Antagonisten und ACE-Hemmer, wurde Strophanthin an den Rand gedrängt. Eine so wirkungsvolle und zugleich natürliche und damit kostengünstige Substanz störte die Verbreitung der neuen Mittel. Schließlich wurde Strophanthin von der Schulmedizin komplett ausgegrenzt, wobei sogar behauptet wurde, es sei schädlich in der Behandlung von Herzpatienten.

Fragen Sie Ihren Arzt oder Apotheker heute nach Strophanthin, dann werden Sie in der Regel zu hören bekommen, dass Strophanthin für Ihr Herz gefährlich sei – falls es denn bei jüngeren Ärzten überhaupt noch bekannt ist.

Worauf gründet die Auffassung, dass Strophanthin bei KHK-Patienten schädlich sei? Dieser Vorwurf resultiert daraus, dass man Strophanthin mit anderen Medikamenten, die in ihrer Struktur ähnlich sind, in einen Topf wirft. Es handelt sich um die herzwirksamen Fingerhutpräparate, auch *Digitalis* genannt. Digitalis steigert den Sauerstoffverbrauch des Herzens. Es wird behauptet, Strophanthin hätte die gleiche Wirkung. Mit der Verabreichung von Strophanthin würde man KHK-Patienten mit ihren Gefäßverstopfungen durch übermäßigen Sauerstoffverbrauch in Gefahr bringen. Strophanthin habe deshalb bei der KHK nichts zu suchen.

Der deutsche Physiologe Hans Gremels hatte bereits in den Dreißigerjahren des letzten Jahrhunderts in seiner umfangreichen Forschungsarbeit das Gegenteil bewiesen. Er hat gezeigt, dass Strophanthin in niedriger Konzentration sogar den Sauerstoffverbrauch des Herzens verringert.[131,132]

Strophanthin, Digitalis und verwandte Substanzen haben in niedriger Konzentration durchweg günstige heilsame Einflüsse auf das Herz. Bei hoher Konzentration schlagen diese Wirkungen in ihr Gegenteil um. So etwas ist nicht untypisch bei wirksamen Pharmaka. Strophanthin wird rasch aus dem Körper entfernt, Digitalis nur sehr langsam, es reichert sich an. Deshalb wird im Verlauf einer Digitalisbehandlung regelhaft der schädliche hohe, Sauerstoff verbrauchende Konzentrationsbereich erreicht. Bei Strophanthin bleibt man dagegen stets im günstigen niedrigen Bereich. Wenn Sie Strophanthin in Form einer Lösung über die Zunge aufnehmen oder als magensaftresistente Kapsel schlucken, erzielen einen optimalen niedrigen Wirkspiegel.

Die Schulmedizin sperrt sich gegen solche Einsichten. Damit wird den Herzpatienten dieses hilfreiche Mittel vorenthalten. Die entscheidende Wirkung von Strophanthin besteht darin, dass es die Bildung und die Aktivitäten der wichtigsten Schutzfaktoren des Herzens anregt und fördert. Strophanthin sorgt für einen optimalen Herzschutz. Das bedeutet im Einzelnen: Der parasympathische Herzeinfluss wird von Strophanthin umgehend und kräftig gesteigert. Zugleich wird die Bildung von Stresshormonen verringert. Strophanthin gleicht aus und beruhigt.

Darüber hinaus stimuliert Strophanthin die NO-Bildung. Gleichzeitig bremst es den oxidativen Stress, sodass das vermehrt gebildete NO auch für Herz und Kreislauf zur Verfügung steht. Hierüber fördert Strophanthin die Herzdurchblutung, wirkt blutverdünnend, macht die Gefäße weniger verletzungsanfällig und fördert die Bildung von Kollateralen.

Bei hochgradigem Sauerstoffmangel dichtet Strophanthin die Mitochondrien, die sogenannten Kraftwerke der Zelle, ab. Indem es die Energieproduktion sichert, macht es den Herzmuskel weitgehend resistent gegen einen bedrohlichen Sauerstoffmangel. Im Herzanfall stimuliert Strophanthin akut die Produktion verschiedener körpereigener Wirkstoffe, die der auslösenden Übersäuerung ein Ende bereiten. Experimentell ist gezeigt worden, dass Strophanthin die zugrunde liegende starke Übersäuerung des Herzmuskels energisch zurückdrängt.[133]

Außerdem gestaltet Strophanthin die Herzarbeit energiesparend. Zugleich aktiviert es die Zellatmung und darüber die Energieproduktion der Herzmuskelzellen. Die so verbesserte Energiebilanz ist bei Herzschwäche segensreich. Strophanthin gibt Kraft. Wenn wieder ausreichend Energie zur Verfügung steht, kann das Herz besser arbeiten.

Schließlich hat Strophanthin im niedrigen Dosisbereich noch eine weitere wunderbare Wirkung. Es hemmt die Ausschüttung eines bestimmten Hypophysenhormons[134], welches unser „Wohligkeitshormon“ Oxytocin (OT) blockiert.[135] Mit der gängigen Einnahme von Strophanthintropfen über die Zunge steigt der OT-Gehalt im Körper unmittelbar an. Strophanthin macht wohlig und zufrieden.

Wie erwähnt entfaltet diese hilfreiche Substanz ihre Wirkungen auf Herz und Kreislauf bereits bei einer äußerst geringen Dosis. Das liegt daran, dass Strophanthin hauptsächlich körpereigene Signalwege aktiviert, wofür stets nur geringe Substanzmengen erforderlich sind. Der niedrige Dosisbereich begründet seine hervorragende Verträglichkeit, es ist praktisch frei von störenden Nebenwirkungen. Es können leichte Darmreizungen in Form von Durchfall auftreten, die bei Dosisreduktion wieder verschwinden.

Strophanthin ist verschreibungspflichtig. Es wird gegenwärtig vor allem in Form einer Urtinktur, also einer Lösung, verwendet. Es gibt auch Kapseln. Die optimale, stets individuelle Dosisermittlung erfordert Erfahrung, über die heutzutage leider nur wenige Ärzte verfügen. Eine HRV-Analyse ist bei der Dosisfindung hilfreich.

Gesunde bemerken in der Regel keine besonders aufregende Wirkung. Patienten mit hoher innerer Anspannung bei kaum geschwächtem Parasympathikus müssen aber mit Nebenwirkungen, vor allem mit Unruhe rechnen. Extraschläge des Herzens zum Beispiel können zunehmen oder werden deutlicher gespürt.

Am besten wirkt Strophanthin bei Herzkranken, die unter Anfällen von Angina pectoris und unter Herzschwäche leiden. Immer dann, wenn der Parasympathikus anhaltend und stark geschwächt ist, ist mit einer kräftigen Wirkung von Strophanthin zu rechnen.

Wer als Herzpatient meint, Strophanthin könnte auch für ihn hilfreich sein, oder wer etwas Sinnvolles zur Vorbeugung tun möchte, sollte sich an einen Arzt wenden, der über ausreichende Erfahrungen mit diesem Mittel verfügt.[136]

Alles in allem: Dieses Geschenk der Natur ist das wirksamste und verträglichste Mittel zum Schutz des Herzens. Strophanthin wirkt segensreich bei Herzanfällen und zur Vorbeugung eines Herzinfarkts und ist ein nicht wegzudenkendes Medikament bei Herzschwäche.

Es wäre gut, wenn es auch beim akuten Herzinfarkt zum Einsatz käme. Einen bereits eingetretenen Infarkt kann Strophanthin nicht rückgängig machen. Es sollte jedoch den Infarktverlauf günstig beeinflussen. Experimentell ist gezeigt worden, dass Stimulierung des Parasympathikus die Infarktgröße wesentlich verkleinert.[56]

In meinem 2015 in der *Medizinischen Welt* veröffentlichten Artikel „Strophanthin – Eine Neubewertung"[137] sind alle Quellen zu den angesprochenen Wirkungen von Strophanthin genannt. Diese Arbeit kann dem interessierten Fachmann helfen, sich grundlegend mit dem Thema Strophanthin zu befassen. Auch Ihr Arzt könnte sich darüber informieren.

Weißdorn, Arjuna, Rauwolfia, Betablocker, Vitamin D, Vitamin K_2

Weißdorn

In der traditionellen chinesischen Medizin spielt Weißdorn zur Stärkung des Herzens und der Nerven seit Jahrtausenden eine wichtige Rolle. In den Kräuterbüchern des europäischen Mittelalters heißt es, dass Weißdorn Herz, Kreislauf und Nerven stärke.

Weißdorn ist ein in unseren Wäldern verbreiteter Strauch. Er gehört zur Familie der Rosengewächse. Verwendet werden vom Weißdorn hauptsächlich die Blüten, aber auch die Blätter. Die wichtigsten Inhaltsstoffe (Flavonoide und OPC) sind starke Mittel, mit denen man den Radikalen Paroli bieten kann.

Mit der Einnahme von Weißdornextrakten senkt man die oxidative Stressbelastung. Damit ist mehr NO verfügbar. Mit diesem Mittel wird die HRV gesteigert.[138] Also wird durch Weißdorn der Parasympathikus gestärkt. Es ist ein vorzügliches Mittel zum Kräftigen der wichtigen Schutzfaktoren des Herzens.

Weißdornextrakte helfen dementsprechend bei Angina pectoris. Herzanfälle werden seltener, das ist belegt. Die Extrakte stärken den Herzmuskel und helfen bei Herzschwäche, auch das ist vielfältig nachgewiesen. Und sie haben einen günstigen Einfluss auf Extrasystolen, also auf irritierende Extraschläge des Herzens, sowie auf Anfälle von Herzjagen. All diese wohltuenden Effekte sind seit Jahrzehnten gesichertes Wissen der Phytotherapie.[139] Unter Phytotherapie versteht man die Kunst, mit Pflanzenextrakten zu heilen, aber unter dem Diktat des medizinisch-industriellen Komplexes ist diese Kunst unter Ärzten heutzutage leider weitgehend verkümmert.

Der starke antioxidative Effekt dieser Pflanze kommt dem gesamten Organismus zugute, der allgemeinen Gesundheit, dem Wohlbefinden und der Beruhigung. Weniger oxidative Stressbelastung bedeutet geringere Krankheitsanfälligkeit. Bei den indigenen Völkern Nordamerikas galt Weißdorn als das wichtigste Mittel zur Stärkung der Gesundheit. Wer etwas zur Reduktion seiner oxidativen Stressbelastung tun möchte, sollte in erster Linie an Weißdorn, die „Heilpflanze des Jahres 2019", denken.

Für Herzpatienten gibt es gute Fertigpräparate in Tablettenform. Doch eigentlich sollte jedermann und jede Frau, besonders in Zeiten von Überlastung und Erschöpfung, immer mal auf einen Weißdorntee zurückgreifen: Eine Mischung aus Blüten und Blättern (zu gleichen Teilen), zwei Teelöffel auf einen Becher Wasser, heiß überbrühen und 20 Minuten ziehen lassen. Gesüßt werden darf mit Honig. So steht es in den Lehrbüchern der Pflanzenheilkunde.[139] Weißdorntee wird gern mit Arnikatee kombiniert. Auch in der Arnika finden sich antioxidative Substanzen und schon der alte Goethe ließ sich abends gern einen Arnikatee bringen: wegen seiner das Herz beruhigenden und erfrischenden Wirkung.

Weißdorn und Strophanthin vertragen sich gut. Weißdorn hat keine störenden Nebenwirkungen, deshalb sind Weißdornpräparate frei verkäuflich. Bedrängen Sie Ihren Apotheker, Ihnen frische Weißdornblüten und -blätter zu besorgen, die sind besser als alle Tee-Fertigextrakte.

Arjuna

Arjuna ist das klassische Herzmittel in der ayurvedischen Medizin, das bei Herzschwäche, Angina pectoris und zur Prophylaxe eines Herzinfarkts eingesetzt wird. Arjuna ist ein hoher Baum, der die indischen Straßen säumt. Der herzwirksame Extrakt entstammt der Innenschicht der Rinde und enthält wie der Weißdorn stark antioxidativ wirkende Stoffe. Außerdem beinhaltet die Arjunarinde eine Substanz, die in ihrer

Struktur dem Strophanthin ähnlich ist und auch ganz ähnlich wirkt. Und darüber hinaus ist es reich an Calcium.

Arjuna ist ein herausragendes Mittel zum Schutz des Herzens. Durch die Einnahme von Arjuna wird der Parasympathikus stimuliert und es steht vermehrt NO zur Verfügung. Der Blutdruck sinkt, der Puls wird verlangsamt, wodurch sich das Herz besser füllt und mit jeder Kontraktion vermehrt Blut auswerfen kann. Der Schutz vor Übersäuerung kombiniert sich hier mit einer durch das viele Calcium verbesserten Herzleistung. Besonders für Patienten mit nachlassender Herzkraft ist Arjuna ein ideales Mittel.

Bei Diabetikern ist der Parasympathikus häufig besonders stark lädiert. Eine indische Studie hat gezeigt, dass die Behandlung mit Arjuna bei diabetischen Ratten, deren HRV stark reduziert war, innerhalb von 30 Tagen zu einer vollständigen Normalisierung der parasympathischen Herzaktivität führte.[140]

Im Ayurveda ist das Herz der Sitz von Ojas, der Lebensessenz. Ojas (sprich: Odschass) heißt übersetzt so viel wie: „das, was belebt". Arjuna belebt, und seine ihm innewohnende Leichtigkeit kann brachliegende Lebensgeister auf Trab bringen.

Arjuna firmiert in Deutschland als sogenanntes Nahrungsergänzungsmittel. Es kann online bestellt und besorgt werden. Die gängigen Ayurveda-Shops bieten allerdings nur Herzpräparate an, in denen Arjuna neben vielen anderen Bestandteilen enthalten ist. Als Ausnahme ist mir der Kerala-Ayurveda-Shop bekannt, der Arjuna in Reinform vertreibt. Es gibt verschiedene Darreichungsformen. Ich empfehle einen Arjunaristhaya oder Arjuna Arishta, einen etwa acht- bis zehnprozentigen Kräuterwein, von dem man zwei oder drei Mal am Tag nach den Mahlzeiten jeweils 25 ml trinken kann. Nebenwirkungen sind keine bekannt.

Rauwolfia

Unter den vielen Herzpatienten sind nicht wenige, die über anfallsweise auftretendes Herzklopfen, sogenanntes Herzjagen, klagen, das mit Blutdruckerhöhungen einhergeht. Es handelt sich dabei mehrheitlich um Frauen. Das Messen erhöhter Blutdruckwerte macht sie ängstlich, mit der Folge, dass der Blutdruck weiter ansteigt und gelegentlich stolze

Höhen erreicht. Derartige Anfälle beruhigen sich in der Regel früher oder später von allein.

Die Kardiologen attestieren diesen Patienten im Allgemeinen eine gute Herzgesundheit. Das verhindert allerdings nicht das Auftreten weiterer Anfälle, deren Ursache zumeist in innerer Unruhe zu suchen ist. Für diese Patienten ist eine Substanz wie Rauwolfia ideal.

Die Indische Schlangenwurzel (*Rauwolfia serpentina*) ist ein immergrüner Strauch, der eine durchschnittliche Wuchshöhe von 50 bis 100 Zentimetern erreicht. Ursprünglich in Indien beheimatet, hat sich diese Pflanze, deren Wurzeln tatsächlich wie eine Schlange aussehen, bis nach Indonesien verbreitet. Die Areale befinden sich in Bergwäldern, in Höhenlagen zwischen 800 und 1500 Metern.

Schon sehr alte indische Texte aus dem 7. Jahrhundert vor Christus erwähnen die Rauwolfia als Heilpflanze. Man darf davon ausgehen, dass die Wurzeln der Rauwolfia schon seit mehreren Tausend Jahren vor allem als Mittel zur Beruhigung verwendet werden.

Bei den medizinisch wirksamen Bestandteilen handelt es sich um etwa 60 verschiedene Substanzen, sogenannte Alkaloide. Dieses Gemisch wirkt abführend, beruhigend, blutdrucksenkend, krampflösend und stimmungsaufhellend. Rauwolfia gelangte im 18. Jahrhundert nach Europa und in der zweiten Hälfte des 20. Jahrhunderts war eines dieser Alkaloide, das Reserpin, einer der Stoffe, die in unserem medizinischen Alltag zur Blutdrucksenkung am häufigsten eingesetzt wurden. Rauwolfia-Präparate waren beliebt, weil sie wirksam und bestens verträglich waren.

Mit dem Aufkommen von Betablockern, Calcium-Antagonisten und ACE-Hemmern geriet Reserpin ähnlich wie Strophanthin in Vergessenheit. Dem Reserpin wurde angelastet, dass es als Nebenwirkungen zu verstopfter Nase, depressiven Verstimmungen, Müdigkeit und Magen-Darm-Beschwerden führen kann. Die gleichen Nebenwirkungen und dazu noch viele andere mehr waren im Fall der Betablocker allerdings kein Hindernis, diese neuen Substanzen möglichst breitflächig anzuwenden.

Rauwolfia ist ein ausgezeichnetes pflanzliches Beruhigungsmittel. In kleinen Dosen dämpft das Pulver aus der ganzen Wurzel die Zentren des

Sympathikus im Gehirn. Es ist die Lösung von Angst und Spannung, die Herbeiführung eines seelischen Gleichgewichts, verbunden mit einem vegetativ regulierenden Effekt, was die Indische Schlangenwurzel so segensreich macht.[139]

Rauwolfia-Präparate sind verschreibungspflichtig. Sie müssen vom Arzt rezeptiert werden und unter Ärzten hat sich die Meinung festgesetzt, dass es sich um ein veraltetes, überholtes Medikament handele, wenn sie es denn überhaupt noch kennen. Das ist keine gute Situation.

Ich halte Rauwolfia für ein ausgezeichnetes Mittel für all die Herz-Kreislauf-Patienten, die unter starken nervösen Spannungen leiden. Speziell im Anfall von Herzklopfen und Blutdrucksteigerung ist es von großem Wert. Ich hoffe, dass dieses wirksame und überaus verträgliche Mittel bei uns bald wiederentdeckt wird.

Rauwolfia ist heute nur noch in wenigen homöopathischen Medikamenten enthalten, zum Beispiel im Homviotensin, das einen leichten blutdrucksenkenden und beruhigenden Effekt hat. Über Internetshops ist es möglich, sich mit Rauwolfia-Tee zu versorgen. Mahatma Gandhi gönnte sich häufig einen Rauwolfia-Tee – wegen seiner beruhigenden und ausgleichenden Wirkung. Man darf Gandhi gern auf diesem Weg folgen.

Betablocker

Betablocker werden wegen ihrer vielen Nebenwirkungen von den Patienten generell mit Argwohn betrachtet. Betablocker blockieren – besser gesagt: vermindern – den sympathischen Herzeinfluss und sie stärken zugleich die parasympathische Herzaktivität. Das vegetative Gleichgewicht verschiebt sich zugunsten des Parasympathikus und stärkt damit den Schutz des Herzens.

Betablocker werden bei Angina-pectoris-Anfällen, zur Prophylaxe eines Herzinfarkts, direkt nach einem Herzinfarkt zur Vorbeugung lebensbedrohlicher Rhythmusstörungen und auch bei Herzschwäche und bei Bluthochdruck erfolgreich eingesetzt. Die breite Verwendung der Betablocker hat meiner Meinung nach durchaus Anteil am Rückgang der Infarkthäufigkeit und der Infarktsterblichkeit in den letzten Jahrzehnten.

Allerdings haben diese Substanzen einen großen Nachteil, nämlich ihre zahlreichen unerwünschten Wirkungen und Unverträglichkeiten. Speziell zu Beginn der Behandlung kann es nicht selten zu Müdigkeit, depressiven Verstimmungen, Kopfschmerzen und Schwindel kommen. Auch können Verwirrtheit, Schlafstörungen mit Albträumen, ja sogar Halluzinationen auftreten. Der Beipackzettel listet als mögliche Nebenwirkungen eigentlich alles auf, was man sich an Störung vorstellen kann.

Am Gravierendsten werden die möglichen Potenzstörungen sowie Antriebslosigkeit, Gewichtszunahme und Schuppenflechte erlebt. Im Allgemeinen fühlen sich Patienten unter Betablockern etwas ruhiger, jedoch kann auch das Gegenteil eintreten. Es kann sich zum Beispiel eine störende abendliche Unruhe einstellen.

Das alles animiert nicht gerade dazu, diese Medikamente einzunehmen. Wer aus Vorinformationen um diese Unverträglichkeiten weiß, bei dem stellen sie sich umso eher ein. Andererseits muss man feststellen, dass viele Patienten allen möglichen Widrigkeiten zum Trotz mit Betablockern ganz gut zurechtkommen.

Betablocker und Strophanthin vertragen sich. Zur Lösung innerer Anspannung sind Betablocker effektiver als Strophanthin. Zur Kräftigung des Parasympathikus leisten beide ihren Beitrag, Strophanthin ist dabei wirksamer. Strophanthin ist bestens verträglich, Betablocker sind es weniger.

Vitamin D

Niedrige Vitamin-D-Spiegel sind ein Infarktrisiko. Das hat eine umfangreiche Analyse aus Kopenhagen gezeigt, in der die Plasmaspiegel von 10 000 Personen bestimmt wurden und deren Schicksal über viele Jahre verfolgt wurde. Im Vergleich zu hohen Wirkspiegeln ist Vitamin-D-Mangel mit einem deutlich gesteigerten Risiko für KHK und Herzinfarkt und für eine kürzere Lebenszeit verbunden.[141] Eine zusammenfassende Analyse aller zu dieser Thematik durchgeführten Studien bestätigte dieses Resultat.[141]

Vitamin D ist für die Aufrechterhaltung des Gleichgewichts im Herz-Kreislauf-System unentbehrlich. Vitamin-D-Mangel schwächt die kardialen Schutzfaktoren. Die parasympathische Herzsteuerung ist bei Vitamin-D-Mangel deutlich eingeschränkt.[142]

Ende 2018 ist in der Fach- wie Laienpresse zu lesen, dass Vitamin D nicht vor Herz-Kreislauf-Ereignissen schützt. Dabei stützt man sich auf eine Studie aus den USA (VITAL-Studie), in der Personen aus allen Bevölkerungsschichten über einen Zeitraum von fünf Jahren täglich 2000 Einheiten Vitamin D einzunehmen hatten. Im Vergleich mit einem Placebopräparat konnte dadurch weder die Häufigkeit an Herzinfarkten verringert noch das Leben der Patienten verlängert werden.[143]

Nach dieser Studie ist eine *generelle* Substitution der Bevölkerung mit niedrig dosiertem Vitamin D sinnlos. Die Normalisierung erniedrigter Werte erreicht man nur durch tägliche Einnahme von 4000 Einheiten.[144] Womöglich sollte man sich in der Vitamin-D-Substituierung auf Menschen mit deutlich erniedrigten Vitamin-D-Werten konzentrieren und dann auch deutlich höher dosieren. Jedenfalls sind weitere Untersuchungen notwendig, um zu diesem Thema Klarheit zu gewinnen.

Vitamin D wird in der Haut durch Einwirkung von UV-Licht gebildet. Vitamin-D-haltige Nahrungsmittel wie etwa Hochseefische sind nicht geeignet, Defizite auszugleichen. An Lebertran, der den Kindern in der Nachkriegszeit zur Deckung ihres Vitamin-D-Bedarfs eingetrichtert wurde, erinnert sich niemand von ihnen gern.

Da in unseren Breiten die Sonneneinstrahlung begrenzt ist, leben wir alle mit einem latenten Vitamin-D-Mangel. Deshalb sollte speziell bei Herzkranken der Vitamin-D-Spiegel gelegentlich kontrolliert und bei Bedarf sollte Vitamin D in ausreichender Dosierung substituiert werden. Im Hochsommer kann man pausieren. Vitamin D ist frei verkäuflich.

Vitamin K_2

Eine Studie zum Augenöffnen: In einer Rotterdamer Herzstudie wurden von 1990 bis 2000 in ambulanten Zentren unter Mithilfe der Allgemeinärzte fast 8000 Menschen über 55 Jahre, die bis dahin keinen Herzinfarkt hatten, hinsichtlich ihrer Lebensgewohnheiten und der Entwicklung ihrer medizinischen Daten verfolgt. In einer Gruppe von knapp 5000 Personen wurde der Einfluss von Vitamin K_1 und K_2 auf die Entstehung und den Verlauf von Herzkrankheiten untersucht.

K-Vitamine spielen eine Rolle bei der Blutgerinnung, daher der Name (K wie Koagulation = Blutgerinnung). Außerdem sorgen sie im Zusammenspiel mit Vitamin D für ausreichende Knochenfestigkeit. Den K-Vitaminen wurde schon vor der Rotterdamer Studie ein günstiger Einfluss auf die Arteriosklerose zugesprochen: Sie würden – so die propagierte naive Vorstellung – die Kranzgefäße vor Verkalkung schützen, indem sie das Calcium an die richtige Stelle im Körper, nämlich in die Knochen leiteten.

Die Ergebnisse der Rotterdamer Studie waren eindrucksvoll: Bei den Personen mit einer an K_2 reichen Ernährung traten im Verlauf der zehnjährigen Studie deutlich weniger Herzinfarkte auf. Es gab weniger Herztote und auch die allgemeine Sterblichkeit war niedriger im Vergleich zu den Menschen, die wenig K_2 zu sich nahmen.[145] K_1 blieb ohne Einfluss auf die Infarkthäufigkeit und die Lebenserwartung.

K_1 ist in grünem Blattgemüse, Spinat, Salat, in Kohl, vor allem in Grünkohl, Petersilie, Avocados und in pflanzlichen Ölen wie Rapsöl oder Sojaöl reichlich enthalten. K_2 findet sich außerdem in fettreichen Milchprodukten wie Butter und Käse, in Eigelb und in Fleisch. Diese fettreichen, an Cholesterin gesättigten Nahrungsmittel tierischen Ursprungs bieten Schutz vor einem Herzinfarkt und eine Schlüsselsubstanz ist dabei das Vitamin K_2.

Was kann K_2? Im Zusammenspiel mit anderen Faktoren stimuliert es umgehend und anhaltend die NO-Bildung in den Blutgefäßen.[146] K_2 ist somit ein wichtiger Schutzfaktor gegen eine Übersäuerung des Herzmuskels mit all ihren Folgen. NO macht die Gefäße weniger verletzungsanfällig; auf diesem Weg schützt K_2 vor Arteriosklerose und Verkalkung der Kranzgefäße. Als Konsequenz scheint eine Ernährung ideal zu sein, die sich dem Motto verpflichtet fühlt: „Von allem etwas, von keinem zu viel.“ Vegetarier sollten an die Einnahme von K_2-Präparaten denken, die in Form von veganen Tabletten frei verkäuflich sind.

Zukunftsmusik: Methadon und Oxytocin (OT)

Methadon ...

... zählt wie Morphin zur Gruppe der Opiate. Es ist wie Morphin ein starkes Schmerzmittel, es beruhigt und euphorisiert und hat ein hohes Suchtpotenzial.

Als Heroin-Ersatzstoff hat Methadon seine hervorragende Wirksamkeit in Substitutionsprogrammen bewiesen. Es wurde von der Weltgesundheitsorganisation WHO in die Liste der unentbehrlichen Arzneimittel aufgenommen. Methadon wird relativ einfach und kostengünstig vollsynthetisch hergestellt.

Die körpereigenen Morphine, die Endorphine, habe ich unter den Schutzfaktoren des Herzens erwähnt und ihre Wirkungen beschrieben. Wie die Endorphine hat auch Methadon einen direkten Draht zum Herz.[53] Es fördert die NO-Bildung und im Fall von Durchblutungsstörungen stimuliert es in den Herzmuskelzellen über die gleichen Reaktionswege wie Morphin verschiedene schützende Wirkungen.[52] So konnte im Tierversuch belegt werden, dass Methadon einen Schutz vor Herzinfarkt bietet.[54]

Diese Fakten zusammengenommen lassen darauf schließen, dass Methadon in der Infarktvorbeugung wirksam sein könnte. Vor allem sollte es auch bei einem akuten Anfall an Angina pectoris, bei Verdacht auf Herzinfarkt und bei eingetretenem Infarkt hilfreich sein. Da diese Überlegungen von mir Neuland sind, gibt es bisher keine Studien zu ihrer Untermauerung.

Wenn heutzutage einem Patienten mit akutem Herzinfarkt zur Schmerzstillung und zur Beruhigung Morphin verabreicht wird, dann wird nicht beachtet, dass die Gabe eines Opiats in diesem Fall vor allem auch wichtige kardiale Schutzfaktoren mobilisiert. Hierfür fehlt bisher der Blick.

Für die Aktivierung von Signalwegen braucht es nur eine minimale Wirkstoffkonzentration. Das könnte bedeuten, dass Probleme von Abhängigkeit und Sucht beim Methadon in der Verwendung als Herzmittel keine entscheidende Rolle spielen.

Oxytocin

Auch Oxytocin, abgekürzt OT, habe ich bereits unter den Schutzfaktoren des Herzens eingeführt. Im Tierexperiment ist wiederholt gezeigt worden, dass ein künstlich ausgelöster Herzinfarkt durch vorausgehende Gabe von OT in seiner Ausdehnung deutlich verkleinert wird.[51,147] Die Medikation mit OT verhindert zudem das Auftreten lebensbedrohlicher Herzrhythmusstörungen und senkt die oxidative Stressbelastung des Organismus.[51,147] Die heilsame Wirkung von OT wird über die Stärkung verschiedener kardialer Schutzfaktoren (NO und auch anderer) vermittelt.[50]

Diese wenigen Angaben sollten genügen, für die Verwendung von OT in der Herzinfarktprophylaxe die Augen zu öffnen. OT ist in verschiedenen Darreichungsformen verfügbar, auch in Form eines rezeptpflichtigen Nasensprays.

Wenig einladend: Statine und ASS

Statine

Jedem KHK-Patienten wird ein Statin verordnet. Statine senken den Cholesterinspiegel, besonders den von LDL, dem „bösen" Cholesterin. In verschiedenen Studien ist gezeigt worden, dass durch die Einnahme eines Statins die Häufigkeit von Herzinfarkten geringfügig gesenkt wird.

Seit der wegweisenden englischen Heart-Protection-Studie aus dem Jahr 2002 ist bekannt, dass der günstige Einfluss der Statine auf das Herz nichts mit dem Cholesterin zu tun hat.[148] Der leichte Rückgang der Infarkthäufigkeit bei den mit einem Statin behandelten Patienten geschah unabhängig davon, ob ihr Cholesterinspiegel stark erhöht oder normal war, ob die Absenkung dieses Spiegels durch das Statin erheblich oder kaum merkbar war.

Inzwischen ist bekannt, dass der positive Effekt der Statine darauf beruht, dass sie die NO-Bildung im Gefäßsystem anregen.[149,150] Dass aus diesem positiven Effekt nur ein geringer Einfluss auf das Infarktgeschehen und vor allem kein lebensverlängernder Effekt resultiert, liegt an verschiedenen schädigenden Wirkungen dieser Substanzen.

Statine blockieren die Arbeit der Mitochondrien, wodurch die Energieproduktion in den Zellen unseres Körpers stark beeinträchtigt wird.[151] Unter anderem hemmen Statine die Bildung eines bestimmten Enzyms mit der Bezeichnung Q10, das für die Funktion der Mitochondrien von großer Bedeutung ist. Außerdem fördern Statine die Radikalenbildung in den Zellen.[152] Die gestörte Energieproduktion manifestiert sich bei vielen Statinkonsumenten in Form von Beschwerden vor allem in der Muskulatur. Diese Muskelschmerzen sind umso ausgeprägter, je mehr man sich bewegt. Sportler, die Statine verordnet bekommen haben, müssen die Tabletten in 80 Prozent der Fälle absetzen, weil sie die krampfartigen Muskelschmerzen nicht aushalten.[153]

Statine entkoppeln die körpereigene Energieproduktion. Q10-Mangel schwächt die Herzleistung. Statine haben das Potenzial, das Herz zu schwächen.

In einer Studie aus North Carolina/USA erhielten die Teilnehmer in einer Gruppe ein zwölfwöchiges Bewegungstraining und in einer anderen Gruppe das gleiche Training plus ein Statin. Das körperliche Training allein besserte die Kreislauffitness um 10 Prozent. Bei gleichem Training plus Statineinnahme ergab sich ein Zuwachs um nur 1,5 Prozent. Durch die Einnahme eines Statins wurde der Lohn eines zwölfwöchigen Trainings sozusagen zunichte gemacht. Die zelluläre Energieproduktion wurde durch das Training um 13 Prozent gesteigert – aber bei zusätzlicher Einnahme eines Statins *schrumpfte* die Energieausbeute sogar um 4,5 Prozent.[154]

Gerade Herzpatienten sind lebensnotwendig auf Bewegung und Training angewiesen. Da mag man sich im Sportstudio quälen – man kommt mit seiner Leistungssteigerung nicht voran. Der Leistungsabfall unter Statintherapie wird bei KHK-Patienten in der Regel als ein Voranschreiten der KHK, eine Zunahme koronarer Stenosen gewertet, also als Wink, entweder bald einmal wieder mit dem Katheter nachzusehen oder zumindest die Dosis des Statins zu erhöhen.

Statine schwächen den Herzmuskel. Sie machen müde. Häufig wird über zunehmende Vergesslichkeit geklagt. Und über die blockierte Energiebildung in den Zellen wird unmerklich der Alterungsprozess beschleunigt. Die Leberwerte können ansteigen, als Ausdruck einer gereizten Leber, auch Krankenhausaufenthalte aufgrund von Nierenproblemen werden häufiger. Blutzuckeranstiege werden beobachtet, womit der Entwicklung eines Diabetes der Boden bereitet wird. Das gesamte Immunsystem leidet. Als seltene Komplikation kann es passieren, dass Muskelgewebe großflächig zerfällt. Trotz dieser Vielzahl an schwerwiegenden unerwünschten Wirkungen gehören Statine zu den am meisten verordneten Medikamenten unserer Tage. Allein eine mediterrane Ernährung bietet einen unvergleichlich besseren Schutz für das Herz als Statine und sie ist wesentlich gesünder.

ASS

Einnahme von ASS 100 lebenslang, das ist nach den herrschenden ärztlichen Richtlinien ein Muss für alle KHK-Patienten.

Ist die Acetyl-Salicyl-Säure etwa verträglicher als die Statine? Schauen wir auf den Beipackzettel. Häufige Nebenwirkungen: Magenbeschwerden, Sodbrennen, Übelkeit und Erbrechen, Durchfall. Gelegentliche Nebenwirkungen: Magen-Darm-Blutungen und Blutarmut. Seltene Nebenwirkungen: Magen-Darm-Durchbruch, schwere allergische Hautreaktionen bis hin zur Ablösung der Haut, Anfälle von Asthma/Luftnot, Schock, auch schwerwiegende Blutungen, beispielsweise im Gehirn, mit der Folge eines Schlaganfalls. Nebenwirkungen ohne Häufigkeitsangabe: Kopfschmerzen, Schwindel, Verwirrtheit, Ohrensausen, Nasenbluten und vieles mehr.

Warum wird ASS eingesetzt? Für Patienten, die nach einem Herzinfarkt regelmäßig ASS einnehmen, ist statistisch gesehen ein leichter lebensverlängernder Effekt seit Längerem bekannt.[155] Anders sieht es aus in der sogenannten Primärprophylaxe, also wenn man *vorbeugend* ASS einnimmt, ohne herzkrank zu sein.

Auf dem Münchener Herzkongress 2018 ist hierzu eine Studie vorgestellt worden, in der die Wirkung regelmäßiger ASS-Einnahme untersucht worden ist, und zwar bei Personen mit einem mittleren Herzrisiko, ohne dass es bisher zu einem Infarkt oder Schlaganfall gekommen war.[156] Das Herzrisiko errechnete sich aus verschiedenen Größen; vor allem die bekannten Risikofaktoren der Arteriosklerose waren dabei von Bedeutung. Diese spannende Untersuchung betrifft also den riesigen Kreis von Menschen, bei denen ein erhöhter Cholesterinwert, ein erhöhter Blutdruck oder auch Übergewicht und Bewegungsmangel vorliegen und die etwas tun wollen, um einen Herzinfarkt oder Schlaganfall zu vermeiden.

In dieser Studie wurde an mehr als 12 000 Personen über 55 Jahre (Männer) bzw. über 60 (Frauen) in 7 Ländern der Effekt der täglichen ASS-Einnahme über fünf Jahre untersucht. Im Vergleich zur Einnahme eines Scheinmedikaments fanden sich keine Unterschiede hinsichtlich der Häufigkeit von Herzinfarkten und Schlaganfällen. In der ASS-Gruppe waren nach fünf Jahren 160 von 6270 Personen verstorben, in der Placebo-Gruppe waren es 161 von 6276. Unterschiedsloser geht es nimmer. Die ASS-Einnahme führte zu vermehrten Blutungskomplikationen, vor allem zu Blutungen im Magen-Darm-Trakt. Diese Studie macht deutlich, dass es sinnlos ist, bei einem durchschnittlichen Herzrisiko, ohne dass ein Herzinfarkt oder Schlaganfall eingetreten ist, regelmäßig ASS einzunehmen. Es hilft nicht, kann aber schaden.

Der positive Effekt des ASS bei Hochrisikopatienten wird schulmedizinisch darauf zurückgeführt, dass ASS eine Schlüsselsubstanz der Blutgerinnung blockiert und darüber zu einer Abnahme von Gefäßverschlüssen durch Thrombosen führt. Da koronare Gefäßverschlüsse, wie gezeigt, von seltenen Ausnahmen abgesehen keine Auswirkungen auf die Herzmuskeldurchblutung haben, kann dieser Effekt des ASS kaum zur Lebensverlängerung beitragen.

Aus ganzheitlicher Sicht ergeben sich folgende Zusammenhänge: ASS fördert die Bildung von NO in den Gefäßwänden. Außerdem schirmt es gegen Angriffe von Sauerstoffradikalen ab.[157,158] Es steht also zum Schutz von Herz und Gefäßen mehr NO zur Verfügung. Bei Patienten, bei denen es zu einem Herzinfarkt gekommen ist, sind die Schutzfaktoren des Herzens ausgedünnt. In diesen Fällen ist eine zusätzliche Bereitstellung von NO nützlich. Bei nicht herzkranken Durchschnittsmenschen sind die kardialen Schutzfaktoren weniger eingeschränkt, so dass hier das zusätzliche NO statistisch keine Vorteile bringt.

Für die Bildung und Bereitstellung von NO braucht es allerdings kein ASS. Eine gesunde Lebensführung, ausgewogene Ernährung und viel Bewegung, ein paar Tropfen Strophanthin und ein Weißdorntee produzieren mehr NO und schützen das Herz viel besser, ohne dass die zahlreichen offenen und versteckten schädigenden Wirkungen des ASS in Kauf genommen werden müssen.

Ein Medikamente freisetzender Stent schafft eine besondere Situation. In den ersten neun bis zwölf Monaten kann es in einem solchen Stent zu plötzlichen Verschlüssen durch ein sich bildendes Blutgerinnsel kommen. Ohne Schutz durch Kollateralen ist so etwas lebensgefährlich. In dieser Zeit darf mit gerinnungshemmenden Mitteln, auch mit ASS, nicht gespart werden.

Chemie oder Natur?

Ich habe Ihnen eine Reihe von alternativen Mitteln beschrieben, mit denen Sie Ihrem Herzen Gutes tun können. Mehrheitlich handelt es sich um Naturprodukte. Mit diesen Mitteln können schulmedizinische Medikamente eingespart oder vollständig ersetzt werden. Das ist ganz sicher. Das Dilemma besteht darin, dass Sie als Herzpatient einen Fachmann, einen Arzt an Ihrer Seite brauchen. Die meisten Ärzte sind jedoch zu 100 Prozent auf die schulmedizinischen Leitlinien eingeschworen. Alles andere ist in ihren Augen Quacksalberei, inklusive das Meiste von dem, was ich hier geschrieben habe. Beim Wunsch nach Strophanthin zum Beispiel beißen Sie bei den meisten Ärzten auf Granit.

Bei Herzschwäche wird Ihnen mit Betablockern plus ACE-Hemmern plus Aldosteron-Antagonisten plus Entwässerungsmittel eine ganze Batterie an schwer verdaulichen Pharmaka zugemutet. Mit Strophanthin und mit Arjuna zum Beispiel kann von dieser Anhäufung sicher einiges zu Ihrem Vorteil und zu Ihrem besseren Befinden eingespart werden. Doch ob eine solche Änderung Ihres Medikamentenplans zusammen mit Ihrem Arzt in die Wege geleitet werden kann, kann ich leider nicht sagen.

In den Köpfen der Ärzte spuken zu viele Schemata und Schablonen, die vom Interesse der pharmazeutischen Industrie geprägt wurden. In der heutigen Medizin gilt die Prämisse, möglichst nur Medikamente zu verordnen, deren Wirkung bewiesen ist. „Evidenzbasierte Medizin" nennt man das. Grundsätzlich kann man natürlich nur zustimmen, dass nur etwas zur Anwendung kommt, dessen Wirkung bewiesen ist. Doch für solche statistisch gesicherten Nachweise bedarf es umfangreicher Studien. Und die kosten immenses Geld.

Es gibt einen umfangreichen ärztlichen Erfahrungsschatz, der sich in der praktischen Medizin bewährt hat. Ich denke beispielsweise an Strophanthin oder auch an Rauwolfia. An diesen althergebrachten Mitteln, die uns die Natur zur Verfügung stellt, kann die Industrie nichts verdienen. Also werden auch keine großen Studien dazu durchgeführt. Dementsprechend genügt die Verschreibung diese Arzneien nicht dem Anspruch, evidenzbasiert zu sein, und sie werden als unwirksam oder veraltet aussortiert.

Warnen möchte ich davor, einfach alles von der Schulmedizin Verordnete wegzulassen und ausschließlich auf die alternative Linie zu setzen. Eine grundsätzliche Aversion gegen Chemie hilft Ihnen nicht weiter. Ich kenne genügend Patienten, die aus Abneigung gegen alle chemischen Präparate täglich eine große Zahl an Nahrungsergänzungsmitteln einnehmen. Das völlig unübersichtliche Zusammenwirken dieser vielen Naturpräparate kann sich durchaus zu einem erheblichen Stress für den Körper entwickeln.

In jedem Fall sind Sie persönlich gefordert mitzudenken und Ihren eigenen Weg zu suchen. Es braucht Mut, gegen den herrschenden Strom zu schwimmen. Es ist Ihr gutes Recht, sich in Neuland vorzutasten. Versuchen Sie jedoch in jedem Fall, mit Ihrem Arzt im Gespräch zu bleiben. Nicht alle Ärzte sind verbohrte Schulmediziner und viele sind lernfreudiger, als Sie vielleicht meinen. Es wäre großartig, wenn Ihr Arzt bereit wäre, an Ihren persönlichen Erfahrungen, zum Beispiel mit Strophanthin, Anteil zu nehmen, und wenn Sie sich schrittweise gemeinsam von überflüssigen Medikamenten befreien würden. Das wäre die beste Lösung!

„Was kann ich bei einem Herzanfall tun?"

Ein Herzanfall, eine Angina pectoris, das bedeutet ein Gefühl von Enge und Beklemmung in der Brust, zu dem Schmerzen treten, die typischerweise in der Mitte des Brustkorbs hinter dem Brustbein verspürt werden. Die Schmerzen können weiträumig ausstrahlen, bis zum Hals, in den Unterkiefer und die Zähne, auch in den linken Arm, bis in die Fingerspitzen. Sie können sich im Rücken und auch im Bauch manifestieren. Der Schmerzcharakter kann sehr unterschiedlich ausfallen, es kann ein starkes Brennen auftreten oder ein krampfartiger Schmerz oder es kann auch nur ein leichter Druck in der Brust verspürt werden.

Ein Herzanfall kann durch körperliche Belastungen ausgelöst werden. Psychische Belastungen, die eine parasympathische Blockade zur Folge haben, sind als Auslöser häufig nicht auf den ersten Blick erkennbar. Auch Kälte kann ein Auslöser sein, ebenso begünstigt eine zu üppige Mahlzeit das Auftreten von Herzanfällen. Ein solcher Herzanfall klingt in der Regel nach fünf bis gut zehn Minuten von allein ab.

Bei einer Angina pectoris mobilisiert der Körper wie geschildert verschiedene „Hilfstruppen", die den Anfall umgehend beenden. Ihr Herz hilft sich bei einem Herzanfall also selbst. Es stehen Ihnen aber auch einige Möglichkeiten zur Verfügung, diese Selbsthilfekräfte tatkräftig zu unterstützen.

Zur Durchbrechung eines Herzanfalls sind zwei Arzneimittel erste Wahl: Nitroglyzerin, kurz Nitro genannt, und Strophanthin. Wer Nitro in Form von Kapseln oder Spray zur Hand hat, sollte nicht zögern, davon Gebrauch zu machen: Zwei Kapseln zerbeißen oder zwei Sprühstöße von einem Nitrospray unter die Zunge sprühen. Durch die Aufnahme von Nitroglyzerin über die Zungenschleimhaut wird der NO-Gehalt im Herzmuskel in kürzester Zeit, innerhalb weniger Minuten, gesteigert.

Strophanthin steht in Form von Lösung oder Kapseln zur Verfügung. Bei einem Herzanfall sollte man die Lösung benutzen und sich davon eine volle Pipette direkt auf der Zunge ausdrücken. Die Flüssigkeit sollte nicht herunterschluckt, sondern möglichst lange im Mund behalten werden. Über die Mundschleimhaut erreicht Strophanthin ebenfalls innerhalb weniger Minuten das Herz. Dort stimuliert es vehement den parasympathischen Herzeinfluss und steigert zugleich den Gehalt an NO und anderer bei einem Herzanfall nützlicher Helfer.

Beide Substanzen, Nitro und Strophanthin, aktivieren unmittelbar die wichtigsten Schutzfaktoren des Herzens. Die Wirkung tritt in kürzester Zeit ein. Die Übersäuerung wird abgebaut und der Herzanfall beendet.

Ich möchte Ihnen zwei weitere Maßnahmen nennen, mit denen Sie einen Herzanfall durchbrechen können. Doch bevor Sie damit beginnen, denken Sie daran, dass die erste Regel bei jedem Herzanfall darin besteht, tief durchzuatmen und zu versuchen, zur Ruhe zu kommen. Das hilft sehr.

Erste Maßnahme:

Sie sollten nicht zögern, den Herzpunkt der traditionellen chinesischen Medizin auf der Ohrmuschel zu stimulieren. Der Nachweis, dass die Reizung dieser Ohrregion einen Effekt auf die Durchbrechung von Herzanfällen hat, ist verschiedentlich erbracht worden.[123,124] Der spezifische Herzpunkt liegt in einer Region der Ohrmuschel, die vom Vagusnerv versorgt wird. Eine Reizung dieses Punktes führt unmittelbar zur Steigerung der parasympathischen Herzaktivität.

Sie finden diesen Punkt recht einfach, indem Sie zunächst ihren Zeigefinger leicht in den Gehörgang stecken, dann herausziehen und in der Mulde, in der Sie nun gelandet sind, etwa die Mitte, die tiefste Region, aufsuchen. (Vgl. Abbildung 18) Dort üben Sie mit dem Fingernagel einen kurzen energischen Druck aus. Dieser Punkt ist immer empfindlich, daher: nicht übertreiben! Dieser leichte Druck- und Schmerzreiz hat häufig zur Folge, dass man gleich anschließend einmal tief durchatmen muss.

Man sollte zuerst im linken Ohr, dann auch rechts drücken. Bei Bedarf kann man diese Abfolge wiederholen und unterstützt so die Selbstheilungskräfte zum Durchbrechen und Beendigen eines Herzanfalls.

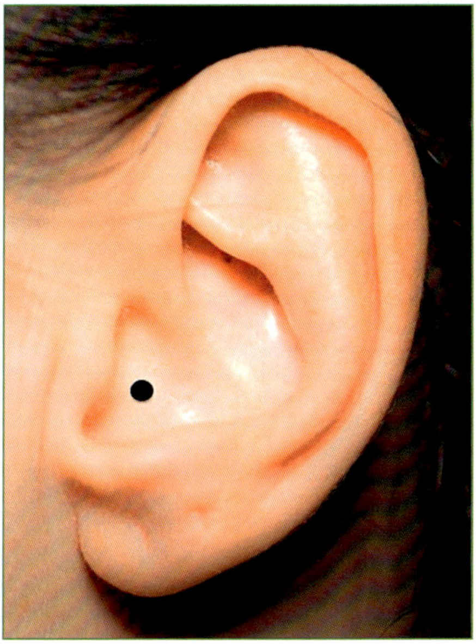

Abbildung 18: Der Herzpunkt der traditionellen chinesischen Medizin

Zu dieser Form der Ohrreizung noch eine persönliche Anekdote: Als ich im Jahr 1989 in China in einer Klinik für traditionelle Chinesische Medizin hospitierte, hat mir ein dortiger Arzt eines Tages, um mir etwas Gutes zu tun, ein kleines Korn auf meiner Ohrmuschel befestigt. Er wählte den Punkt „Shen-Men“, das „Tor des Geistes“, einst auch „Tor der Götter“ genannt, einen sehr wirksamen, vegetativ und mental ausgleichenden Punkt. Das Körnchen war hart, rund, etwa 3 mm im Durchmesser und wurde mit einem unauffälligen Pflaster befestigt. Ich sollte das Korn immer mal leicht massieren, was ich dann auch tat, allein, weil der gefühlte Fremdkörper auf der Haut die Finger von allein veranlasste, dorthin zu wandern. Ich erzähle dies deshalb, weil es sinnvoll wäre, wenn hierzulande ein ähnliches Korn gefunden würde, das man auf dem Herzpunkt fixieren könnte. Besonders in Phasen von Anspannung und von Herzanfällen könnte so etwas hilfreich sein.

Zweite Maßnahme:

Eine kurze Massage der Halsschlagader hat ebenfalls einen starken Effekt auf die parasympathischen Herzimpulse. Diese Form einer Behandlung von Angina pectoris war den Ärzten in den Fünfziger- und Sechzigerjahren noch geläufig.[159] Zum ersten Mal erwähnt wurde sie von einem Arzt aus Wien, Sigismund Peller, der 1922 schilderte: „Ein Druck auf die Halsschlagader führte zur Beendigung der Angina-Attacken, zu einer Reduktion von Puls und Blutdruck und bescherte den Patienten Wohlbefinden und Schlaf."[160] Im Jahr 1967 wurde in einer Veröffentlichung der *Harvard University* gezeigt, dass eine elektrische Stimulation der Halsschlagader zum Durchbrechen und auch zum Vorbeugen von Angina-pectoris-Anfällen erfolgreich ist.[161]

Medizinische Laien, also normale Patienten, haben in der Regel Schwierigkeiten, ihre Halsschlagader zu finden. Seitlich und ein wenig oberhalb des Kehlkopfs kann man diese pulsierende Ader auf beiden Seiten des Halses mit dem Finger ertasten. Das kann man auch üben. Ein leichter massierender Druck für wenige Sekunden auf einer Seite entfaltet die gewünschte Wirkung. Man sollte links beginnen und es bei Bedarf auf der anderen Seite wiederholen. Man kann es dann erneut auf beiden Seiten durchführen, bis die Schmerzen und der Druck in der Brust verschwunden sind. Unbedingt aufzuhören ist, wenn man merkt, dass einem dadurch schwindelig wird.

Nitro und Strophanthin über die Zunge, der kräftige Druck auf den Ohrpunkt und eine sanfte Massage der Halsschlagader, das sind vier wirksame Maßnahmen, mit denen Sie sich bei einem Herzanfall selbst helfen können. Wenn sich durch die Selbsthilfe des Organismus zusammen mit Ihrer Unterstützung die Brustenge dann nach wenigen Minuten löst, sollte man erst einmal die Erleichterung genießen. Wenn diese Maßnahmen erfolgreich waren, ist es nicht zwingend notwendig, anschließend ein Krankenhaus aufzusuchen.

Wenn die Beschwerden allerdings nicht weichen wollen, muss natürlich an einen Herzinfarkt gedacht werden. Auch wenn sich Herzanfälle häufen, droht ein Infarkt. Dann sollte man nicht allzu lange zögern und ein Krankenhaus aufsuchen, nicht um dort eine Katheteruntersuchung vornehmen zu lassen, sondern um sich zur Sicherheit in den Schutz intensivmedizinischer Beobachtung zu begeben. Mit einem Herzinfarkt ist nicht zu spaßen. Gerade in der Frühphase eines Infarkts kann es zum Auftreten lebensbedrohlicher Komplikationen kommen, denen auf einer Intensivstation begegnet werden kann.

„Wie verhalte ich mich im Krankenhaus?“

Wer in der Notsituation eines möglichen Herzinfarkts den Weg in ein Krankenhaus antritt, muss auf sehr viel Stress eingestellt sein. Mit Eintreffen des Krankenwagens werden Sie als Patient unvermeidlich zum Objekt der Einsatzkräfte degradiert. Ihre Meinung ist ab jetzt nicht mehr gefragt.

Mit dem Eintritt ins Krankenhaus, dem Durchschreiten der „Door“, geraten Sie in einen klar vorgeschriebenen Ablauf, der es möglich macht, nach spätestens 90 Minuten zur Tat zu schreiten und Ihnen einen Herzkatheter zu legen. Die diagnostische Wegstrecke von der Eingangsdiagnose „Verdacht auf Herzinfarkt“ bis hin zur endgültigen Diagnose: NSTEMI oder STEMI wird in der Regel zügig durchschritten. Zur Abklärung anderer möglicher Ursachen Ihrer Beschwerden fehlt es an Zeit und mangelt es häufig an Gründlichkeit. Die Konsequenz, mit der man Sie konfrontiert, ist stets die gleiche: Ein sofortiger Herzkatheter sei unumgänglich, sei Ihre einzige Chance, wenn Ihnen Ihr Leben etwas wert sei.

An diesem Punkt sollten Sie sich nicht an die vielen Ungereimtheiten erinnern, die mit einer Herzkatheter-Untersuchung verbunden sind, sondern nur an eines: Der Kathetereingriff in der Akutphase einer Herzattacke ist kein lebensrettender Eingriff, auch wenn man Ihnen dies ganz anders darstellt. Zudem können Ihnen durch diesen Eingriff beachtliche Schäden beigebracht werden.

Mit den Ärzten über die hochgradige Überschätzung koronarer Verschlüsse zu diskutieren, ist sinnlos. Dafür ist Ihr Kopf in diesem Moment gar nicht frei. Überdies werden Sie nur Widerspruch ernten, an dem sich zu reiben nicht der passende Augenblick ist.

Einem Kathetereingriff müssen Sie mit Ihrer Unterschrift zustimmen. Aber natürlich können Sie auch ablehnen. Auch wenn Sie den Katheter verweigern, haben Sie selbstverständlich ein Anrecht auf Krankenhausbehandlung.

Patienten berichten in meiner Sprechstunde oft davon, wie massiv und mit welchen Todeswarnungen sie im Krankenhaus gedrängt wurden, einem Kathetereingriff zuzustimmen, von den Ärzten und auch von Pflegern und Schwestern. Es ist sicherlich kein Leichtes, auf seiner Meinung und der Verweigerung des Katheters zu bestehen.

Originalton einer Patientin aus dem Jahr 2018: Eine sich hinziehende Grippe hatte sie veranlasst, ihren Internisten aufzusuchen. Im Rahmen seiner Durchuntersuchung fand sich eine Troponinerhöhung, weshalb sie dieser Arzt mit Verdacht auf Herzinfarkt sofort ins nächste Krankenhaus einwies.

„Mit einem Notarztwagen wurde ich ins nächste Klinikum gefahren und konnte es nicht fassen. Ich hatte keinerlei Beschwerden oder Symptome eines Herzinfarkts und war bei vollem Bewusstsein. Ja und was dann kam, kann man schon als merkwürdig bezeichnen. Noch in der Notaufnahme, bevor irgendwelche Maßnahmen getroffen wurden, legte man mir ein Formular für die Einwilligung zu einer Herzkatheteruntersuchung vor. Dieses sollte ich sofort und unverzüglich unterschreiben, was ich dann aber nicht tat und mir Bedenkzeit erbat. Ich kenne nämlich diese Prozedur von einer Bekannten. Sie ist nicht so harmlos, wie sie angeboten wird, sondern kann recht blutig, weil durch die Leiste und bei Frauen durch einiges Bauchfett, daherkommen … Von anderen Risiken wie einer Stentsetzung einmal abgesehen.

Nun, ich wurde dann von zwei Ärzten ganz massiv bedrängt und regelrecht genötigt, diese Untersuchung doch durchführen zu lassen. Ein Arzt meinte sogar, ich werde schon sehen, wenn ich demnächst alleine zu Hause tot umfallen würde. Er würde dann meine Todesanzeige in der Zeitung lesen und sei sehr betrübt. Das sagte er wortwörtlich! Nun, ich blieb bei meiner Entscheidung und wurde deshalb auf eigene Verantwortung ohne weitere Behandlung aus der Klinik geworfen.“

Die Konsequenz, diese Patientin ohne weitere Behandlung aus der Klinik wegzuschicken, ist absolut unverantwortlich, vielleicht gar eine Straftat. Wegen der Verweigerung dieses Eingriffs darf man Sie nicht aus dem Krankenhaus herausschmeißen. Bei Verdacht auf Herzinfarkt haben Sie ein Anrecht auf intensivmedizinische Betreuung. Sie können den Katheter verweigern und haben dennoch ein Recht auf ordnungsgemäße Krankenhausbehandlung!

Ich möchte Sie darauf hinweisen, dass die Situation in der Notaufnahme eines Krankenhauses ihre eigene Dynamik hat. Wenn Ihr Kopf Ihnen sagt: Keinen Katheter, ihr Bauchgefühl aber aus welchen Gründen auch immer aber zu diesem Eingriff hinneigt, dann sollten Sie dem nachgeben. Seien Sie bitte nicht dogmatisch!

Wenn man bei Ihnen in dieser Akutphase einen Katheter legt, wird man bei Stenosen in einer oder zwei Kranzarterien Stents setzen. Falls Sie in allen drei Koronargefäßen Verschlüsse haben, wird man Ihnen zu einer sich direkt anschließenden Not-Bypass-OP raten. Spätestens jetzt sollten Ihre roten Warnlampen grell aufleuchten.

Eine Studie der Medizinischen Hochschule Hannover (MHH) macht deutlich, dass eine solche notfallmäßig durchgeführte Bypass-OP ein hochriskantes Unternehmen ist.[162] Die Herzchirurgie der MHH besitzt Weltruf, spätestens seitdem zur Bypass-OP des damaligen russischen Präsidenten Boris Yelzin 1996 Spezialisten aus der MHH nach Moskau eingeflogen wurden. In ihrer Studie wird gezeigt, dass die Sterblichkeit im Zusammenhang mit einem solchen chirurgischen Eingriff bei NSTEMI-Patienten 2 Prozent beträgt. Das ist der normale Satz. Bei Patienten mit einem STEMI, also einem richtigen Herzinfarkt, beträgt die Sterberate 15 Prozent!

Wenn Sie tatsächlich einen Herzinfarkt haben, dann ist die intensivmedizinische Betreuung essenziell. Allen möglichen Komplikationen wie bedrohlichen Rhythmusstörungen oder einer sich entwickelnden Herzschwäche kann sofort wirkungsvoll begegnet werden. Darin liegt der wesentliche Sinn eines Krankenhausaufenthaltes.

Katheter, Stent und Bypass sind dazu gedacht, die durch Kranzgefäßverschlüsse herabgesetzte Herzmuskeldurchblutung zu verbessern. Diese Sichtweise blendet das natürliche Bypass-System aus, das die Selbsthilfekräfte unseres Herzens im Fall koronarer Stenosen entwickeln. Nicht die koronare Durchblutung muss verbessert werden, sondern die geschwächten Schutzfaktoren des Herzens müssen gestärkt werden.

Ein Herzinfarkt ist wie eine frische Wunde im Herzen. Bei einem akuten Herzinfarkt brauchen Sie und Ihr Herz in erster Linie Ruhe und Schonung und ganz sicher keinen Kathetereingriff mit einem nicht geringen Blutungsrisiko und anderen möglichen Komplikationen. Heilsam wäre auch eine Atmosphäre im Krankenhaus, in der Sie sich angenommen und aufgehoben fühlen.

Stolz ist angebracht!

Die meisten sinnvollen Dinge, durch die man einem Herzinfarkt vorbeugen kann, spielen sich nicht im ärztlich-medizinischen Bereich ab. Es sind Maßnahmen der Lebensführung und es liegt an Ihnen, ob Sie die gebotenen Chancen wahrnehmen oder nicht. Sie selbst sind Ihres Glückes Schmied!

Wer es schafft, sich gesund zu ernähren, darf stolz auf sich sein. Gesunde Ernährung hat einen unvergleichlich höheren Stellenwert als die meisten Medikamente. Wer es schafft, sich viel zu bewegen, womöglich regelmäßig ein Training zu machen, darf sich auf die Schulter klopfen. Wem es gelingt, seinem Leben einen gesunden Rhythmus zu verleihen – aktive, auch stressige Bewältigung der Lebensaufgaben und gleichzeitig ausreichend Zeit für Muße und Erholung –, der hat viel für sich gewonnen. Wer es gelernt hat, seinen Gefühlen Raum zu geben und nicht allzu viel innerlich anzustauen, ist auf einer guten Spur. Wem es gelingt, in seinen familiären und sozialen Beziehungen seinen Mann oder seine Frau zu stehen, und wer den unumgänglichen Problemen einer jeden Partnerschaft nicht ausweicht, sondern versucht, sie zu meistern, der kann stolz auf sich sein.

Wer derart an sich arbeitet und für seine Gesundheit sorgt, wird mit einem guten Lebensgefühl belohnt. Innere Ausgeglichenheit und Zufriedenheit stellen sich ein und das gesamte Ensemble der kardialen Schutzfaktoren wird mobilisiert. Dieser ganzheitliche Weg stabilisiert unsere gesamte Gesundheit und bietet den besten Schutz vor Herzkrankheiten.

KHK kontra GHK: Die therapeutischen Konsequenzen der KHK bestehen in hochtechnologischen Prozeduren und eingreifenden Medikamenten. So etwas kann Eindruck machen. Im ganzheitlichen Konzept kommt es im Wesentlichen auf eine konsequente gesunde Lebensführung an. Das ist nicht spektakulär, aber sehr sinnvoll. Die Stärkung der Lebensgrundlagen ist viel wichtiger als alle High-Tech-Maßnahmen.

Wenn Sie lernen, sich beim nächsten Herzanfall nicht von Panik überrollen zu lassen, und wenn Sie es schaffen, sich im Krankenhaus nicht von den Ärzten überfahren zu lassen, dann haben Sie noch einmal allen Grund, stolz zu sein.

Wenn Sie Ausschau halten nach hilfreicher Medizin zur Vorbeugung und zur Behandlung Ihrer Herzbeschwerden, können Sie sich Gutes tun. Doch wenn jemand unter einer Herzschwäche oder Herzrhythmusstörungen leidet, sollte er den Rat der Ärzte suchen. Es wäre dumm zu meinen, dass man *alles* selbst und besser könne. Dennoch: Auf die innere Haltung kommt es an, auf den möglichst aufrechten Gang durch die medizinischen Institutionen. Wenn der Stent gesetzt ist, meinen die Ärzte, das Entscheidende sei getan. Nichts ist damit getan, außer dass Sie in lebenslange Abhängigkeit von diesen Ärzten geraten sind. Lassen Sie sich keinen Sand in die Augen streuen, informieren Sie sich möglichst umfassend. Arbeiten Sie an sich selbst, das ist die Basis ganzheitlicher Fürsorge für Ihr Herz.

Und vergessen Sie nicht: In Bezug auf Ihre Schmerzen und Beschwerden, also auf Ihre eigene Gesundheit, sind Sie der Mittelpunkt der Welt. Folgen Sie nicht allzu gefügig den ärztlichen Autoritäten. Fassen Sie Mut zu sich selbst, zu Ihrem Körper und zu dem, was Ihr Gespür Ihnen sagt. Vertrauen Sie nur dort, wo Sie sich ernst und wichtig genommen fühlen.

8. Seinen persönlichen Weg finden

Patientengeschichte: „Den Hebel umlegen"

Herr Becker erscheint zusammen mit seiner Frau und begrüßt mich mit wachem Blick. Auffallend sind seine roten Backen. Er ist aufgeregt, schwitzt ein wenig, die Angst sitzt ihm erkennbar im Nacken. Es geht um sein Herz, es geht um sein Leben. Er ist Mitte 50. Was war passiert?

Einige Monate vorher: Beim Joggen verspürt Herr Becker ein Brennen hinter dem Brustbein, mitten im Brustkorb, das Atmen fällt ihm schwer. Er muss anhalten, daraufhin verschwinden diese Symptome wieder. Bei erneutem Joggen kommt es zu ähnlichen Beschwerden. Herr Becker steckt nicht auf, doch die Kurzatmigkeit verstärkt sich und tritt schließlich auch bei schnellerem Gehen, beim Treppensteigen und bei Kälte auf. Es handelt sich um typische Angina-pectoris-Beschwerden. Herr Becker wird von seinem Hausarzt zum Kardiologen geschickt, der in einem Belastungs-EKG so eindeutige Auffälligkeiten feststellt, dass er ihn zum Herzkatheter schickt.

Beim Kathetereingriff findet man eine hochgradige Stenose an einem Kranzgefäß, die geweitet und mit einem beschichteten Stent versehen wird. Anschließend fühlt sich Herr Becker besser, ist wieder belastbarer und freut sich zunächst über dieses Ergebnis. Leider muss er von nun an täglich ein ganzes Sortiment Tabletten schlucken, das passt ihm weniger. Auch gefällt weder ihm noch seiner Frau, dass die Unruhe geblieben ist. Seine frühere Leistungsfähigkeit ist keineswegs wieder hergestellt, ihm fehlt es an Energie. Das veranlasst das Ehepaar, Alternativen zu recherchieren.

Typische Angina pectoris, EKG-Zeichen, Herzkatheter, fast vollständiger Gefäßverschluss, Weitung, Stent und anschließende Besserung – logischer geht es nimmer aus Sicht der KHK. Wenn man allerdings die Kollateralen, das körpereigene Bypass-System, in die Betrachtung miteinbezieht, dann kommen Zweifel auf.

Sollte sich bei Herrn Becker damals beim Joggen, als er Schmerzen verspürte, tatsächlich eine Gefäßverengung gebildet haben, bestand kein Anlass zu außergewöhnlicher Besorgnis. Er ging weiter joggen, womit er der Bildung von Kollateralen am besten auf die Sprünge half. Kollateralen brauchen nur wenige Tage, um einen vollständigen

Umgehungskreislauf um einen Verschluss zu bilden. In jedem Fall war es gut, dass sich Herr Becker weiterhin bewegte.

Wenn man unter Einbeziehung des Kollateralsystems einen Kranzgefäßverschluss als Auslöser der Schmerzen annimmt, war zwingend zu erwarten, dass die Beschwerden bei weiteren körperlichen Belastungen wieder verschwinden würden. Ein koronarer Engpass macht aufgrund der Schritt haltenden Entwicklung des natürlichen Bypass-Systems im Verlauf nicht immer mehr Beschwerden, sondern typischerweise immer weniger und nach einiger Zeit überhaupt keine Beschwerden mehr.

Es ist anzunehmen, dass die bei der Katheteruntersuchung entdeckte hochgradige Stenose längst kollateral kompensiert war. Und vor allem ist völlig offen, ob sich diese Verengung überhaupt erst beim Joggen gebildet hat oder ob dieser Engpass nicht schon lange, womöglich einige Jahre bestand, ohne je Beschwerden gemacht zu haben. Deshalb war es notwendig, den Hebel umzulegen, die Fixation auf die Kranzgefäße zu beenden und zu versuchen, zu einer ganzheitlichen Sicht zu gelangen.

Was war zum damaligen Zeitpunkt im Leben von Herrn Becker los? Herr Becker ist Diplomkaufmann. Er war viel im Ausland tätig, für verschiedene Firmen, zuletzt in der Whiskeybranche. Als er mit 52 Jahren gefeuert wurde – von der Firma als Umstrukturierung bezeichnet – begann eine schwierige Lebensphase. Obwohl er ein im internationalen Geschäft versierter Fachmann war, interessierte sich niemand für jemanden in seinem Alter. Er war zwei Jahre lang auf Arbeitssuche, schrieb Bewerbungen über Bewerbungen, die aber selten gelesen, geschweige denn beantwortet wurden.

Schließlich schien ein deutscher Handelskonzern anzubeißen. Seine Chance! Als es in den Vertragsverhandlungen zur Sache ging, wurden ihm Daumenschrauben angelegt. Die Gegenseite wusste natürlich um seine schwierige Lage und presste ihn in äußerst harte Bedingungen. Er akzeptierte schließlich, weil er den Job unbedingt haben wollte. Genau in dieser Zeit begannen seine Herzschmerzen bei körperlichen Belastungen.

Seine Situation war alles andere als einfach. Schon die zurückliegenden zwei Jahre hatten seiner inneren Verfassung zugesetzt. In den Vertragsverhandlungen stand er mit dem Rücken zur Wand und ihm waren weitgehend die Hände gebunden. Für die daraus resultierenden Ängste und vor allem auch für seine Wut über die Vertreter des Handelskonzerns gab es kein Ventil. Er wurde über den Tisch gezogen und musste in dieser Zeit vieles schlucken und all seinen Zorn darüber in sich hineinfressen.

Eine solche Situation ist schweres Gift für die parasympathische Herzsteuerung. Der parasympathische Herzeinfluss wird blockiert und droht zu versiegen. Ein schwacher oder akut blockierter Parasympathikus schränkt die Leistungsbreite ein. Bei körperlichen Belastungen wie beim Joggen übersäuert der Herzmuskel und es stellen sich Herzschmerzen ein. Je stärker der Parasympathikus schwächelt, umso ausgeprägter die Angina pectoris. Eine Fortsetzung des Bewegungstrainings bringt keine Besserung. Besserung ist erst zu erwarten, wenn sich der lastende Gefühlsstau löst.

Im Erstgespräch habe ich zusammen mit Herrn Becker und seiner Frau versucht, in das Dunkel, das seiner Belastungsangina zugrunde lag, etwas Licht und Klarheit zu bekommen. Wir führten eine HRV-Analyse durch; das Ergebnis: hohe innere Anspannung mit gesteigerter Sympathikusaktivität bei deutlich eingeschränktem parasympathischem Herzschutz. Seit dem Erstereignis beim Joggen waren acht Monate, seit dem Kathetereingriff sechs Monate vergangen. Er fühlte sich besser als damals, aber immer noch nicht gut belastbar, und strahlte viel Unruhe aus.

Die neue berufliche Situation in dem Handelskonzern hatte sich stabilisiert; sie war jedoch mit einem langen Arbeitstag verbunden, zudem mit viel Fahrerei, und die Bezahlung ließ nicht jubeln. Aber der Job gehörte ihm und er war entschlossen, sich durchzubeißen. Männer bagatellisieren gern ihre Belastung durch den Job: „Keine Probleme, alles gut!" Auf die präzise Frage seiner Frau, ob ihr Mann auch aus meiner Sicht und speziell aufgrund des HRV-Befundes immer noch infarktgefährdet sei, habe ich ihnen deutlich vermittelt: Ja! Die HRV-Analyse zeige eine erhebliche Einschränkung der parasympathischen Herzsteuerung und in seiner beruflichen Entwicklung, die dem Ganzen zugrunde lag, sei er durchaus auf einem guten Weg, aber so richtig freigeschwommen habe er sich wohl noch nicht.

Ich empfahl beiden, in der freien Zeit, speziell an den Wochenenden, viel für sich zu tun, weiter gemeinsam Tennis zu spielen, was beiden Spaß machte, und an Erholung zu denken, an Schlaf, den Kopf freizupusten von der Welt des Groß- und Einzelhandels! Ich habe Herrn Becker Strophanthintropfen verordnet, weil es die sympathische innere Anspannung mildert und neben vielen anderen heilsamen Wirkungen die parasympathische Herzaktivität stimuliert.

Beim zweiten Besuch in meiner Sprechstunde ein halbes Jahr später fühlte sich Herr Becker durchaus stabiler. Er fühle sich auch etwas kräftiger, wie er sagte, eine Formulierung, die seine Frau so nicht stehen lassen wollte: „Er hat viel mehr Energie als früher!" Auf meine Frage nach seinem Eindruck, was Strophanthin womöglich bei ihm bewirkt habe, kam von beiden: Er sei ruhiger und gelassener geworden. Der Schlaf sei besser geworden. Und eben, er habe mehr Kraft.

Auch die berufliche Situation hatte sich gefestigt. Es war weiterhin sehr anstrengend, doch er hatte seinen Job im Griff. Das Leben machte ihm wieder mehr Spaß. In der HRV-Analyse fanden sich erkennbare Verbesserungen und bei weiteren Besuchen weitere Fortschritte. Ich hatte und habe die Freude, Herrn Becker in größeren Abständen auf seinem Weg zu mehr Lebensmut und Lebensfreude zu begleiten. Herzbeschwerden sind nicht wieder aufgetreten. Die Infarktgefährdung hat er seit Langem hinter sich gelassen.

Patientengeschichte: „Wieder zu sich finden"

Frau Fröhlich hatte vor gut einem Jahr einen Herzinfarkt. Seitdem ist sie betrübt und voller Angst, manchmal bleibt ihr ganz unvermittelt die Luft weg. Sie ist 62 Jahre jung und wirkt recht frisch und gesund. Sie hat ein warmherziges, freundliches Wesen und ist mir gegenüber sehr zugewandt und offen.

Sie lebt seit 35 Jahren auf dem Land und fühlt sich dort wohl. Aufgewachsen ist sie in Hamburg, wollte ins Jurafach und ist dann bei Fremdsprachen hängen geblieben. Mit Anfang 20 hat sie ihren Mann, einen Journalisten, geheiratet und sie beide sind bald ins Weserbergland gezogen, wo sie sich heimisch fühlen. Dort ist sie eine leidenschaftliche Imkerin geworden. Kinder hat sie nicht. Vor drei Jahren ist ihre jetzt 90-jährige Mutter ins Nachbarhaus gezogen. Es sei sehr schön, ihre Mutter unterstützen zu können, doch die alte Dame sei nicht immer einfach.

Vor gut einem Jahr hat Frau Fröhlich eine auffallende Kurzatmigkeit entwickelt. Zunächst kann sie noch 300 Meter, dann nur noch 100 Meter und schließlich nur noch 50 Meter gehen, ohne dass ihr die Luft wegbleibt. Sie geht zum Hausarzt, der sie untersucht und Blut abnimmt. Alles sei in Ordnung. Sie geht zum Internisten, der sie gründlich untersucht und ihr ebenfalls vermittelt, dass sie körperlich gesund sei.

Als sie schließlich nur noch fünf Meter gehen kann, ohne sich stützen oder setzen zu müssen, sind ihre Ängste nicht mehr zu bändigen und sie ruft den Krankenwagen. Im Krankenhaus heißt es: NSTEMI-Herzinfarkt. Sofort wird ein Herzkatheter gelegt und bei der Untersuchung findet man einen 99-prozentigen Verschluss in einer Kranzarterie. Dieser Verschluss wird geöffnet und es werden zwei Stents gelegt.

Frau Fröhlich erinnert sich noch in aller Deutlichkeit an den Moment, als ihr dieser fast komplette Gefäßverschluss auf dem Monitor gezeigt wurde. Da ging nur noch ein fadenförmiges Rinnsal an Blut hindurch. Das Kranzgefäß sah sonst sehr schön aus, oben und unten prachtvoll gefüllt. Doch in der Mitte, so schien ihr, sollte der Fluss ihres Lebens abgewürgt werden.

Es folgte ein Reha-Aufenthalt. Die verschiedenen Medikamente, die sie jetzt täglich zu nehmen hatte, machten sie schlapp und bedrückten sie. Sie fühlte sich nicht mehr wohl in ihrer Haut und immer wieder machte ihr aus heiterem Himmel diese Kurzluftigkeit zu schaffen.

Als sie zu mir in die Sprechstunde kam und von ihren Beschwerden vor dem Infarkt berichtete, wurde ich sofort skeptisch, was diese Diagnose anbelangte. Das klang nicht nach Herz, es sei denn, ihr Herzmuskel hätte einen massiven Schaden entwickelt. Aber einen derartigen massiven Herzschaden hätten Hausarzt und Internist mit Sicherheit entdeckt. Meiner spontanen Vermutung nach hatte es sich um eine Panikattacke gehandelt.

Als ich ihren Krankenhausbericht las, wurde meine Sicht bestätigt. Bis auf einen positiven Troponintest waren alle Laborwerte in Ordnung, ebenso das EKG. Troponin und Panik passen hundertprozentig zusammen und im Ultraschall vor der Entlassung aus dem Krankenhaus waren keine Zeichen eines abgelaufenen Herzinfarkts erkennbar.

In der Analyse des vegetativen Nervensystems fanden sich ihrem lebhaften Wesen entsprechend deutliche Zeichen für einen Herzschutz. Eine 99-prozentige Stenose entwickelt sich nicht ad hoc von null auf neunundneunzig. Die Arteriosklerose ist ein chronisch voranschreitender Prozess. Eine solche Stenose, die nur noch einen äußerst dünnen, fadenförmigen Blutfluss zulässt, ist immer über Kollateralen gesichert, sodass durchgehend für eine ausreichende Durchblutung des Herzmuskels gesorgt ist.

Das Gefühl, sich nur fünf Meter weit schleppen zu können, hat bei körperlicher Gesundheit nichts mit einem Herzanfall zu tun. Mit dem positiven Troponintest endeten leider die diagnostischen Bemühungen der Krankenhausärzte. Andere Aspekte außer einem NSTEMI kamen offenbar nicht mehr in Betracht. Die zugrunde liegende Panikattacke wurde nicht gesehen. Die Beseitigung der Stenose und die Stents waren ein kosmetischer Eingriff an den Kranzgefäßen, der mit der Dynamik der Beschwerden nichts zu tun hatte.

Was war der Auslöser für ihre Panikentwicklung? Wir kamen bald auf ihre Mutter zu sprechen. Die sei immer freundlich und auch sie sei immer freundlich zu ihr. Doch die alte Dame sei sehr egoistisch und habe nur sich selbst im Kopf. Bei Meinungsverschiedenheiten gebe sie (meine Patientin) immer nach. Wenn sie mal laut werde, ziehe sich die Mutter schnell gekränkt zurück und das mache ihr selbst ein sehr schlechtes Gewissen.

Man darf davon ausgehen, dass Frau Fröhlich in den zurückliegenden Jahren reichlich Aggressionen gegen ihre alte Mutter aufgestaut und in sich hineingefressen hat. Bei entsprechender Veranlagung kann sich daraus eine Panikbereitschaft entwickeln. Dieser Interpretation konnte sie, wenngleich zögerlich, zustimmen. Dass nichts für einen stattgehabten Herzinfarkt sprach, erleichterte sie. Wir verblieben so, dass sie sich drei Monate später wieder vorstellen sollte.

Bei ihrem zweiten Besuch schien Frau Fröhlich endlich ihrem Namen wieder Ehre zu machen. Sie fühlte sich befreit und glücklich und auch die seltsamen Attacken von Kurzluftigkeit waren verschwunden. Ihrer Mutter gegenüber sei sie deutlich distanzierter geworden. Sie lerne dabei von ihrem Mann, der der alten Dame gegenüber immer sachlich und klar sei und sich in seinen eigenen Interessen nicht einschränken lasse.

Von den schulmedizinisch verordneten Medikamenten hatte sie sich weitgehend verabschiedet, was ebenfalls zu ihrem gebesserten und freieren Befinden beigetragen haben dürfte. Sie schaute mit Zuversicht in die Zukunft. Wäre sie bei den Kardiologen hängen geblieben, dann wäre es für Frau Fröhlich eine unendliche Geschichte aus Kontrollen, erneuten Stents und viel Angst und Beschwernis geworden.

Ein gutes Jahr später schrieb sie mir: „Inzwischen geht es mir wirklich wieder sehr gut und ich nehme keinerlei Medikamente mehr. Den

Umgang mit meiner Mutter habe ich für mich schon ganz gut in den Griff bekommen – und ich denke, dass ich keine Panikattacke mehr bekommen werde."

Patientengeschichte: „Mit Gelassenheit die alten Geister vertreiben"

Herr Makowski leidet unter nächtlichen Anfällen von Herzunruhe. Er spürt ein heftiges Stolpern und Poltern in der Brust, von dem er mitten in der Nacht aufwacht und das zumeist bis in die frühen Morgenstunden anhält. Er ist Ende sechzig, kantig gebaut und nun verständlicherweise verunsichert und ängstlich wegen dieser nächtlichen Anfälle. Zu viel Bier und Wein am Abend und auch eine zuvor durchgemachte Nacht würden diese Anfälle begünstigen. Und natürlich die vielen Aufregungen des Lebens, die seien schuld.

Herr Makowski wuchs in Halle auf. Als er sechs Jahre alt war, floh die Familie in den Westen, ins Ruhrgebiet. Hier bei der Familie seiner Mutter regierte der Großvater mit harter Hand. Das waren sehr unruhige Zeiten für den Jungen. Beruflich hat er sich später als kaufmännischer Angestellter betätigt. Er sei gern zur Arbeit gegangen, aber der Ruhestand sei auch gut.

Er ist Hobbyimker und Gartenfreund. Er lebt seit mehr als 20 Jahren mit einem männlichen Partner zusammen und beschreibt ihre Beziehung mit den Worten: „Wissen Sie, ein Vierteljahr fiedeln die Geigen. Was uns jetzt zusammenhält, ist Liebe, die alles erträgt und alles verzeiht." Er regt sich gern über seinen jüngeren Partner auf, insgesamt aber scheint ihre Beziehung recht stabil.

Nach seinen Schilderungen und ärztlichen Unterlagen handelt es sich bei seinem „Polterherzen" um Attacken von Vorhofflimmern. Ansonsten sei sein Herz gesund. Seine HRV-Analyse zeigt eine hohe innere Anspannung bei gutem parasympathischem Herzschutz. Flimmerattacken werden in der Regel durch übermäßige Anspannung und Erschöpfung ausgelöst.

Ich war nicht der Erste, der ihm sagte, dass er dringend seinen Alkoholkonsum drosseln müsse und am besten gar nichts Alkoholisches mehr trinken solle, um von den nächtlichen Anfällen verschont zu werden. Ich verordnete ihm Strophanthin, das in der Vorbeugung von Vorhofflimmern und auch im Anfall eine vorzügliche Wirkung aufweist.

Herr Makowski kam mehrfach zu mir. In seinen Schilderungen dominierte die Angst, vor allem die Angst vor einem „Blitztod" durch die nächtlichen Attacken. Wenn der Nachbar am Herz operiert wurde, spürte er sein eigenes Herz. Tote im „Tatort" konnten ihn derart beunruhigen, dass er schon vor dem Einschlafen wusste, dass er in dieser Nacht wieder einen Anfall haben würde. Herr Makowski suchte bei mir Rat und er wollte durchaus auch ein wenig gestützt werden.

Durch meine langjährige Erfahrung als Allgemeinarzt habe ich den Eindruck bekommen, dass nicht wenige Menschen, die noch die späten Kriegsjahre und die Nachkriegsjahre erlebt haben, zu Rhythmusstörungen des Herzens und besonders auch zu Vorhofflimmern neigen. Die Bombennächte, nicht selten Flucht und Vertreibung und wie bei Herrn Makowski die Nachkriegsjahre, in denen vieles drunter und drüber und schon gar nicht kindgerecht verlief, haben Traumatisierungen hinterlassen, die sich irgendwann im späteren Leben wieder bemerkbar machen. Wenn tiefsitzende Ängste nachts im Traum hervorbrechen, kommt der Herzschlag aus dem Takt und das Herz beginnt zu „rumpeln".

Inzwischen ist Herr Makowski – ich kenne ihn nun einige Jahre – wesentlich ruhiger und gelassener geworden. Sein Partner trinkt gelegentlich schon mal am Vormittag ein Bier. Er lässt ihn jetzt gewähren und hat vom Alkohol, von Bier und Wein, vollständig die Finger gelassen. Zudem ist eine starke Religiosität in ihm gewachsen. Die Imkerei füllt ihn aus und ich persönlich darf sagen, dass sein Honig vorzüglich schmeckt. Strophanthin bekommt ihm gut, seine Besuche bei mir ebenfalls. Flimmerattacken treten nur noch sehr selten auf, er hat monatelang auch völlige Ruhe. Seine neu gewonnene Gelassenheit scheint den Poltergeistern zu imponieren, sodass sie sich verkrochen haben.

9. Volkskrankheit Herzinfarkt

Rasanter Aufstieg und stetiger Rückgang

Nach dem Zweiten Weltkrieg und besonders in den Fünfzigerjahren schnellten die Zahlen für die Infarkthäufigkeit in die Höhe. Der Höhepunkt wurde Ende der Sechzigerjahre erreicht. Erst 1978 wurde von der WHO ein Monitoringprojekt ins Leben gerufen, das die Entwicklung der Herz-Kreislauf-Erkrankungen weltweit genau erfasste (WHO-MONICA-Projekt). Das im Rahmen dieses Projektes gegründete MONICA/KORA-Herzinfarktregister beobachtet das Herzinfarktgeschehen in Deutschland seit 1984 exemplarisch an der Region Augsburg.

Das diesem Register entnommene Diagramm (Abbildung 19) zeigt, dass die Herzinfarkthäufigkeit zwischen 1985 und 2009 deutlich zurückgegangen ist. In der Altersgruppe zwischen 25 und 74 Jahren waren es Mitte der Achtzigerjahre knapp 300 Herzinfarkte pro 100 000 Menschen, gut 20 Jahre später sind es nur noch knapp 200.[163]

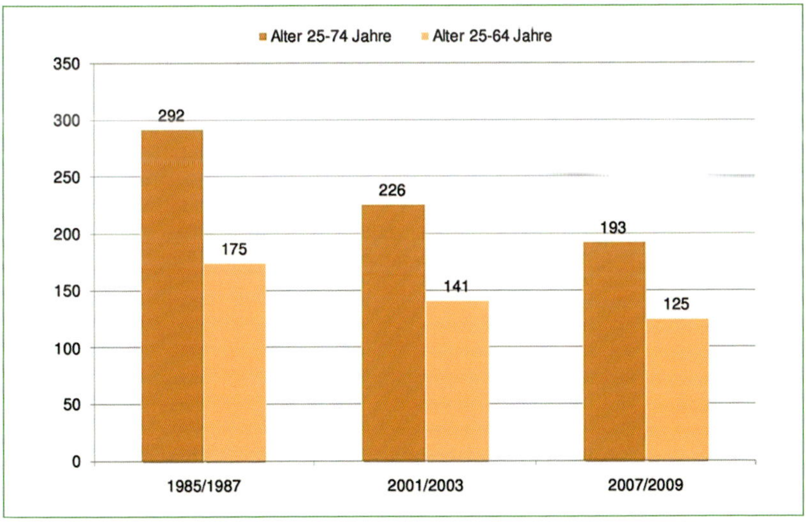

Abbildung 19: Herzinfarkte in der Region Augsburg für Personen im Alter von 25 bis 64 und 25 bis 74 Jahren (Infarkte je 100 000 Einwohner pro Jahr, ermittelt als Durchschnitt aus jeweils drei Jahresräumen)

Doch seitdem stagnieren die Zahlen. Wie einer Statistik der DAK zu entnehmen ist (siehe Abbildung 20), wird die Diagnose Herzinfarkt seit 2005 keineswegs weniger, sondern in der Tendenz wieder häufiger gestellt.[163]

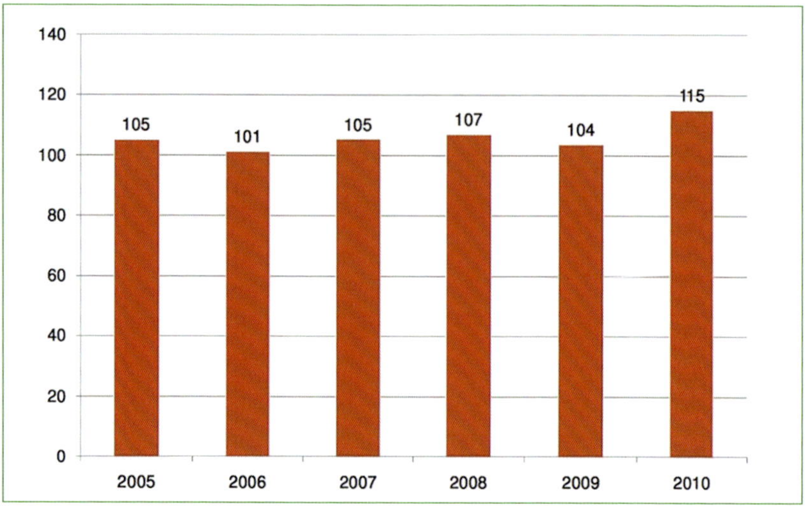

Abbildung 20: Stationäre Behandlungsfälle erwerbstätiger DAK-Versicherter mit der Hauptdiagnose Herzinfarkt (ICD-10: I21 und I22) im Alter von 25 bis 65 Jahren (standardisierte Werte, je 100 000 Versichertenjahre), 2005–2010

Was liegt diesen Entwicklungen zugrunde? Für den dramatischen Anstieg der Infarkthäufigkeit in den Fünfzigerjahren wurde von allen Seiten der Übergang von der Mangelernährung der Nachkriegsjahre zu der fettreichen Ernährung der der im Aufschwung begriffenen Wohlstandsgesellschaft als Ursache angenommen.

Eine Arbeit aus dem Heidelberger Pathologischen Institut von 1955 zeigt, dass diese Auffassung falsch ist. Der Grafik in Abbildung 21 ist zu entnehmen, dass die Infarkthäufigkeit in der Zeit vom Ende des Zweiten Weltkriegs bis in die Mitte der Fünfzigerjahre rasant anstieg, die „Stenosierende Coronasklerose“, sprich: die KHK mit ihren Kranzgefäßverengungen und Verschlüssen, jedoch im gleichen Zeitraum um keinen Deut zunahm.[164]

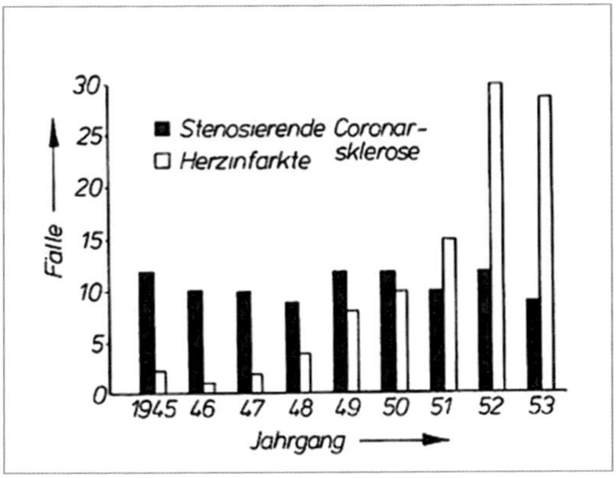

Abbildung 21

Was kann den enormen Anstieg der Infarkthäufigkeit in den Jahren des Wiederaufbaus und des sich entwickelnden Wohlstands erklären? Die Industrialisierung schritt ungehemmt voran, ein Umweltbewusstsein gab es noch nicht. Ebenso wenig ein Gesundheitsbewusstsein, die Menschen rauchten, was das Zeug hielt, und auch die Kalorien wurden noch nicht gezählt – Übergewicht blieb damals allerdings die Ausnahme. Auch Bewegung hatte keine Priorität, Joggen und körperliches Training waren nicht an der Tagesordnung. Insgesamt nahm die Radikalenbelastung gegenüber der Nachkriegszeit deutlich zu – was den Schutzfaktoren des Herzens zusetzte.

Und der Stress kam über die Menschen. Das Lebensmuster des Typs A machte sich breit, was bedeutete: aggressiv, arbeitssüchtig, rastlos-vorwärtsdrängend und getrieben-ehrgeizig den Alltag zu meistern. Anhaltender Stress drängt den parasympathischen Herzeinfluss zurück. Doch wichtiger scheint zu sein, dass die von Helen Dunbar geschilderten Charaktermerkmale einer Infarktpersönlichkeit bei immer mehr Menschen angetroffen werden konnten: ein Lebensmuster aus Verzicht und harter Arbeit, Beherrschtheit bis hin zur Zwanghaftigkeit, wobei spontane Impulse und Gefühle streng kontrolliert wurden. Dieser Menschentyp ist der industriellen Arbeitswelt ideal angepasst und trägt mit seinem festen inneren Korsett den Keim zur Herzkrankheit in sich.

Mit dem Siegeszug der industriellen Entwicklung ging eine massive soziale Erosion einher. Wenn es vor dem Krieg noch Großfamilien gab, dominierte von nun an die Kleinfamilie. Vereinzelung und Isolation griffen um sich, die Volkskrankheit Depression breitete sich aus. Alles das war Gift für den parasympathischen Herzschutz. Durch den massiven Einbruch der Schutzfaktoren des Herzens in den zwei Jahrzehnten nach dem Krieg wurde der Herzinfarkt zur Massenkrankheit, zur Volkskrankheit.

Dann kamen die Sechzigerjahre und ab dem Jahr 1968 schwächte sich die Krankheitsdynamik langsam, aber sicher wieder ab. 1968 steht für die Befreiung der gesellschaftlichen Atmosphäre von dem Muff der Nachkriegszeit. Viel lange Verdrängtes und Angestautes wurde gelöst, verkrustete autoritäre Strukturen brachen auf. Die Frauen entwickelten ein ganz anderes Selbstbewusstsein als früher und eine freiheitliche Erziehung der Kinder schaffte sich Raum. Mit der sexuellen Befreiung zog im Lauf der Zeit ein erheblich frischerer Wind in die Triebstruktur unserer Gesellschaft ein.

Diese kulturelle Revolution hat zweifellos dazu beigetragen, die weit verbreiteten autoritären und starren Charakterzüge der Menschen aufzuweichen und zurückzudrängen. Es war nun deutlich mehr Platz für Gefühle, Gruppen- und Gemeinschaftsprojekte waren an der Tagesordnung und die verbreitete innere Panzerung brach auf.

Seit den Siebzigerjahren entwickelte sich langsam das heutige Gesundheits- und Umweltbewusstsein. Die Menschen achteten zunehmend auf ihr Gewicht, bewegten sich mehr als früher, Joggen wurde zur Mode und Fitness-Studios entstanden. Der Anteil der Raucher ging massiv zurück. Es begann ein allgemeingesellschaftlicher Kampf gegen die überhandnehmenden Umweltbelastungen und die Radikalenbelastung der Menschen ging spürbar zurück.

Das alles zusammen zeigte Erfolge, wie an der oben abgedruckten Grafik des MONICA/KORA-Infarktregisters abzulesen ist. Und diese Erfolge setzen sich bis heute weiter fort. Umweltbelastungen bestehen weiter zur Genüge, der allgemeine Stress ist sicher nicht weniger geworden, doch die individuelle Bereitschaft, etwas für sich und seine Gesundheit zu tun, hat enorm zugenommen.

Dass die Infarktzahlen in den letzten 15 bis 20 Jahren stagnieren oder gar zunehmen, ist ein reines Produkt der gängigen kardiologischen Praxis. Heute machen NSTEMI-Herzinfarkte zwei Drittel aller Infarkte aus.[165] Bei diesen sogenannten Herzinfarkten handelt es sich jedoch in sehr vielen Fällen um gar keinen Infarkt. Häufig sind die betroffenen Patienten sogar überhaupt nicht herzkrank.

Ein akuter Herzinfarkt wurde 2015 in 220 000 Fällen diagnostiziert.[166] Davon waren circa 140 000 NSTEMIS. Wenn man diese fraglichen Herzinfarkte einmal außen vor lässt und die Infarkthäufigkeit auf 100 000 Menschen berechnet, wie dies in der Grafik des MONIKA/KORA-Registers gemacht wurde, ergibt sich eine klare Tendenz. Statt circa 300 Herzinfarkten in den Achtzigern, als der NSTEMI noch nicht erfunden war, und statt circa 200 vor zehn Jahren sind es heute etwa 100 Herzinfarkte. Auch wenn sich hinter der NSTEMI-Diagnose einige tatsächliche Herzinfarkte verbergen sollten, spricht alles für einen anhaltenden Rückgang der Volkskrankheit Herzinfarkt.

Haben Ärzte, insbesondere Kardiologen, Anteil an dieser Entwicklung? Durchaus, aber nur einen geringen. Die Errungenschaften des medizinisch-industriellen Komplexes, der Einsatz von Katheter, Stent, Bypass-OP und Cholesterinsenker, haben damit so gut wie nichts zu tun. Von den vielen verschriebenen Medikamenten sind Betablocker sinnvoll, weil sie den Sympathikus schwächen und dadurch dem Parasympathikus mehr Luft verschaffen. Ihr breitflächiger Einsatz dürfte sich vorteilhaft ausgewirkt haben. *Entscheidend* für den Rückgang der Infarkthäufigkeit aber waren gesellschaftliche Entwicklungen unabhängig vom ärztlichen Tun.

Was kann, was muss getan werden, um den Rückzug des Herzinfarkts weiter zu beschleunigen? Sehr wichtig wäre es, die Radikalenbelastung unserer Umwelt drastisch zu reduzieren. Dem stehen starke Kräfte entgegen. Wie der Dieselskandal und der Glyphosatskandal zeigen, sind die beteiligten Konzerne in der Lage, die Wissenschaft zu bestechen, Politiker zu korrumpieren und sich eine positive Berichterstattung in der Medienlandschaft zu erkaufen. Dennoch darf in den Bemühungen um eine Verringerung der Luftverschmutzung und der Verseuchung unserer Ackerböden nicht nachgelassen werden. Der durch Feinstaub, Pestizide

& Co ausgelöste oxidative Stress frisst an den Schutzfaktoren des Herzens.

Es lohnt ein Blick über unsere Grenzen hinaus. Ich habe mehrmals über einige Monate in Kenia gearbeitet, in einem großen Slumgebiet Nairobis in einer Ambulanz der *German Doctors*. Zu meiner Zeit wurden in dieser Ambulanz mehr als 10 000 Patienten behandelt. Ich kann mich an keinen einzigen Patienten erinnern, bei dem wir einen Herzinfarkt diagnostizierten. Lediglich Herzschwäche trat bei älteren Menschen auf. Der Alltagsstress dieser Menschen ist riesig. Das ständige Kochen mit Holzkohle oder Kerosin sorgt für eine beträchtliche Radikalenbelastung, die Ernährung ist katastrophal einseitig. Was schützt die Slumbewohner vor einem Herzinfarkt?

Ich bin auf zwei Antworten gekommen. 300 000 bis 400 000 Menschen leben in diesem Slum auf engstem Raum zusammen, in hautnahem Kontakt miteinander. Sich voreinander abzuschotten und zu isolieren ist ausgeschlossen. Wer aus einem fern gelegenen Dorf in diesen Slum gekommen ist und hier Fuß gefasst hat, holt seine Brüder und Schwestern nach. Der Clan, der Zusammenhalt der afrikanischen Großfamilie mit ihren hunderttausend Verwandten, bestimmt das Leben. Der Slum ist so etwas wie ein großes Dorf, dessen soziales Netz in der Lage ist, die Menschen aufzufangen und ihnen Halt zu geben.

Meine Patienten präsentierten sich mir durchweg zunächst mit einem coolen Pokerface. Doch diese Maske hielt nicht lange. Im Sprechzimmerkontakt gelang es schnell, zu ihrem eigentlichen Wesen vorzudringen. Die spontane Emotionalität, die sich mir dann auftat, war in ihrer Kraft und ihrer Feinfühligkeit sehr beeindruckend. Die afrikanischen Slumbewohner hielten ihre Herzen nicht unter Verschluss. Ein Blick auf meine Website zum *Mathare Valley* kann davon einen Eindruck vermitteln.[167]

Die einzigartigen sozialen Strukturen im Slum, diesem großen Dorf, lassen sich für uns nicht kopieren. Lernen können wir aber daraus, dass sozialem Zusammenhalt und emotionaler Öffnung im Ensemble der Herzschutzfaktoren größtes Gewicht zukommt.

Herzinfarkt: „Killer Nummer eins"?

1990 verstarben in Deutschland etwa 85 000 Menschen an einem akuten Herzinfarkt, 2014 waren es 48 000, nur noch gut die Hälfte. „Die Behandlung koronarer Herzerkrankungen (KHK) zählt zu den größten Erfolgsgeschichten der deutschen Herz-Medizin“, konstatierte der Präsident der *Deutschen Gesellschaft für Kardiologie* (DGK) im Januar 2017 und pries Kathetertechnik und Bypass-OP.[166]

Wenn man die Infarktzahlen künstlich hoch hält, mag man zu dieser Auffassung kommen. Doch wenn man sich den realen unaufhörlichen Rückgang der Infarkthäufigkeit vor Augen führt, dann ist die Abnahme der Infarktsterblichkeit eine natürliche Folge der rückläufigen Infarkte. Zudem ist erwiesen, dass die hochgelobte Kathetertechnik keinen lebensverlängernden Effekt aufweist.

Dem Herzbericht der *Deutschen Herzstiftung* von 2016 ist zu entnehmen, dass ziemlich genau die Hälfte aller Infarkt-Todesfälle bei über 80-Jährigen auftritt.[168] Etwa zwei Drittel aller Infarkt-Todesfälle betreffen die über 75-Jährigen. Das Alter ist offenbar eine starke Kraft, die die Schutzfaktoren des Herzens, allen voran den Parasympathikus, schwächt. Die Menschen werden bekanntlich immer älter. Als Konsequenz versterben immer mehr alte Menschen am Herzinfarkt. Der Alterungsprozess der Gesellschaft ist zum entscheidenden Faktor für den Infarkttod geworden.

Als in den Fünfziger- und Sechzigerjahren Menschen, vor allem Männer in ihren besten Jahren, umfielen und am Herzinfarkt verstarben, kam die Vorstellung vom Herzinfarkt als Killer Nummer eins auf. Nach den heutigen Zahlen ist dieses Bild ein Mythos aus vergangenen Tagen. Es ist unsinnig zu sagen, der Herzinfarkt raffe die alten Menschen wie eine Seuche hinweg; er ist allerdings in den Prozess unseres natürlichen Alterns und Sterbens eingebunden.

Außerdem gibt es ein gravierendes Problem mit den Totenscheinen. Dazu möchte ich Professor Ulrich Nellessen, den Ärztlichen Direktor des Johanniter-Krankenhauses in Stendal, dessen Meinung ich voll teile, ausführlich zu Wort kommen lassen:

„Reichskanzler Otto von Bismarck soll einmal gesagt haben: 'Es wird niemals so viel gelogen wie vor der Wahl, während des Krieges und nach der Jagd.' Sicherlich könnte diese fürstliche Aussage ergänzt werden, doch dass es dabei auch um das Ausfüllen des Totenscheines geht, mag zuerst einmal erstaunen.

Nicht jeder Patient im Krankenhaus verstirbt erwartet bei bekanntem chronischem Leiden, auch ein unerwartetes Versterben ist eine Realität des Krankenhausalltags. Am Montag mit uncharakteristischen Bauch- oder Brustschmerzen eingewiesen, am Dienstag plötzlich tot im Bett aufgefunden. 'Was sollen wir in den Totenschein schreiben?', lautet dann die Frage der jungen an die älteren Ärzte. Doch wenn Letztere ehrlich sind, wissen sie es auch nicht. Die Frage auf dem Totenschein nach der unmittelbar zum Tode führenden Krankheit wird natürlich beantwortet, allerdings mit einem gewissen Unbehagen, insbesondere dann, wenn eine Obduktion, was nicht selten der Fall ist, von den Angehörigen abgelehnt wird.

Noch prekärer kann die Situation für den Notarzt werden, der den ihm völlig Unbekannten tot auf dem Sofa, dem Acker, im Garten, im Stall auffindet. War es ein Herzinfarkt, ein Schlaganfall, eine geplatzte große Ader, eine Lungengefäßverstopfung durch ein Gerinnsel, eine tückische Infektion?

Letztendlich kann die Diagnosestellung unter solchen Umständen zum Lotteriespiel verkommen. Auf dem Totenschein ist meist Herzinfarkt oder Herzversagen zu lesen, Begriffe, die sicherlich bei plötzlichen Todesfällen inflationär verwendet werden, sodass Gewissheit vorgetäuscht werden kann, wo Ungewissheit besteht. Papier ist geduldig, auch das Totenscheinpapier."[169]

Ich danke dem Autor für seine klaren Worte. Zweifellos erscheint die Diagnose Herzinfarkt viel zu häufig auf den Totenscheinen, was dem Mythos vom Killer Herzinfarkt weitere Nahrung verschafft.

In den Veröffentlichungen des *Statistischen Bundesamtes* zum Jahr 2015 wird unter den zehn häufigsten Todesursachen an erster Stelle die „chronisch ischämische Herzkrankheit", gleichbedeutend mit chronischer KHK, angeführt, mit 76 000 Todesfällen.[170] Völlig abgesehen von meiner grundsätzlichen Kritik an der KHK fragt man sich, inwiefern eine

KHK zum Tode führen soll. Die beiden wichtigsten Todesursachen in diesem Zusammenhang, der Herzinfarkt und die Herzschwäche, folgen auf Platz zwei und drei in dieser Statistik. Diese Ereignisse gehen nicht in die Kategorie „chronische KHK" ein.

Auch dieses Phänomen hat etwas mit den Totenscheinen zu tun. Wer jemals in seinem Leben einen Herzinfarkt durchgemacht hat oder auch nur Herzbeschwerden hatte, und sei es noch so lange her, bekommt beim Ableben mit hoher Wahrscheinlichkeit die Diagnose KHK in den Totenschein geschrieben. Auch über diese Gewohnheit wird die Gefährlichkeit des Herzinfarkts künstlich aufgebauscht.

Deshalb sei hier einmal ein ganz anderer Weg aufgezeigt, sich einer korrekten Einschätzung der Anzahl der Infarkttodesfälle anzunähern. Wie gezeigt, gab es 2014 etwa 80 000 STEMI-Herzinfarkte in Deutschland. Das US-amerikanische Herzinfarktregister weist eine STEMI-Sterblichkeit von circa 10 Prozent aus.[86] Die Zahlen hierzulande sind ähnlich. Das heißt, dass in dem betreffenden Jahr mit circa 8000 STEMI-Toten zu rechnen ist. Gleichzeitig ist 140 000 Mal ein NSTEMI diagnostiziert worden. Nach der bereits zitierten Amsterdam-Studie[80] liegt die Sterblichkeit bei Patienten mit drohendem Infarkt und NSTEMI bei 2,5 Prozent. Das wären weitere 3500 Todesfälle. Alles zusammengenommen ergibt sich so eine Zahl um 12 000 Todesfälle.

Natürlich suchen nicht alle Patienten mit einem akuten Herzinfarkt das Krankenhaus auf. Bei plötzlich Verstorbenen wird in der Regel der Notarzt gerufen und dessen Dilemma ist bereits geschildert worden. Gehen wir bei diesen unklaren Fällen beispielsweise von weiteren 12 000 aus, dann sind es insgesamt circa 25 000 Infarkttote. Bei den 925 000 im Jahr 2015 in Deutschland Verstorbenen würden also nur etwa 2 bis 3 Prozent auf das Konto des Herzinfarkts gehen.

Der entscheidende Kunstgriff, der alles vernebelt, war die Erfindung eines virtuellen Herzinfarkts. Der NSTEMI treibt die Zahlen in die Höhe, hält den Betrieb am Laufen und steigert die Wichtigkeit der kardiologischen Bemühungen. Dieser diagnostische Kunstgriff nährt den Mythos von der Volkskrankheit Nummer eins, obwohl der Herzinfarkt dabei ist, sich langsam, aber sicher aus der vordersten Reihe der häufigsten Krankheiten zu verabschieden.

10. Ausblick

Bestehen Chancen, dass das Konzept der KHK aus den Köpfen der Menschen weicht und ein ganzheitliches Konzept sich durchsetzt? Ich weiß es nicht. Am koronaren Konzept hängt immens viel Geld. Am ganzheitlichen Konzept der Herzkrankheit gibt es nicht viel zu verdienen. Das ist ein entscheidendes Hemmnis.

Kampflos werden diejenigen, die bisher am herrschenden System gutes Geld verdienen, das Feld nicht räumen. Sollte das Konzept der GHK an Boden gewinnen, muss mit erheblichem Widerstand gerechnet werden. Wie so etwas aussehen kann, möchte ich am Umgang mit den zwei wichtigsten Kritikern des koronaren Konzepts, Giorgio Baroldi und Berthold Kern, schildern.

Giorgio Baroldi, Pathologe aus Mailand, deckte in seinen Forschungsarbeiten das Wunderwerk an Blutgefäßen innerhalb des Herzmuskels auf. In seinem weiteren Schaffen untersuchte er das Phänomen Herzinfarkt umfassend in allen seinen Aspekten und machte deutlich, dass das Konzept der KHK ein Irrweg ist. Aus meiner Sicht ist sein wissenschaftliches Lebenswerk ein Jahrhundertwerk.

Anfangs reagierte die wissenschaftliche Welt mit Anerkennung. Baroldi publizierte in allen wichtigen medizinischen Fachjournalen. Doch irgendwann störte sein sachlich fundierter Widerspruch. Die florierende Praxis mit Bypass-OP und Katheter drängte nach einem theoretischen Konzept, in dem die KHK über alle Zweifel erhaben war.

So wurden Baroldis Arbeiten erst immer weniger und dann gar nicht mehr erwähnt. Er wurde, wie man sagt, totgeschwiegen. Baroldi fühlte sich als Häretiker, wie er es selbst formulierte. Ein Häretiker ist einer, der vom rechten Glauben abgefallen ist und dafür bestraft wird. Seine sachlichen Argumente waren nicht mehr gefragt. Es ging nicht mehr um Wissenschaft, es ging um den richtigen Glauben. Er fühlte sich ins Mittelalter versetzt.

Professor Baroldi war ein Wissenschaftler, der versuchte, in der wissenschaftlichen Welt Gehör zu finden und dort für seine Thesen zu streiten. Als diese Zunft ihn fallen ließ, hatte er keine Chance mehr und sein kritisches Konzept verschwand von der Bildfläche. Der Siegeszug der KHK ließ sich von einem so höflichen Abweichler wie Baroldi nicht großartig stören.

Der Stuttgarter Internist Berthold Kern war aus einem anderen Holz geschnitzt. Er hat sich herausragende Verdienste um den Einsatz und die Wirkung von Strophanthin in der Herztherapie erworben. Auch er war ein energischer Kritiker des koronaren Ansatzes. Kern war eine streitbare Natur und ging keiner Auseinandersetzung aus dem Weg.

Er behandelte in den Fünfziger- und Sechzigerjahren zigtausende Herzpatienten mit Strophanthin und erzielte gute Erfolge. Leider war seine Dokumentation dieser Behandlungsfälle von wenig guter Qualität, was ihn angreifbar machte. Und er wurde aus den Reihen der Schulmedizin heftig attackiert. Mit Unterstützung eines Journalisten der *Bunten*, die zu den meist gelesenen Illustrierten gehörte, ging er an die Öffentlichkeit und beklagte die Ignoranz und das Versagen der Schulmedizin.

Diese Auseinandersetzungen gipfelten in einer Veranstaltung in Heidelberg, in der Kern von den Spitzen der Schulmedizin öffentlich disqualifiziert wurde. Freunde und Anhänger Kerns sprachen von einem „Tribunal". Im Schlussdokument dieser Konferenz formulierten die anwesenden Wissenschaftler, sie hielten es „für unverantwortlich, wenn die Thesen des Dr. Kern in der Öffentlichkeit weiterverbreitet werden", und er wurde zum Widerruf seiner Thesen aufgefordert. Nach diesem Eklat wurde Kern in den Medien verhöhnt, *Der Spiegel* bezeichnete seine Thesen als „geschlossenes Wahnsystem".[171]

Es stimmt, Kern bot viel Angriffsfläche. Er brüskierte enge Weggefährten und stand schließlich ziemlich allein da. Auch nach seiner Ausgrenzung aus dem innerärztlichen Fachdiskurs und den öffentlichen Demütigungen war sein Kampfgeist keineswegs gebrochen, aber er wurde leiser. Seine berechtigte Kritik an der KHK fand in der offiziellen kardiologischen Diskussion keine Erwähnung mehr.

An der KHK mitsamt Katheter, Bypass-OP und den vielen Medikamenten hängt immens viel Geld, hängen viele Arbeitsplätze und hängt ein nicht unwichtiger Teil unseres gesellschaftlichen Selbstverständnisses. Mit der landesweiten Vorhaltung von Katheterplätzen beweist unser Land, dass es der „Volkskrankheit Nummer eins" mit allen zur Verfügung stehenden hochtechnologischen Möglichkeiten begegnen kann. Unsere moderne Gesellschaft ist in der Lage, ihren Bürgern das Beste vom Besten zu bieten. Der öffentliche Konsens verbittet sich jegliche Kritik an diesen großartigen Leistungen.

Vor allem aber: Geld bedeutet Macht. Marcia Angell, die erste weibliche Chefredakteurin des *New England Journal of Medicine*, eines der international renommiertesten medizinischen Fachjournale, schrieb in Bezug auf die Pharmaindustrie: „Diese Industrie nutzt ihren Reichtum und ihre Macht, um jede Institution zu verbiegen, die ihr im Wege stehen könnte, einschließlich Parlament, Behörden, Universitäten und Ärztestand."[172] Macht und Einfluss der Industriekonzerne sind erschlagend groß, aber es geht um viel zu viel, als dass man resignieren dürfte. Zum Wohl der Patienten muss sich Grundsätzliches ändern.

Die KHK ist ein nachweislich überholtes Konzept und das, was die Schulmedizin an Erfolgen liefert, ist bei genauem Hinsehen ein einziges Fiasko. Ohne ganzheitliche Perspektiven wird es keine Fortschritte geben. Das ganzheitliche Konzept bietet zahlreiche Möglichkeiten, Herzpatienten vor einem Infarkt zu schützen, die Lebensqualität zu verbessern und ihnen zu einem längeren Leben zu verhelfen.

Mahatma Gandhi sagte einmal: „Zuerst ignorieren sie dich, dann lachen sie über dich, dann bekämpfen sie dich und dann gewinnst du." Gandhi hat mit seinen Vorstellungen vom gewaltfreien Widerstand die indische Unabhängigkeitsbewegung geprägt und zum Sieg gegen die Kolonialherrschaft der Engländer geführt.

Mit Baroldi und Kern sind die Phasen des Ignorierens und des Verhöhnens durchschritten. Ein alternatives besseres Konzept für Herzkranke muss mit heftigen Angriffen von Seiten der herrschenden Kräfte rechnen und dann gilt es, Stehvermögen zu haben und Widerstand zu leisten. So etwas gelingt am besten zusammen mit engagierten Mitstreitern.

Doch ich möchte dieses Buch nicht mit Kampfgetümmel beenden, sondern mit einer friedvollen Vision. Stellen wir uns vor, immer mehr Ärzte bemühten sich, ihre Augen für den Menschen zu öffnen, der ihnen gegenübersitzt. Anstatt die vom Patienten vorgetragenen Beschwerden und Nöte in die gängigen ärztlichen Schemata zu pressen, versuchten sie, etwas von diesem Menschen zu verstehen, von seinen Lebensumständen und seiner Lebensentwicklung. Und sie bemühten sich, gemeinsam mit ihren Patienten herauszufinden, inwieweit und warum deren innere Balance in Schieflage geraten ist und an welchen Schutzfaktoren des Herzens es mangelt.

Stellen wir uns vor, mehr und mehr Ärzte bewahrten ihre Patienten vor Katheteruntersuchung und Bypass-OP und bemühten sich stattdessen, ihnen Wege aufzuzeigen, wie sie fürsorglich mit sich und ihrem Herzleiden umgehen können. Die heute im ärztlichen Alltag als altmodisch und überholt abqualifizierten Schätze der Naturheilkunde erhielten ihren Platz in der Therapie und würden in breitem Stil eingesetzt. Stellen wir uns vor, Ärzte und Herzkranke lösten sich aus dem Würgegriff des medizinisch-industriellen Komplexes, in dem das Geld der heimliche Regent ist. Und Sie als Patient würden wieder zum König aller therapeutischen Bemühungen. Diese Vision soll Wirklichkeit werden!

Danksagung

Als Erstes möchte ich den 17 Patienten sehr herzlich danken, die mir in Kenntnis des vorliegenden Textes ihre Zustimmung zur Veröffentlichung gegeben haben. Alle hielten es für wichtig, dass ihre persönliche Geschichte bekannt wird, in der Hoffnung, dass andere Herzpatienten in Zukunft weniger Schaden nehmen und sich damit in der Herzmedizin neue Perspektiven eröffnen. Selbstverständlich habe ich die persönlichen Lebensumstände und Namen meiner Patienten so verändert, dass sie nicht erkannt werden können.

Sodann bin ich meinem Sohn, dem Schauspieler Ole Eisfeld, sehr zu Dank verpflichtet. Als es mir nicht gelingen wollte, den umfangreichen Text zu bündeln, half mir seine Kritik aus der Krise. In intensiver Zusammenarbeit mit ihm gelang es, eine passende Struktur und eine anschauliche Begrifflichkeit zu entwickeln, und ich fand endlich den nötigen sprachlichen Fluss. Ohne sein Eingreifen wäre dieses Buch nicht entstanden.

Jan Karsten, Verleger des *Culturbooks Verlags,* half mit vielen nützlichen Hinweisen, um den Text flüssiger zu gestalten. Norbert Gehlen, Lektor beim Verlag VAK, arbeitete sich gründlich und sorgsam durch den Text und half ebenfalls, den Lesern das Verständnis der vielen komplexen Inhalte zu erleichtern. Beiden sei Dank!

Last not least gilt mein Dank meiner Frau Elizabeth. Sie arbeitet in meiner Herzsprechstunde und sorgt dafür, dass sich die Patienten aufgehoben fühlen. Von ihr kam die Anregung, aus den unzähligen Geschichten meiner Patienten, denen der Kontakt zum herrschenden Medizinbetrieb zum Verhängnis wurde, einige auszuwählen und zu veröffentlichen. Auch sollte ihrer Ansicht nach von der befreienden Zuversicht berichtet werden, mit der viele Patienten meine Sprechstunde verlassen. Und ich danke ihr für ihre nicht nachlassende emotionale Unterstützung während der sich hinziehenden Arbeit an diesem Buch.

Dr. Knut Sroka

Januar 2019

Quellenverzeichnis

1. Ng SM u. a.: "Mitigation of the clinical significance of spurious elevations of cardiac troponin I in settings of coronary ischemia using serial testing of multiple cardiac markers". *Am J Cardiol* 2001; 87:994–999
2. Jeremias A, Gibson CM: "Narrative review: alternative causes for elevated cardiac troponin levels when acute coronary syndromes are excluded". *Ann Intern Med* 2005; 142:786–791
3. Shave R u. a.: "Cardiac troponin I is released following high-intensity short-duration exercise in healthy humans". *Int J Cardiol* 2010; 145:337–339
4. Baroldi G u. a.: "The Collaterals of the Coronary Arteries in Normal and Pathologic Hearts". *Circ Res* 1956; 4:223–229
5. Baroldi G, Scomazzoni G: "Coronary circulation in the normal and pathologic heart". *Am Registry of Pathology*. Armed Forces Institute of Pathology. Government Printing Office, Washington D.C., 1967
6. © Dr. K. Sroka
7. Reindell, H., und Roskamm, H.: *Herzkrankheiten*, Berlin, Heidelberg, New York: Springer, 1977; 2. Aufl. 1982
8. Sroka K: 2011: „Herzinfarkt Alternativen", veröff. 2012 unter: www.youtube.com/watch?v=vn73b20ltUM; oder auf YouTube aufrufen: DrKnutSroka; auch auf der Website www.herzinfarkt-alternativen.de zu finden.
9. Chatterjee K u. a.: "Abnormal regional metabolism and mechanical function in patients with ischemic heart disease". *Circulation* 1975; 52:390–397
10. Kern B: *Der Myokardinfarkt. Seine myokardiale Pathogenese und Prophylaxe, dargestellt am Grundriß der Linksmyokardiologie*, Haug, Heidelberg, 1969
11. Wartman WB, Hellerstein HK: "The Incidence of Heart Disease in 2000 consecutive Autopsies". *Ann Intern Med* 1948; 28:45–61
12. von Hagens G: "Body Worlds Exhibition", New York, 2013. Photo published with permission by Deborah Abrams Kaplan, http://JerseyKids.net
13. Baroldi G: "Coronary stenosis: Ischemic or non-ischemic factor?" *Am Heart J* 1978; 96:139–143
14. Baroldi G, Silver M: *The Etiopathogenesis of Coronary Heart Disease: A Heretical Theory Based on Morphology*, 2. Aufl., CRC Press 2004; oder unter: http://www.strophantus.de/mediapool/59/596780/data/Baroldi_Heretical_2004.pdf, Landes Bioscience, 2004
15. Baroldi G: "Significance of morphologic findings in sudden death and acute myocardial infarction", in: Schäfer H u. a.: *Herzinfarkt-Report 2000*, Urban und Fischer, München und Jena, 2000
16. Baroldi G: "Coronary thrombosis: Facts and beliefs". *Am Heart J* 1976; 91:683–688
17. Doerr W u. a.: *Neues und Kritisches vom und zum Herzinfarkt. Sitzungsberichte der Heidelberger Akademie der Wissenschaften. Mathematisch-naturwissenschaftliche Klasse,* Springer 1974
18. Qiao J-H, Fishbein MC: "The Severity of Coronary Atherosclerosis at Sites of Plaque Rupture with Occlusive Thrombosis". *JACC*, 1991; 17:1138–1142

19. Rao M, Gershon MD: "The bowel and beyond: the enteric nervous system in neurological disorders". *Nat Rev Gastroenterol Hepatol* 2016; 13:517–528

20. Rush AJ u. a.: "Vagus nerve stimulation (VNS) for treatment-resistant depressions: a multicenter study". *Biol Psychiatry* 2000; 47:276–286

21. Boeckxstaens G: "The clinical importance of the anti-inflammatory vagovagal reflex". *Handb Clin Neurol* 2013; 117:119–134

22. Task Force of the European Society of Cardiology and the North American Society of Pacing and Electrophysiology: "Heart Rate Variability. Standards of Measurement, Physiological Interpretations, and Clinical Use". *Circulation* 1996; 93:1043–1065

23. Bigger JT Jr u. a.: "Autonomic nervous system activity during myocardial ischemia in man estimated by power spectral analysis of heart period variability". *Am J Cardiol* 1990; 66:497–498

24. Gosecki Y u. a.: "Heart Rate Variability Before the Occurrence of Silent Myocardial Ischemia During Ambulatory Monitoring". *Am J Cardiol* 1994; 73:845–849

25. Vardas PE u. a.: "Spectral analysis of heart rate variability before and during episodes of nocturnal ischemia in patients with extensive coronary artery disease". *Eur Heart J* 1996; 17:388–393

26. Sroka K u. a.: "Heart Rate Variability in Myocardial Ischemia During Daily Life". *J Electrocardiol* 1997; 30:45–56

27. Kop WJ u. a.: "Changes in heart rate and heart rate variability before ambulatory ischemic events". *J Am Coll Cardiol* 2001; 38:742–749

28. Huang J u. a.: "Heart rate variability depression in patients with unstable angina". *Am Heart J* 1995; 130:772–779

29. Kleiger RE u. a.: "Decreased heart rate variability and its association with increased mortality after acute myocardial infarction". *Am J Cardiol* 1987; 59:256–262

30. Tsuji H u. a.: "Impact of Reduced Heart Rate Variability on Risk for Cardiac Events". *Circulation* 1996; 94:2850–2855

31. Liao D u. a.: "Cardiac Autonomic Function and Incident Coronary Heart Disease: A Population-based Case-Cohort Study. The ARIC Study". *Am J Epidemiol* 1997; 145:696–706

32. Sroka K: *Herzinfarkt vermeiden*, Psychosozial Verlag, Gießen 2002

33. McCraty R u. a.: "The Effects of Emotions on Short-Term Power Spectrum Analysis of Heart Rate Variability". *Am J Cardiol* 1995; 76:1089–1093

34. Harrison LL u. a.: "Effects of early parent touch on preterm infants‘ heart rates and arterial oxygen saturation levels". *J Adv Nurs* 1990; 15:877–885

35. Brody S u. a.: "Preliminary report relating frequency of vaginal intercourse to heart rate variability, Valsalva ratio, blood pressure, and cohabitation status". *Biol Psychol* 2000; 52:251–257

36. Medalie JH, Goldbourt U: "Angina Pectoris among 10000 Men". *Am J Med*, 1976; 60:910–921

37. Cole PM u. a.: "Individual Differences in Emotion Regulation and Behavior Problems in Preschool Children". *J Abnormal Psychol* 1996; 105:518–529

38. Stein PK u. a.: "Severe depression is associated with markedly reduced heart rate variability in patients with stable coronary heart disease". *J Psychosom Res* 2000; 48:493–500

39. Horsten M u. a.: "Psychosocial factors and heart rate variability in healthy women". *Psychosom Med* 1999; 61:49–57

40. Sroka K: "On the genesis of myocardial ischemia". *Z Kardiol* 2004; 93:768–783

41. Analysegerät: HRV-Scanner, BioSign

42. Dunbar HF: *Psychosomatic Diagnoses*. Hoeber, New York-London, 1948, 4. Ed.:713–719

43. Rosenman RH u. a.: "Coronary heart disease in the Western Collaborative Group Study. A follow-up experience of two years". *JAMA* 1966; 195:86–92

44. Denollet J u. a.: "Personality as independent predictor of long-term mortality in patients with coronary heart disease". *Lancet*, 1996; 347:417–421

45. Chanana L: siehe unter: http://emdidactic.blogspot.com/2016/05/takotsubo-cardiomyopathy.html

46. Lei B u. a.: "Exogenous nitric oxide reduces glucose transporters translocation and lactate production in ischemic myocardium in vivo". *Proc Natl Acad Sci USA* 2005; 102:6966–6971

47. Schultz HD: "Nitric oxide regulation of autonomic function in heart failure". *Curr Heart Fail Rep* 2009; 6:71–80

48. Chen S u. a.: "1,25 Dihydroxyvitamin D Amplifies Type A Natriuretic Peptide Receptor Expression and Activity in Target Cells". *J Am Soc Nephrol* 2005; 16:329–339

49. Dreifuss JJ u. a.: "Electrophysiology of oxytocin actions on central neurons". *Ann NY Acad Sci* 1992; 652:46–57

50. Gutkowska J u. a.: "The role of oxytocin in cardiovascular regulation". *Braz J Med Biol Res* 2014; 47:206–214

51. Houshmand F u. a.: "Role of Atrial Natriuretic Peptide in Oxytocin Induced Cardioprotection". *Heart, Lung and Circulation* 2015; 24:86–93

52. Xi J u. a.: "Morphine prevents the mitochondrial permeability transition pore opening through NO/cGMP/PKG/Zn2+/GSK-3beta signal pathway in cardiomyocytes". *Am J Physiol Heart Circ Physiol* 2010; 298:H601–607

53. Fryer RM u. a.: "Essential activation of PKC- in opioid-initiated cardioprotection". https://doi.org/101152/ajpheart.2001280.3.H1346

54. Gross ER u. a.: "Acute methadone treatment reduces myocardial infarct size via the delta-opioid receptor in rats during reperfusion". *Anesth Analg* 2009; 109:1395–1402

55. Thiyagarajan R: "Cardiovagal modulation, oxidative stress, and cardiovascular risk factors in prehypertensive subjects: cross-sectional study". *Am J Hypertens* 2013; 26:850–857

56. Yi C u. a.: "Vagus nerve stimulation attenuates myocardial ischemia/reperfusion injury by inhibiting the expression of interleukin-17A". *Exp Ther Med* 2016; 11:171–176

57. Pieters N u. a.: "An epidemiological appraisal of the association between heart rate variability and particulate air pollution: a meta-analysis". *Heart* 2012; 98:1127–1135

58. Min KB u. a.: "The relationship between air pollutants and heart-rate variability among community residents in Korea". *Inhal Toxicol* 2008; 20:435–444

59. Hayano J u. a.: "Short- and long-term effects of cigarette smoking on heart rate variability". *Am J Cardiol* 1990; 65:84–88

60. "Löst Glyphosat Krebs aus? Wichtige Lücke in Risikobewertung deutscher Behörde", gemeinsame Presseinformation von PAN Germany und TestBiotech vom 1542015; PDF-Download unter: www.testbiotech.org/aktuelles/l-st-glyphosat-krebs-aus

61. Williamson JR, Jamieson D: "Metabolic effect of epinephrine in the perfused rat heart". *Mol Pharmacol* 1966; 2:191–205

62. Gremels H.: „Die vegetativ-hormonale Stoffwechselsteuerung und ihre Bedeutung für die Pharmakologie". *Klin Wochenschr* 1947; 24/25: 449–453

63. Casolo G u. a.: "Decreased spontaneous heart rate variability in congestive heart failure". *Am J Cardiol* 1989; 64:1162–1167

64. Binkley PF u. a.: "Parasympathetic withdrawal is an integral component of autonomic imbalance in congestive heart failure: demonstration in human subjects and verification in a paced canine model of ventricular failure". *J Am Coll Cardiol* 1991; 18:464–472

65. Olshansky B u. a.: "The parasympathetic nervous system and heart failure: pathophysiology and implications for therapy". *Circulation* 2008; 118:863–871

66. Bibevski S, Dunlap ME: "Evidence for impaired vagus nerve activity in heart failure". *Heart Fail Rev* 2011; 16:129–135

67. Patel VN u. a.: "Association of Holter-Derived Heart Rate Variability Parameters With the Development of Congestive Heart Failure in the Cardiovascular Health Study". *JACC Heart Fail* 2017; 5:423–431

68. Adamson PB u. a.: "Continuous autonomic assessment in patients with symptomatic heart failure: Prognostic value of heart rate variability measured by an implanted cardiac resynchronization device". *Circulation* 2004; 110:2389–2394.

69. Huikuri HV u. a.: "Heart rate variability in systemic hypertension". *Am J Cardiol* 1996; 77:1073–1077

70. Gößwald A u. a.: „Prävalenz von Herzinfarkt und koronarer Herzkrankheit bei Erwachsenen im Alter von 40 bis 79 Jahren in Deutschland – Ergebnisse der Studie zur Gesundheit Erwachsener in Deutschland (DEGS1)". *Bundesgesundheitsblatt* 2013: 56:650–655. DOI 101007/s00103–013-1666–9

71. Busch MA u. a.: „Prävalenz des Schlaganfalls bei Erwachsenen im Alter von 40 bis 79 Jahren in Deutschland – Ergebnisse der Studie zur Gesundheit Erwachsener in Deutschland (DEGS1)". *Bundesgesundheitsblatt* 2013: 56:656–660. DOI 101007/s00103–012-1659–0

72. SPRINT Research Group: "A Randomized Trial of Intensive versus Standard Blood-Pressure Control". *N Engl J Med* 2015; 373:2103–211

73. Port S u. a.: "Systolic blood pressure and mortality". *Lancet* 2000; 355:175–180

74. Rihal CS u. a.: "Indications for coronary artery bypass surgery and percutaneous coronary intervention in chronic stable angina". *Circulation* 2003; 108:2439–2445

75. Boden WE u. a. für die COURAGE Trial Group: "Optimal medical therapy with or without PCI for stable coronary disease". *N Engl J Med* 2007; 356:1503–1516

76. Al-Lamee R u. a.: "Percutaneous coronary intervention in stable angina (ORBITA): a double-blind, randomised controlled trial". *Lancet* 2017; DOI: http://dx.doi.org/101016/S0140–6736(17)32714–9

77. Gesundheitsberichterstattung (GBE) des Bundes vom 18122018, siehe unter: www.gbe-bund.de

78. Wissenschaftliches Institut der AOK: „Qualitätssicherung mit Routinedaten: Erstmals Klinikvergleich mit Qualitätsdaten für therapeutische Herzkatheter veröffentlicht", Berlin, 18. Juli 2013, siehe unter: www.presseportal.de/pm/32063/2516610

79. Xiao-Wen W u. a.: "Minimally invasive direct coronary bypass compared with percutaneous coronary intervention for left anterior descending artery disease: a meta-analysis". *J Cardiothorac Surg* 2016; 11:125. 101186/s13019–016-0512–1

80. de Winter RJ u. a.: "Invasive versus Conservative Treatment in Unstable Coronary Syndromes (ICTUS) Investigators". *N Engl J Med* 2005; 353:1095–1110

81. RITA-2 trial participants: "Coronary angioplasty versus medical therapy for angina: the second Randomised Intervention Treatment of Angina (RITA-2) trial". *Lancet* 1997; 350:461–468

82. Cannon CP u. a.: "Comparison of Early Invasive and Conservative Strategies in Patients with Unstable Coronary Syndromes treated with the Glycoprotein IIb/IIIa Inhibitor Tirofiban". *N Engl J Med* 2001; 344:1879–87

83. "Routine invasive strategies versus selective invasive strategies for unstable angina and non-ST elevation myocardial infarction in the stent era". *Cochrane Database Syst Rev* 2016; May 26;(5):CD004815.

84. „Neue Leitlinien für die Infarktbehandlung", Pressetext der DGK vom 10122012, siehe unter: https://dgk.org/pressemitteilungen/2012-herbsttagung/2012-ht-aktuelle-pm/2012-ht-pressemitteilungen-tag2/neue-leitlinien-fur-die-infarkt-behandlung/

85. Bestehorn K: „Anstieg der Mortalität im Krankenhaus nach PCI bei STEMI-Patienten", Pressetext der DGK vom 1942017, siehe unter: https://dgk.org/pressemitteilungen/2017-jahrestagung/2017-jt-wiss-pm/anstieg-der-mortalitaet-im-krankenhaus-nach-pci-bei-stemi-patienten/

86. Menees DS u. a.: "Door-to-Balloon Time and Mortality among Patients Undergoing Primary PCI". *N Engl J Med* 2013; 369:901–909

87. McIntosh HD, Garcia JA: "The First Decade of Aortocoronary Bypass Grafting 1967–1977. A Review". *Circulation* 1978; 57:405–431

88. Hueb W u. a.: "The medicine, angioplasty, or surgical study (MASS-II): a randomized, controlled clinical trial of three therapeutic strategies for multivessel coronary artery disease: one-year results". *J Am Coll Cardiol* 2004; 43:1743–1751

89. CASS Principle Investigators: "Myocardial Infarction and Mortality in the Coronary Artery Surgery Study (CASS) Randomized Trial". *N Engl J Med* 1984; 310:750–758

90. European Coronary Surgery Study Group: "Long-Term Results of Prospective Randomized Study of Coronary Artery Bypass Surgery in Stable Angina Pectoris". *Lancet* 1982; ii:1173–1180

91. Norris RM u. a.: "Coronary surgery after recurrent myocardial infarction: progress of a trial comparing surgical with nonsurgical management for asymptomatic patients with advanced coronary disease." *Circulation* 1981; 63:785–792

92. Murphy ML u. a.: “Treatment of chronic stable angina”. *N Engl J Med* 1977; 297:621–627
93. Takaro T u. a.: “Survival in Subgroups of Patients with Left Main Coronary Artery Disease. VA Coop Study”. *Circulation* 1982; 66:14–21
94. Velazquez EJ u. a.: “Coronary-Artery Bypass Surgery in Patients with Left Ventricular Dysfunction”. *N Engl J Med* 2011; 364:1607–1616
95. Block TA u. a.: “Improvement in exercise performance after unsuccessful myocardial revascularization”. *Am J Cardiol* 1977; 40:673–680
96. Mohr FH u. a.: “Coronary artery bypass graft surgery versus percutaneous coronary intervention in patients with three-vessel disease and left main coronary disease: 5-year follow-up of the randomised, clinical SYNTAX trial”. *Lancet* 2013; 381:629–638
97. Schmoeckel M: Kardiologie-Highlights, Hamburg, 6.122014
98. Yau JM u. a.: “Impact of Perioperative Myocardial Infarction on Angiographic and Clinical Outcomes Following Coronary Artery Bypass Grafting (from Project of Ex-vivo Vein graft Engineering via Transfection [PREVENT] IV)”. *Am J Cardiol* 2008; 102:546–551
99. Frasure-Smith N u. a.: “Randomised trial on home-based psychosocial nursing intervention for patients recovering from myocardial infarction”. *Lancet* 1997; 350:473–479
100. SPIEGEL ONLINE, 10111980
101. Epstein FH: “Low serum cholesterol, cancer and other noncardiovascular disorders”. *Atherosclerosis* 1992; 94:1–12
102. Weverling-Rijnsburger AWF u. a.: “Total cholesterol and risk of mortality in the oldest”. *Lancet* 1997; 358:351–355
103. Lorgeril M de u. a.: “Mediterranean alpha-linolenic acid-rich diet in secondary prevention of coronary heart disease”. *Lancet* 1994; 343:1454–1459
104. Christensen JH u. a.: “Effect of fish oil on heart rate variability in survivors of myocardial infarction: a double blind randomised controlled trial”. *Br Med J* 1996; 312:677–678
105. Weiss N u. a.: “Aged garlic extract improves homocysteine-induced endothelial dysfunction in macro- and microcirculation”. *J Nutr* 2006; 136(3 Suppl):750S-754S
106. Supakul L u. a.: “Protective effects of garlic extract on cardiac function, heart rate variability, and cardiac mitochondria in obese insulin-resistant rats”. *Eur J Nutr* 2014; 53:919–928
107. Kuklinski B: „Antioxidantien in der prophylaktischen und kurativen Medizin“, in: *Ernährung und Immunfunktion*, hrsg. vom Deutschen Kassenarztverband, Groß Gerau, 1995
108. Hambrecht R u. a.: “Regular Physical Activity Improves Endothelial Function in Patients With Coronary Artery Disease by Increasing Phosphorylation of Endothelial Nitric Oxide Synthase”. *Circulation* 2003; 107:3152–3158
109. Hottenrott K u. a.: “Heart rate variability and physical exercise. Current status”. *Herz* 2006; 31:544–552.
110. Felber-Dietrich D u. a.: “Effect of physical activity on heart rate variability in normal weight, overweight and obese subjects: results from the SAPALDIA study”. *Eur J Appl Physiol* 2008; 104:557–565.

111. Fletcher GF u. a.: "Statement on Exercise: Benefits and Recommendations for Physical Activity Programs for All Americans". *Circulation* 1996; 94:857–862

112. Hambrecht R u. a.: "Effect of Exercise on Coronary Endothelial Function in Patients with Coronary Artery Disease". *N Engl J Med* 2000; 342:454–460

113. Hambrecht R u. a.: "Percutaneous Coronary Angioplasty Compared With Exercise Training in Patients With Stable Coronary Artery Disease". *Circulation* 2004; 109:1371–1378

114. Joliffe JA u. a.: "Exercise-based rehabilitation for coronary heart disease", in: *The Cochrane Library*, issue 4, 2002. Oxford, UK: Update Software.

115. Peters A u. a.: "Increased Particulate Air Pollution and the Triggering of Myocardial Infarction". *Circulation* 2001; 103:2810–2815

116. Gold DR u. a.: "Ambient Pollution and Heart Rate Variability". *Circulation* 2000; 101:1267–1273

117. www.stopptdengruenfrass.de

118. The Physiological Society: "Survey: Stress in modern Britain", siehe unter: www.physoc.org

119. „Müdes Deutschland: Schlafstörungen steigen deutlich an. DAK-Gesundheitsreport 2017: 80 Prozent der Erwerbstätigen schlafen schlecht", siehe unter: www.dak.de/dak/bundes-themen/muedes-deutschland-schlafstoerungen-steigen-deutlich-an-1885310.html

120. Tyagi A, Cohen M: "Yoga and heart rate variability: A comprehensive review of the literature". *Int J Yoga* 2016; 9:97–113.

121. Chang MI: "Qigong Effects on Heart Rate Variability and Peripheral Vasomotor Responses". *West J Nurs Res* 2015; 37:1383–403

122. Ornish D u. a.: "Intensive Lifestyle Changes for Reversal of Coronary Heart Disease". *JAMA* 1998; 280:2001–2007

123. Zamotrinsky A u. a.: "Effects of electrostimulation of the vagus afferent endings in patients with coronary artery disease". *Coron Artery Dis* 1997; 8:551–557

124. Zamotrinsky AV u. a.: "Vagal neurostimulation in patients with coronary artery disease". *Auton Neurosci* 2001; 88:109–116

125. Mehta PK u. a.: "A randomized controlled trial of acupuncture in stable ischemic heart disease patients". *Int J Cardiol* 2014; 176: 367–374

126. Dixhoom J v u. a.: "Cardiac events after myocardial infarction. Possible effect of relaxation therapy". *Eur Heart J* 1987; 8:1210–1214

127. Pal GK u. a.: "Slow Yogic Breathing Through Right and Left Nostril Influences Sympathovagal Balance, Heart Rate Variability, and Cardiovascular Risks in Young Adults". *N Am J Med Sci* 2014; 6:145–151

128. Bernardi L u. a.: "Effect of rosary prayer and yoga mantras on autonomic cardiovascular rhythms: comparative study". *Br Med J* 2001; 323:1446–1449

129. Jordan J u. a.: „Die Gesundheit fördern mit dem Qiu", *BoD*, 2013

130. Sroka K: „Strophanthus im Kamerun", Video von 2016, siehe unter: www.youtube.com/watch?v=F4OBCMe6460; auch auf der Website www.herzinfarkt-alternativen.de zu finden.

131. Gremels H: „Über den Einfluß von Digitaliskörpern auf die energetischen Vorgänge im Säugetierherzen“. *Arch Exp Path Pharm* 1937; 186:625–660
132. Gremels H: „Die vegetativ-hormonale Stoffwechselsteuerung und ihre Bedeutung für die Pharmakologie“. *Klin Wochenschr* 1947; 24/25:449–453
133. Von Ardenne M: “Research on the mechanism of myocardial infarction and on counteracting measures, a new galenic form of the fast acting g-strophanthin”. *Agressologie* 1978; 19:13–22
134. Kajimura S u. a.: “Physiological concentrations of ouabain rapidly inhibit prolactin release from the tilapia pituitary”. *Gen Comp Endocrinol* 2005; 143:240–250
135. Augustine RA u. a.: “Prolactin regulation of oxytocin neurone activity in pregnancy and lactation”. *J Physiol* 2017; 595:3591–3605
136. Debusmann W: www.strophantus.de
137. Sroka K: „Strophanthin – Eine Neubewertung“, In: *Med Welt* 2015; 66:275–280; siehe auch auf der Website www.herzinfarkt-alternativen.de
138. Bone K, Mills S: *Principles and Practice of Phytotherapy: Modern Herbal Medicine.* Churchill Livingstone, 2013
139. Weiss RF: *Lehrbuch der Phytotherapie*, Stuttgart: Hippokrates, 1974
140. Khaliq F u. a.: “Effect of Terminalia arjuna on heart rate variability in diabetic rats”. *Int J of Curr Res in Chem and Pharma Sci* 2014; 1:44–47
141. Brodum-Jacobsen P u. a.: “25-Hydroxyvitamin D Levels and Risk of Ischemic Heart Disease, Myocardial Infarction, and Early Death. Arteriosclerosis, Thrombosis, and Vascular Biology”. *Arterioscler Thromb Vasc Biol* 2012; 32:2794–2802
142. Canpolat U u. a.: “Impaired cardiac autonomic functions in apparently healthy subjects with vitamin D deficiency”. *Ann Noninvasive Electrocardiol* 2015; 20:378–85
143. Manson JE u. a.: “Vitamin D Supplements and Prevention of Cancer and Cardiovascular Disease”. *N Engl J Med* 2018; DOI: 101056/NEJMoa1809944
144. Kuklinski K: *Gesünder mit Mikronährstoffen*, Bielefeld: Aurum, 2013
145. Geleijnse JM u. a.: “Dietary intake of menaquinone is associated with a reduced risk of coronary heart disease: the Rotterdam Study”. *J Nutr* 2004; 134:3100–3105
146. Kuwabara K u. a.: “Calreticulin, an Antithrombotic Agent Which Binds to Vitamin K-dependent Coagulation Factors, Stimulates Endothelial Nitric Oxide Production, and Limits Thrombosis in Canine Coronary Arteries”. *J Biol Chem* 1995; 270:8179–8187
147. Alizadeh AM u. a.: “Oxytocin protects rat heart against ischemia-reperfusion injury via pathway involving mitochondrial ATP-dependent potassium channel”. *Peptides* 2010; 31:1341–1345
148. Heart Protection Study Collaborative Group: “MRC/BHF Heart Protection Study of cholesterol lowering with simvastatin in 20536 high-risk individuals: a randomised placebo-controlled trial”. *Lancet* 2002; 360:7–22
149. Laufs U u. a.: “Upregulation of Endothelial Nitric Oxide Synthase by HMG CoA Reductase Inhibitors”. *Circulation* 1998; 97:1129–1135
150. Lefer AM u. a.: “Vascular effects of HMG CoA-reductase inhibitors (statins) unrelated to cholesterol lowering: new concepts for cardiovascular disease”. *Cardiovasc Res* 2001; 49:281–287

151. Schirris TJJ u. a.: “Statin-Induced Myopathy Is Associated with Mitochondrial Complex III Inhibition”. *Cell Metabolism* 2015; 22:399–407, DOI: 101016/j.cmet.201508002

152. Chung HR u. a.: “The Impact of Exercise on Statin-Associated Skeletal Muscle Myopathy”. *PLoS One* 2016; 11(12): e0168065

153. Sinzinger H, O’Grady J: “Professional athletes suffering from familial hypercholesterolaemia rarely tolerate statin treatment because of muscular problems”. *Br J Clin Pharmacol* 2004; 57:525–528

154. Mikus CR u. a.: “Simvastatin impairs exercise training adaptations”. *J Am Coll Cardiol* 2013; 62:709–714

155. Antiplatelet Trialists’ Collaboration: “Collaborative overview of randomised trials of antiplatelet therapy – I: Prevention of death, myocardial infarction, and stroke by prolonged antiplatelet therapy in various categories of patients”. *BMJ* 1994; 308:81–106

156. Gaziano JM u. a.: “Use of aspirin to reduce risk of initial vascular events in patients at moderate risk of cardiovascular disease (ARRIVE): a randomised, double-blind, placebo-controlled trial”. *Lancet* 2018; 392:1036–1046

157. Grosser N, Schröder H: “Aspirin protects endothelial cell from oxidant damage via the nitric oxide-cGMP pathway”. *Arterioscler Thromb Vasc Biol* 2003; 23:1345–1351

158. Bode-Böger SM u. a.: “Aspirin reduces endothelial cell senescence. *Biochem Biophys Res Commun* 2005; 334:1226–1232

159. Levine SA: “Carotid sinus massage. A new diagnostic test for angina pectoris”. *JAMA* 1962; 182:1332–1334

160. Peller S: „Zur Kenntnis der Amylnitrit- und Atropinwirkung mit besonderer Berücksichtigung der Stenokardie“, *Arch Intern Med,* Wien 1922; 4:121–125

161. Braunwald E. u. a.: “Relief of angina pectoris by electrical stimulation of the carotid-sinus nerves”. *N Engl J Med* 1967; 277:1278–1283

162. Khaladj N u. a.: “Immediate surgical coronary revascularisation in patients presenting with acute myocardial infarction”. *J Cardiothorac Surg* 2013; 8:167

163. „DAK-Gesundheitsreport 2012“, siehe unter: www.dak.de

164. Neth und Schwarting, 1955, zitiert nach Schäfer, H, Blohmke M: *Herzkrank durch psychosozialen Stress*, Heidelberg: Hüthig, 1977

165. Ärzte Zeitung online vom 2722014: „Herzinfarkt in Deutschland: NSTEMI verdrängt STEMI“, siehe unter: www.aerztezeitung.de

166. DGK-Pressemitteilung vom 2512017: „Deutscher Herzbericht 2016: Behandlung von koronaren Herzkrankheiten ist Erfolgsgeschichte der modernen Herz-Medizin“, siehe unter: https://dgk.org/pressemitteilungen/herzbericht-2016

167. Sroka K: www.matharevalley.de, 2015

168. Deutsche Herzstiftung: „Deutscher Herzbericht 2016“, siehe unter: www.bvmed.de/download/herzbericht-2016.pdf

169. Nellessen U: „Das Dilemma mit dem Totenschein“, siehe unter: www.volksstimme.de, 12102013

170. Statistisches Bundesamt: „Die 10 häufigsten Todesursachen 2015“, siehe unter: www.destatis.de

171. Zitiert nach Fürstenwerth H: „Strophanthin", Norderstedt: BoD, 2015

172. Angell M: *The truth about the drug companies. How they deceive us and what to do about it.* New York: Random House, 2004

Bildquellenverzeichnis

Abbildungen 1–6: © Prof. Giorgio Baroldi, Mailand. Prof. Baroldi hat Dr. Sroka persönlich autorisiert, diese Abbildungen zu verwenden.

Abbildung 7: © Dr. Sroka

Abbildung 8: entnommen aus Reindell, H., und Roskamm, H.: *Herzkrankheiten*, Berlin, Heidelberg, New York: Springer, 1982

Abbildung 9: © Dr. Sroka

Abbildung 10: von Hagens G: "Body Worlds Exhibition", New York, 2013. Photo published with permission by Deborah Abrams Kaplan, http://JerseyKids.net

Abbildung 11: © Dr. Sroka

Abbildung 12: Mit freundlicher Genehmigung von Willem J Kop, dem Erstautor dieser Publikation: Kop WJ u. a.: „Changes in heart rate and heart rate variability before ambulatory ischemic events", in: J *Am Coll Cardiol* 2001; 38:742–749

Abbildungen 13–15: © Dr. Sroka

Abbildung 16: © Chanana, L.; entnommen von der Internetseite Emdidactic.blogspot.com/2016/05/takotsubo-cardiomyopathy, besucht am 3.102017

Abbildung 17: https://dgk.org/pressemitteilungen/2017-jahrestagung/2017-jt-wiss-pm/anstieg-der-mortalitaet-im-krankenhaus-nach-pci-bei-stemi-patienten

Abbildung 18: © Dr. Sroka

Abbildungen 19 und 20: www.dak.de, DAK-Gesundheitsreport 2012

Abbildung 21: entnommen aus Neth, R., Schwarting, G.: „Das Verhalten der Koronarsklerose in der Nachkriegszeit", in: *Z Allerg Asthma* 1955; 4:570–573

Abbildung 22: © Elizabeth Sroka

Über den Autor

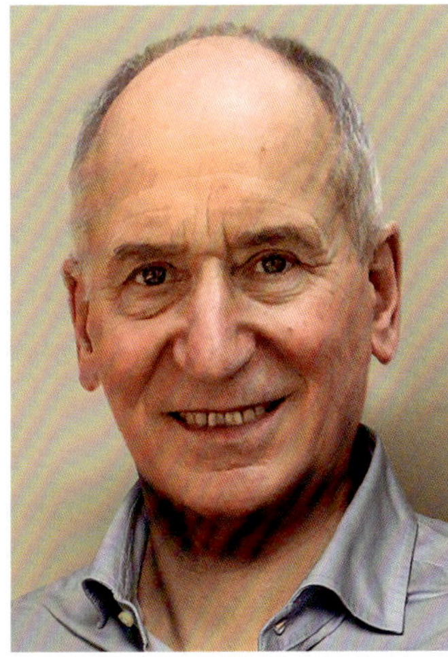

Dr. med. Knut Sroka ist Allgemeinarzt in Hamburg. Auf das Studium der Medizin in Hamburg und Paris folgte die klinische Ausbildung in Innerer Medizin, Kinderheilkunde und Anästhesie. In den Siebzigerjahren entdeckte er die Akupunktur für sich. Er war über 30 Jahre als Allgemeinarzt in Hamburg tätig und konzentriert sich in den letzten Jahren ausschließlich auf Herzpatienten.

Die Arbeiten des Mailänder Pathologen Giorgio Baroldi haben ihm als jungem Arzt früh die Augen geöffnet. Er erkannte, dass ein Herzinfarkt andere Ursachen haben müsse als den Verschluss von Kranzgefäßen, und fand heraus, dass eine Störung in der Steuerung des Herzens zum Herzinfarkt führt. In den Neunzigerjahren stand eine neue Methode zur Untersuchung der Herzsteuerung zur Verfügung, die sogenannte „HRV-Analyse". Mit dieser Methode erforschte er die Auslösung von Herzanfällen. Eine renommierte amerikanische Fachzeitschrift publizierte diese Studie.

Dr. Sroka entwickelte ein Konzept zum Herzinfarkt, das der schulmedizinischen Auffassung grundlegend widerspricht. 2004 konnte er seine Sichtweise in der führenden Zeitschrift der deutschen Kardiologen ausführlich darlegen. Er veröffentlichte mehrere Bücher für kritische Patienten, Ratgeber und Websites, die interessierte Leser mit sinnvollen Alternativen zur Schulmedizin vertraut machen.

Neben seiner ärztlichen Tätigkeit reiste Dr. Sroka in viele Länder, häufig auf den Spuren traditioneller Heilansätze. Er hospitierte in einer TCM-Klinik in China und beschäftigte sich in Südindien mit Ayurveda. Es folgten Besuche bei traditionellen Heilern in Ghana und bei den Massai in Tansania sowie bei Schamanen am Amazonas, in Kolumbien und Peru.

Für die Hilfsorganisation *German Doctors* arbeitete er in den Slums von Kalkutta. Zwei weitere Einsätze führten ihn ins Mathare-Valley, ein riesiges Slumgebiet in Nairobi. Außerdem engagierte er sich in der Hamburger Ärzteinitiative zur Verhinderung eines Atomkriegs. Zusammen mit ärztlichen Kollegen gründete Dr. Sroka 1982 die westdeutsche Sektion der IPPNW (*Internationale Ärzte gegen den Atomkrieg*), die 1985 mit dem Friedensnobelpreis ausgezeichnet wurde, und war fünf Jahre in deren Vorstand aktiv.

Ausgewählte Buchveröffentlichungen: *Herzinfarkt vermeiden.* Neue Wege zur Vorbeugung und Heilung, Gießen, 3. Auflage 2011; *Herzinfarkt – Neue Wege: Vom Scheitern moderner Herzmedizin. 10 ärztliche Ratschläge, die dem Herzpatienten wirklich helfen*, BoD, 2006. Nähere Informationen unter: www.herzinfarkt-alternativen.de

Dr. Josef Pies:

Vitamin K_2

Vielseitiger Schutz vor chronischen Krankheiten

Leseprobe: www.vakverlag.de

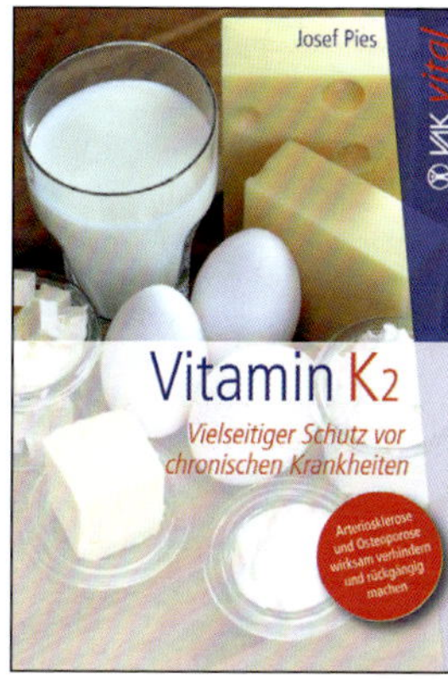

Vitamin K_2 ist der Schutzfaktor gegen Osteoporose und Arteriosklerose! Es sorgt dafür, dass Kalzium nicht in den Arterien deponiert, sondern stattdessen in den Knochen eingelagert wird. So kann es zugleich Osteoporose und Arteriosklerose vorbeugen und sie sogar rückgängig machen. Der Körper kann Vitamin K nicht selbst herstellen und nimmt es primär über die Nahrung auf: Es steckt hauptsächlich in tierischen Lebensmitteln. Dennoch ist Vitamin K_2-Mangel weit verbreitet. Das Buch gibt einen kompakten Überblick über den Unterschied zwischen Vitamin K_1 und K_2 und erklärt die gesundheitsfördernden Wirkungen von Vitamin K_2.

128 Seiten, 15 Fotos, Paperback (15 x 21,5 cm)
ISBN 978-3-86731-102-1

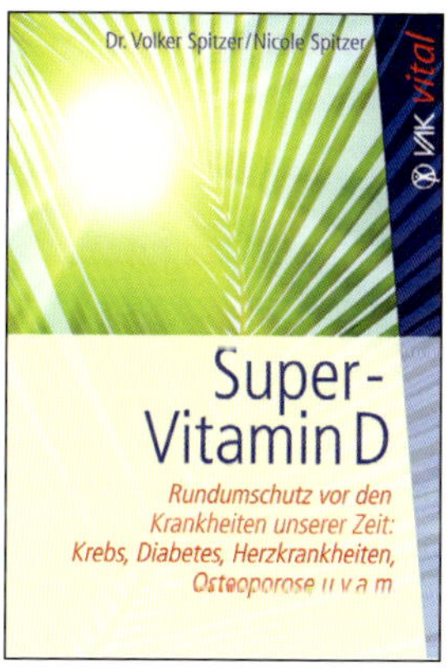

Dr. Volker Spitzer, Nicole Spitzer:

Super-Vitamin D

Rundumschutz vor den Krankheiten unserer Zeit

Leseprobe: www.vakverlag.de

Bislang wurde Vitamin D hauptsächlich verabreicht, um Kinder vor Rachitis und Erwachsene vor Osteoporose zu schützen. Aktuelle Studien belegen jedoch, dass Vitamin D nicht nur Krankheiten vorbeugt, z. B. Krebs, Herzinfarkt und Diabetes, sondern diese auch heilen kann. Doch unsere Versorgung mit Vitamin D ist Besorgnis erregend: Mehr als die Hälfte aller Deutschen hat einen Vitamin-D-Mangel; bei den über 65-Jährigen sind es sogar 75 %. Dieser Ratgeber liefert Ihnen praktische Strategien für eine gesundheitsfördernde Vitamin-D-Versorgung.

128 Seiten, 15 Fotos, Paperback (15 x 21,5 cm)
ISBN 978-3-86731-053-6

Dr. med Henning Saupe:

Krebs verstehen und ganzheitlich behandeln

Integrative Strategien für einen neuen Umgang mit Krebs

Leseprobe: www.vakverlag.de

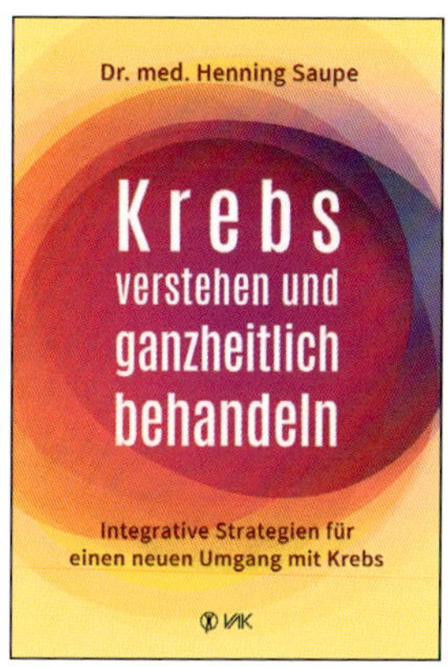

Die Anzahl der Krebserkrankungen steigt kontinuierlich. Wie können wir dieser Krankheit adäquat begegnen? Dr. med. Henning Saupe stellt hier erstmals sein komplementärmedizinisches Behandlungskonzept vor, das er in seiner Klinik bereits in langjähriger Praxis erfolgreich anwendet. Der Mittelpunkt seiner Arbeit besteht darin, Krebs besser zu verstehen und die Faktoren, die zu seiner Entstehung führen können, zu verändern oder auszuschalten, damit es im günstigsten Fall erst gar nicht zu einer Erkrankung kommt.

320 Seiten, Klappenbroschur (15 x 21,5 cm)
ISBN 978-3-86731-252-3

Abonnieren Sie unseren Newsletter (gratis) unter: www.vakverlag.de

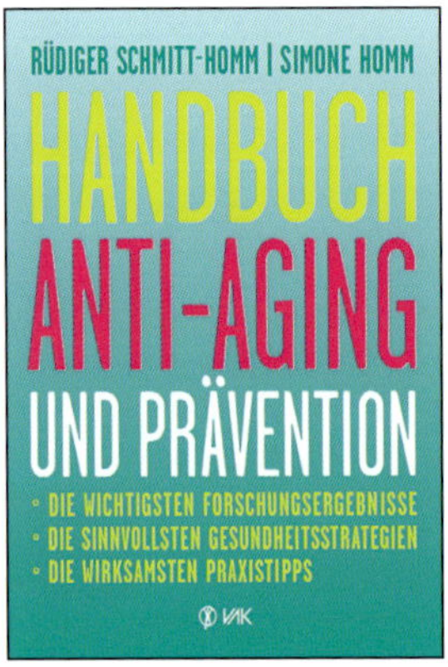

Rüdiger Schmitt-Homm, Simone Homm:

Handbuch Anti-Aging und Prävention

Die wichtigsten Forschungsergebnisse – die sinnvollsten Gesundheitsstrategien – die wirksamsten Praxistipps

Leseprobe: www.vakverlag.de

Was passiert in unserem Körper beim Altern und womit können wir dem entgegenwirken? Die Autoren haben mit der Auswertung von mehr als 5000 Studien Pionierarbeit geleistet. Das Ergebnis ist ein einzigartiger Überblick über den Stand der Forschung mit zahlreichen konkreten Empfehlungen: was wir praktisch tun können, um unsere Vitalität und geistige Fitness länger zu erhalten, und wie wir aus dieser umfassenden „Hausapotheke" unser individuelles Anti-Aging-Programm zusammenstellen. Ein umfassendes Handbuch für jeden ab 35, für Ärzte, Heilpraktiker und Gesundheitsberater.

624 Seiten, 47 Abb., Klappenbroschur (17 x 22,5 cm)
ISBN 978-3-86731-139-7

Dr. med. Klaus Erpenbach, Heike Schröder:

Voll fertig! Bin ich nur müde oder schon krank?

Mehr Energie und Gesundheit dank neuer Erkenntnisse aus der Mitochondrien-Medizin

Leseprobe: www.vakverlag.de

Die Mitochondrien spielen eine Schlüsselrolle für die Wirksamkeit des Immunsystems, für Stoffwechsel, Organfunktionen und gesundheitliche Stabilität des Menschen. Die Autoren klären auf über die Faktoren, die die Mitochondrien schädigen: Stress, Infekte, hormonelle Probleme, Giftstoffe, Elektrosmog, Mobilfunkstrahlung und Nebenwirkungen von Medikamenten. Viele Schädigungen beruhen auf einem Mangel an Mikronährstoffen. Daraus ergibt sich der Schwerpunkt der Behandlung.

208 Seiten, 150 Abbildungen, Paperback (16,5 x 22,5 cm)
ISBN 978-3-86731-178-6

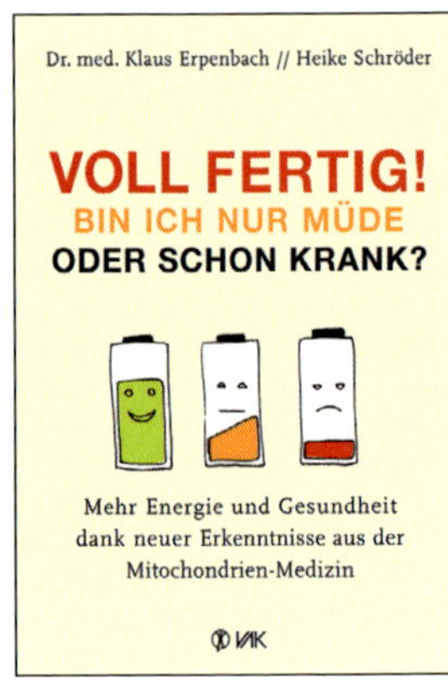

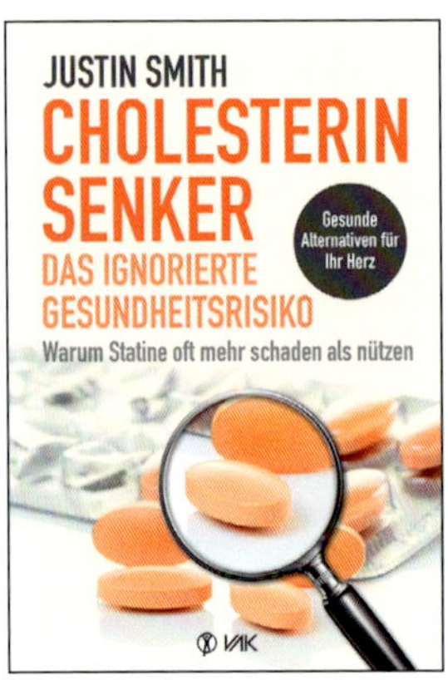

Justin Smith:

Cholesterinsenker – Das ignorierte Gesundheitsrisiko

Warum Statine oft mehr schaden als nützen

Leseprobe: www.vakverlag.de

Seit Jahrzehnten vertreten Gesundheitsbehörden, Ärzte und zahlreiche Experten die Ansicht, dass Fett und Cholesterin Herzerkrankungen verursachen. Die Verschreibung von cholesterinsenkenden Medikamenten – den sogenannten Statinen – wurde zu einem einträglichen Geschäft: Statine sind heute die weltweit am häufigsten verordneten Medikamente. Justin Smith unterzieht diese sogenannte „Cholesterinhypothese" nun einer kritischen Revision und kommt zu dem Schluss, dass ihre Grundlagen auf fehlerhaften Studien und falschen Rückschlüssen basieren.

240 Seiten, 8 Abbildungen, Paperback (15 x 21,5 cm)
ISBN 978-3-86731-213-4

Bestellen Sie unsere kostenlosen Kataloge unter: www.vakverlag.de